PURIFICA TU CEREBRO

Purifica tu cerebro

Desintoxica tu mente, conéctate
con quienes te rodean y despierta
a una felicidad duradera

Dr. David Perlmutter y Dr. Austin Perlmutter
con Kristin Loberg

Traducción:
Ariadna Molinari Tato

Grijalbo *vital*

Título original: *Brain Wash. Detox Your Mind for Clearer Thinking, Deeper Relationships, and Lasting Happiness*

Primera edición: junio de 2020

© 2020, David Perlmutter y Austin Perlmutter

Publicado bajo acuerdo con Little Brown, Brown Spark, un sello de Little Brown and Company, una división de Hachette Book Group, Inc. Todos los derechos reservados.

© 2020, derechos de edición mundiales en lengua castellana:
Penguin Random House Grupo Editorial, S. A. de C. V.
Blvd. Miguel de Cervantes Saavedra núm. 301, 1er piso,
colonia Granada, alcaldía Miguel Hidalgo, C. P. 11520,
Ciudad de México
© 2020, de la presente edición en lengua castellana:
Penguin Random House Grupo Editorial LLC.
8950 SW 74th Court, Suite 2010
Miami, FL 33156

© 2020, Ariadna Molinari Tato, por la traducción

www.megustaleerenespanol.com

ISBN: 978-1-644731-95-6

Impreso en Estados Unidos – *Printed in USA*

Penguin
Random House
Grupo Editorial

Este libro está dedicado a cualquiera que busque reconectarse.

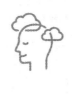

Índice

Introducción

Una nueva realidad

> Si quieres ser feliz, sé feliz.
>
> LEÓN TOLSTÓI

¿Cuándo fue la última vez que de verdad te sentiste feliz, pleno, con claridad mental, bien descansado y profundamente conectado no sólo contigo mismo sino con la gente y el mundo a tu alrededor? Si ha pasado mucho tiempo, este libro es para ti. No eres el único que se siente así. Millones de personas están sufriendo en la actualidad y no se dan cuenta o no saben qué hacer al respecto. Algunas se han dado por vencidas y la van llevando lo mejor que pueden. No tiene por qué ser así.

Es posible despertar de ese estado de monotonía y empezar a buscar una alegría duradera y una vida con significado profundo, aun si vas abriéndote paso entre luchas, decepciones y dificultades. Éstas son inevitables. Lo que no es inevitable es sentirse todo el tiempo asfixiado, confundido, angustiado por un futuro incierto, frustrado y quizá incluso despedazado por la vida misma. Lo cierto es que hay muchas maneras efectivas de evitar gran parte de estos sentimientos y sobre todo de dejar entrar a tu vida una felicidad que no sea efímera. Algunas de las estrategias de las que hablaremos en las siguientes páginas serán más sencillas que otras, pero ninguna te resultará imposible o inaccesible.

Debemos ser sinceros: nosotros mismos no hemos alcanzado esta meta a la perfección. Estamos contigo en este viaje. Creemos que hemos encontrado una buena manera de reformular y reivindicar nuestro potencial para una salud física y mental excepcional, y ansiamos que la pongas en práctica en tu propia vida.

La paradoja que nos acosa en la actualidad es la siguiente: la modernidad presenta infinitas oportunidades. Podemos comer lo que queramos cuando queramos. Podemos sumergirnos por completo en el inmenso y atractivo mundo de los medios digitales. Podemos adquirir bienes y servicios e incluso encontrar posibles parejas con tan sólo tocar un botón o deslizar el dedo por una pantalla. Podemos vivir día y noche en un mundo virtual en el que todo lo que tiene que ver con nosotros es público, desde nuestros pensamientos y perspectivas hasta nuestras compras, fotografías, hábitos de exploración en internet, lo que nos gusta y lo que no nos gusta, y nuestra ubicación. Pensamos que esta "nueva realidad", abierta las 24 horas, los siete días de la semana debería darnos salud y felicidad, pero no lo hace. Los sistemas impuestos para satisfacer todas nuestras necesidades —y, en muchos sentidos, excederlas— no crean una utopía. Pero sucede lo contrario. Nos enfrentan a elevados índices de enfermedades prevenibles y nos hacen sentir más solos, deprimidos y preocupados que nunca. La auténtica alegría es difícil de alcanzar.

Lo extraño es que, contrario a lo que nos hace creer el incesante ciclo de noticias catastróficas, el mundo moderno es relativamente tranquilo. Sin embargo, si hiciéramos un sondeo entre muchos grupos de gente diversa, la gran mayoría dirá que creer que vivimos tiempos peligrosos. Están inquietos, nerviosos, temerosos; se sienten atrapados. La vida en general no es una experiencia agradable para ellos. Es más, la desconfianza que se genera entre los seres humanos ha llegado a un nivel sin precedentes. En 2014 se realizó una encuesta a 10 000 estadounidenses y el resultado reveló la mayor división de ideología política en varias décadas, y desde 2004 el porcentaje de personas con opiniones negativas sobre el partido opositor ha aumentado más del doble.[1] Es probable que este descubrimiento no le resulte sorprendente a quien se mantiene al día en noticias.

Prometemos ofrecerte un nuevo marco para vivir tu vida. Juntos encontraremos un modo de cultivar y mantener una existencia plena, que no se limite a gozar de una salud de hierro y bienestar psicológico. Es hora de una purificación de tu cerebro de otro tipo, completamente distinto.

La promesa... y el problema

Imagina por un momento que no hay nada en particular que te preocupe. Te sientes equilibrado y lleno de energía, en lo mínimo agotado, agobiado o muerto por dentro. Confías en la fisiología innata de tu cuerpo para cuidarte y curarte. No estás demasiado estresado porque confías en que cualquier dificultad que surja se resolverá por sí sola. No te incomoda ignorar qué pasará mañana, aunque tienes la sensación de que, sea lo que sea, no perderás el control. Aceptas el pasado, por traumático que haya sido. Incluso aceptas a las amistades que tienen puntos de vista muy diferentes de los tuyos. Todo se siente bien. Cuando hablas para tus adentros, tu tono es relajado, abierto y optimista. La banda sonora de tu vida es una canción que quieres poner una y otra vez.

Es difícil concebir este nivel de calma y satisfacción cuando las obligaciones del mundo moderno dan la impresión de ser más ineludibles y aplastantes cada día que pasa. Pero puedes alcanzar esa realidad. El secreto radica en saber qué está pasando en tu cabeza para luego cambiar el circuito que te conduce por caminos destructivos. Este libro parte de una premisa muy simple:

El desempeño de nuestro cerebro está siendo manipulado, lo que tiene como resultado que nuestras conductas nos hacen sentir más solos, angustiados, deprimidos, desconfiados, propensos a enfermedades y obesos que nunca. Al mismo tiempo, tenemos la impresión de estar desconectados de nosotros mismos, de los demás y del mundo en general.

La mayoría de la gente está de acuerdo con que las malas decisiones en nuestras actividades cotidianas influyen en nuestra salud. Por ejemplo, sabemos que la comida chatarra es mala para el cuerpo y con el tiempo puede provocar toda clase de enfermedades. Entonces, ¿por qué seguimos comiéndola? ¿Por qué elegimos constantemente consumir los productos equivocados? La respuesta es complicada, pero parte de la solución radica en entender una simple verdad: estamos programados para consumir esos venenos.

Nuestras elecciones alimentarias son algunos de los muchos hábitos de vida que pueden traer consigo bienestar o bien enfermedades crónicas. Las enfermedades crónicas provocan 70% de las muertes en Estados Unidos: la mitad de la población sufre al menos una enfermedad crónica, como diabetes, cardiopatía, cáncer y Alzheimer.[2] Y mientras seguimos discutiendo sobre cómo cambiar nuestro sistema de salud, se nos olvida que 75% del presupuesto destinado a la asistencia sanitaria lo gastamos en enfermedades que se podrían prevenir.[3] La Organización Mundial de la Salud ahora clasifica el conjunto de enfermedades degenerativas crónicas (como las ya mencionadas) como la primera causa de muerte en el mundo, por encima de la hambruna, las enfermedades infecciosas y las guerras.[4]

Esto puede no ser noticia para ti si eres consciente de la relación crítica entre una mala dieta y las enfermedades. Sin embargo, de lo que tal vez no te das cuenta es de que *la comida y los líquidos que consumes pueden cambiar tus emociones, tus pensamientos y la manera en que percibes el mundo.* Algo también muy importante es que el estado de ánimo y las percepciones también influyen de manera directa e impactante en nuestras elecciones alimenticias. Esto es algo de lo que se aprovecha la industria alimentaria para generar un círculo vicioso que destruirá tu salud… y tu mente. Te mostraremos cómo romperlo. Pero también hablaremos de algo mucho más importante que nuestras elecciones de alimentos.

A través de la incesante exposición a la publicidad, miles de veces al día se nos recuerda que la gratificación instantánea es el camino a la felicidad. El mensaje entra de modo subliminal. Las empresas gastan miles de millones de dólares para convencerte de que busques la felicidad en el lugar equivocado: literalmente reconfiguran tu cableado cerebral, de tal manera que ansías las cosas que más te alejan de tu objetivo. Quizá creas que estás haciendo todo lo que se supone que debes hacer para triunfar en la vida, y aun así la situación dista de ser maravillosa. Los medios de comunicación social te dicen que todo mundo se la está pasando bomba. Los anuncios te dicen que comprar algo te cambiará la vida o que una pastilla para adelgazar eliminará tus llantitas *ipso facto*. Tus intentos por comer sanamente se ven frustrados por un suministro ilimitado de calorías deliciosas y baratas. Sientes como si no velar por tu salud fuera *tu culpa*. Este escenario deprimente es ahora la norma y está avivando una cultura del estrés crónico. Por desgracia, esta clase de estrés es tóxico para el cerebro y daña precisamente las partes que promueven la capacidad de acción y la sensación de que tienes el control de tu vida. Y en tus intentos por sobrellevarlo, una vez más recurres a la gratificación instantánea, con lo que se hace más difícil romper los circuitos neuronales que desencadenan y refuerzan esta conducta. La escotilla de emergencia se aleja todavía más. En los siguientes capítulos descubrirás exactamente cómo pasa esto y qué puedes hacer al respecto. Puedes ser mejor. Tu cuerpo y tu mente quieren mejorar; sólo necesitan saber cómo.

Desde una perspectiva biológica, muchos factores nos conducen a la trampa de la gratificación instantánea. Los explicaremos a lo largo de este libro. Por ejemplo, es posible que ya sepas que la inflamación crónica está muy relacionada con muchas de las enfermedades que hoy en día nos afligen, pero es posible que no sepas que la misma inflamación crónica también influye en el cerebro y te lleva a tomar malas decisiones y actuar de manera impulsiva.

En la primera parte, "Vivir bajo la influencia", discutiremos el secuestro mental que nos debilita a todos en nuestra búsqueda de significado, dicha y bienestar duradero. En la segunda parte, "Romper el conjuro", te presentaremos las herramientas necesarias para pensar con mayor claridad, fortalecer los lazos con los demás y adquirir hábitos saludables. Para quienes necesiten una mayor estructura, hemos diseñado un programa práctico de 10 días que reúne todas estas estrategias. En efecto, dentro de 10 días podrás empezar a cambiar la trayectoria de tu salud y de tu vida.

De dónde venimos

No todos los días un padre y su hijo se juntan para escribir un libro. Decidimos unir la fuerza de dos generaciones del todo distintas que comparten una pregunta: ¿qué impide a la gente alcanzar la salud y la felicidad? En las siguientes páginas contamos en nuestras propias palabras desde dónde se posiciona cada uno de nosotros.

Austin: Cuando estaba por terminar la residencia en medicina interna seguía el enfoque de la medicina convencional, el cual hace hincapié en el diagnóstico y tratamiento de enfermedades individuales. Puse todo de mi parte para identificar de forma adecuada y gestionar los múltiples problemas de salud de mis pacientes; sin embargo, a pesar de mis empeños, casi ninguno de ellos parecía interesado en seguir mis planes confeccionados de forma cuidadosa. ¿Por qué razón decidían no tomar medicamentos que prolongaran su vida o consumir una dieta que en teoría los protegería de un fallo cardiaco en potencia?

Me había equivocado al pensar que mis intereses y los de mis pacientes eran los mismos. Este error de razonamiento se hizo evidente cuando empecé a hacerles a mis pacientes una pregunta: ¿qué es lo que de verdad te importa? Esperaba que me dijeran que su salud era de primordial importancia, pero me sorprendió cuán equivocada resultó ser esa suposición. Muy poca gente me dijo que su salud era su prioridad, al menos en el sentido que yo esperaba. Lo que me dijeron que más valoraban eran su familia, sus amigos y, de forma inesperada, hasta sus aficiones. Se hizo evidente que ésas eran las cosas más significativas para ellos, las que les traían dicha. Lo que de verdad les importaba eran las relaciones, entablar conexiones con la gente. La buena salud no era sino un vehículo para llegar ahí.

Me di cuenta de que tenía que abordar de otro modo mi estrategia para ayudar a los demás. Si en verdad quería ayudar a mis pacientes de la mejor manera posible, tenía que empezar con aquello que llamo *conexión*.

Eso me llevó a profundizar en mi interpretación de cómo interactuamos con nosotros mismos, con los demás y con el medio ambiente. Noté que, para encontrar una conexión significativa, lo que necesitaba no era comprar cosas nuevas ni participar en veloces interacciones digitales. No obstante, nuestra cultura parece estar cada vez más empeñada en conducirnos a buscar esos fines. Hay datos inquietantes que muestran que pasamos cada día más tiempo centrados en la satisfacción a corto plazo y nos perdemos nada menos que los momentos que mejoran sistemáticamente nuestra calidad de vida. Ahora entiendo que la pregunta no es sólo cómo fomentar la conexión, sino también cómo identificar y eliminar aspectos de la vida que nos impiden experimentarla. Empecé estudiando cómo mejorar la conexión y descubrí que escapar de la desconexión era quizá incluso lo más importante. La oportunidad de explorar ese tema crítico con mi padre y comunicar al mundo nuestros descubrimientos ha sido una de las experiencias más gratificantes de mi vida.

David: Mi misión a lo largo de las últimas cuatro décadas ha consistido en hacer todo lo posible por empoderar mediante el conocimiento. La manera en que el estilo de vida (que abarca la dieta y la actividad física) se relaciona con la salud y la longevidad ha sido siempre un tema central de mis libros y conferencias. Me he dedicado a difundir esta información porque de otro modo no resaltaría en medio de la publicidad desenfrenada. Cada vez me parece más evidente que la desconexión es el meollo de lo que nos impide optar en serio por alcanzar un estado de salud, longevidad, satisfacción y felicidad. Esos fines son asequibles.

Este libro ha sido un trabajo de amor. Es un honor haber tenido la oportunidad de conectarme con mi hijo en este proyecto y aprender de su perspectiva personal, pero también como representante de su generación. Esto me permite mirar al futuro con grandes esperanzas.

Desconecta y reconecta
tu cerebro para bien

Cuando empezamos la investigación que dio lugar a este libro no podríamos haber previsto lo que descubriríamos. En el primer mes, mientras asimilábamos la importancia de nuestra tarea, ambos nos sentimos alarmados y a la vez transformados. Mientras más nos sumergíamos en la investigación, más evidente era que nos acercábamos a un descubrimiento importante: algo con el potencial de afectar no sólo a personas en lo individual (y a nosotros mismos), sino al planeta y sus sociedades en conjunto. No es algo trivial. El destino de la Tierra está en juego. Quizá parezca una exageración, pero más adelante expondremos nuestros argumentos. La gente feliz y conectada contribuye a un planeta feliz, tanto en el contexto de la salud individual como en el de la salud ambiental. Basta con ver a nuestro alrededor y pensar en el estado de nuestro planeta para saber que las cosas no pueden seguir tal como están. *Te necesitamos*. Y nos necesitamos unos a otros.

Claro que estamos conscientes de los nada desdeñables beneficios del mundo moderno y no pretendemos recomendar que te abstengas de ellos. Por ejemplo, en términos de la tecnología moderna, no podríamos haber escrito este libro sin bases de datos de investigación que se pueden consultar en línea o sin comunicarnos por videollamada. No: lo que hacemos es abogar por una manera distinta de abordar el mundo digital para que, en vez de que dejemos que nuestra tecnología nos use a nosotros, nosotros seamos usuarios conscientes de ella. El mundo nos ofrece increíbles oportunidades de conectarnos y aprender los unos de los otros a través de las redes digitales, pero es fundamental que aprovechemos esas oportunidades de manera adecuada. El mundo tiene mucho que ofrecer; las herramientas para cambiar tu vida y tu salud están frente a ti. Y estamos ansiosos por hablarte de ellas.

A pesar del alcance de este libro, nuestra estrategia se centra en crear un esquema práctico que puedas llevar a la práctica de inmediato. Vivimos y trabajamos en el mundo moderno, y entendemos las limitaciones de lo que es posible y realista. La buena noticia es que está en nuestro poder cambiar gran parte de lo que nos impide alcanzar una salud y una felicidad duraderas. Sabemos que, con una revisión del sistema operativo de tu mente, puedes llegar ahí. No tenemos que ser víctimas de la mala salud, la soledad y un impulso constante de conseguir la siguiente satisfacción a corto plazo. Este nuevo esquema (una "purificación de tu cerebro" que ayuda a reconectar y cambiar tu vida) te enseñará cómo limpiar la mente y activar los caminos cerebrales que permiten pensar claro, entablar relaciones profundas y gozar de un bienestar mental.

¿Listo? A trabajar.

PRIMERA PARTE

Vivir bajo la influencia

Capítulo 1

El síndrome de desconexión

Una triste coyuntura

En el estilo de vida materialista no cabe el concepto de amistad, no cabe el concepto de amor: puro trabajo, 24 horas al día, como máquina. Por ende, en la sociedad moderna terminamos convirtiéndonos en parte de esa gran máquina móvil.

Su santidad el xiv dalái lama, *El libro de la alegría*

¿Qué fue lo primero que hiciste esta mañana al despertar? ¿Qué secuencia de actos describen tu mañana típica? Apostamos a que tu rutina ha cambiado radicalmente con respecto a como era hace apenas 10 o 15 años. ¿Cuántos minutos pasan antes de que revises el teléfono celular o te desplaces por algún medio de comunicación o redes sociales? ¿Cuántas veces deslizas el dedo? ¿Cuántas veces haces *clic*? Y, por lo general, ¿qué desayunas? ¿Cereal, un bollo, pan dulce, un bísquet, una dona que puedes llevar en la mano mientras haces otras cosas? ¿Qué clase de interacciones personales tienes con tus seres queridos antes de salir de casa?

Mientras conduces al trabajo por la misma ruta que siempre has tomado, ¿vas sintonizado contigo mismo y piensas tranquilamente en el día que tienes por delante? ¿O te sientes angustiado, disperso y abrumado? ¿Vas mandando mensajes de texto, revisando tu correo y hablando por celular cuando deberías estar atento a los semáforos? Cuando llegas a la oficina, ¿te cuesta trabajo concentrarte durante un largo rato sin que te arrastren las distracciones digitales? ¿Comes en el escritorio? ¿Realizas diversas tareas al mismo tiempo a lo largo del día, siempre con el teléfono cerca de ti? ¿Te comunicas con la gente sobre todo mediante correos electrónicos, mensajes de texto y llamadas telefónicas, más que en persona?

Después del trabajo, ¿te das tiempo para dar una reconfortante caminata al aire libre o para hacer ejercicio?, ¿o llegas a casa, te sirves un trago y cenas comida procesada o envasada? ¿Te vas a la cama exhausto al final del día y, sin embargo, no puedes conciliar el sueño? ¿Te despiertas de forma repentina en medio de la noche? Y cuando despiertas por la mañana, ¿te levantas sintiéndote miserable, sólo para repetir la misma rutina monótona?

Nuestra sociedad ha experimentado un cambio fundamental desde principios del siglo XXI, en gran parte debido a una explosión en la disponibilidad de tecnología personal que nos mantiene enganchados. Se calcula que 70% de los seres humanos del planeta poseen un teléfono inteligente.[1] Los datos disponibles muestran que el usuario promedio de internet pasa más de dos horas al día en redes sociales.[2] Una investigación reveló que 42% del tiempo que los estadounidenses están despiertos tienen los ojos puestos en una televisión, un teléfono inteligente, una computadora, una tableta o algún otro aparato.[3] Suponiendo que el estadounidense promedio duerme 8 horas al día, eso significa que la gente pasa cerca de 6 horas con 43 minutos al día mirando fijamente una pantalla. En el transcurso de una vida típica, eso se traduce en 7 956 días o casi 22 años.

Este movimiento tectónico ha dado lugar a una cultura de desconexión a nuestro alrededor: caminamos con la cabeza gacha, mirando nuestros aparatos, evitando ideas diferentes de las nuestras, mientras nos enfrentamos a mensajes constantes que nos dicen qué hacer (come más, compra más, publica más en redes, cae mejor y recibe más *likes*). Si de verdad ponemos atención, lo sentiremos en nuestro interior: un vacío; una sensación de añoranza. Participar en la existencia consumista moderna está provocando cambios físicos en nuestro cerebro. Pero, ¿de qué forma? Interrumpe el acceso a la parte más evolucionada del cerebro que nos permite ver el panorama general y tomar decisiones bien pensadas. Al mismo tiempo, fortalece las vías que nos hacen impulsivos, ansiosos, temerosos y dependientes de una satisfacción inmediata. Este recableado nos hace gastar el tiempo y dinero en cosas que no nos traen felicidad a largo plazo. Nos produce una insatisfacción permanente. Y es exactamente ahí donde nos quieren los intereses empresariales, porque eso da lugar a mayores ganancias. La aterradora verdad es ésta: nuestro cerebro se apega cada vez más a un programa que otros controlan: a saber, intereses comerciales que se aprovechan del deseo del cerebro primitivo de obtener gratificación instantánea.

Tu atención y tus decisiones se venden al mejor postor, a las compañías que saben mejor que nadie cómo manipular la psicología y la biología para su propio beneficio. Esas empresas saben bien cómo sacar

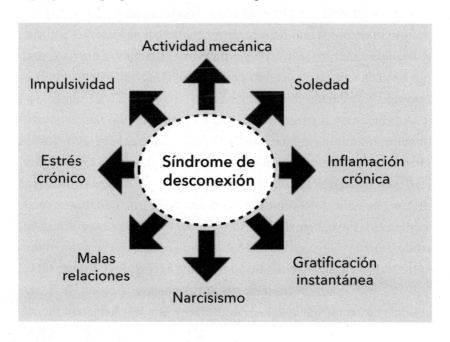

provecho de las poderosas vías neuronales para generar una adicción casi irresistible a los placeres de corto plazo y una ilusión comercializada de gozo sostenible. A dicho estado de separación de la felicidad sostenible lo llamamos *síndrome de desconexión*, y es hora de oponerle resistencia. En el diagrama anterior mostramos las ocho principales características del síndrome de desconexión. Más adelante exploraremos cada una de ellas a detalle en el contexto de la salud y la función cerebral.

Una paradoja de nuestros tiempos

El primer paso para oponerle resistencia al síndrome de la desconexión es estudiar con detenimiento la diferencia entre el mundo que se nos hace creer que es real y la auténtica realidad. Asomarse atrás de la cortina para ver la realidad a la que nos enfrentamos en la actualidad puede ser desalentador, pero es un proceso que conduce al verdadero poder. Cuando veas las cosas tal como son, empezarás a recuperar el control de tu vida. Si entiendes cómo y por qué ha sido secuestrado tu cerebro, podrás decidir cambiar tu vida. Sustituir elecciones que no te ayudan por unas que sí te darán la libertad de buscar la satisfacción a largo plazo y la realización duradera. Y cuando asumas el control del cableado de tu cerebro podrás configurar un sistema que siga tomando esas buenas decisiones.

A primera vista parecería que nunca hemos tenido tantas oportunidades como ahora para buscar la felicidad y conseguirla. En las redes sociales todo mundo parece sonriente, mientras que los comerciales de televisión quieren hacernos creer que hay un medicamento capaz de arreglar todo trastorno del estado de ánimo que podamos experimentar; sin embargo, los índices de ansiedad y depresión siguen aumentando. En casi todo Estados Unidos los índices de suicidio aumentaron entre 1999 y 2016, y el suicidio adolescente se disparó 56% entre 2007 y 2016.[4] Esto ocurre a pesar de que en ese país se recetan 400% más antidepresivos que en la década de 1990.[5] Y estamos hablando de más drogas en general, tanto legales como ilegales. Alrededor de la mitad de las personas mayores (de 65 años para arriba) con ansiedad están tomando benzodiazepinas (por ejemplo, Xanax, Valium y Ativan): medicamentos con efectos secundarios bien conocidos que pueden poner en riesgo la vida.[6] El insomnio aflige a más o menos una cuarta parte de los estadounidenses adultos, por lo que muchos de ellos toman pastillas para dormir.[7] Por si eso fuera poco, las tendencias globales muestran que los índices de consumo de alcohol van a la alza, sobre todo en las economías cada vez más occidentalizadas, como India y China.[8] El hábito de emborracharse también está aumentando entre adolescentes y adultos jóvenes de todo el mundo.[9] Estas estadísticas distan de ser reflejo de una cultura satisfecha y feliz.

Cualquiera creería que el uso obsesivo de las redes sociales nos haría sentir más conectados con los demás, pero casi la mitad de los estadounidenses dice sentirse solitario a veces o todo el tiempo. Quienes más experimentan esta sensación son adultos de entre 18 y 22 años.[10] Además, sólo la mitad de los estadounidenses afirma tener interacciones sociales significativas en persona.[11] Aristóteles tenía razón cuando escribió que "el hombre es un animal social por naturaleza", y deberíamos recuperar la forma en que este filósofo griego socializaba. Estamos seguros de que él no padecía el síndrome de la desconexión.

Para entender las razones detrás de estos problemas modernos y la manera de solucionarlos debemos recurrir a la herramienta más poderosa que tenemos: el cerebro. La evolución lo ha vuelto la fuerza más poderosa sobre la faz de la tierra. Se ha adaptado a presiones cambiantes a lo largo de varios millones de años y ha logrado desarrollarse en una diversidad de condiciones. Mientras más sabemos acerca de su resiliencia y plasticidad, más increíble se vuelve. Pero tenemos que entender que el cerebro, en toda su magnificencia, sigue funcionando con sistemas diseñados hace mucho tiempo, que las tecnologías modernas pueden secuestrar o "hackear", de manera similar a un virus informático que infecta software y cambia su funcionalidad. Nuestras ansias primitivas de comer dulces y nuestra necesidad de aceptación social, por ejemplo, tenían mucho sentido en milenios pasados, cuando nos preocupaba la escasez de alimentos en invierno o la posibilidad de que la tribu nos desterrara. *Las que alguna vez fueron adaptaciones valiosas que nos ayudaron a sobrevivir, se han convertido en orificios de entrada para la explotación comercial.* Esos sistemas básicos de supervivencia llevan mucho tiempo programados en nuestro cerebro, pero ahora son los objetivos de campañas empresariales que buscan manipular tus procesos de toma de decisiones para que les des tu dinero, tu atención y tu lealtad. Sobre todo estamos perdiendo nuestra noción del yo y nuestra autoestima: nuestra identidad está siendo atacada por el flujo continuo de mensajes que nos dicen cómo debemos vernos y sentirnos, y por qué cosas debemos luchar. Nos quedamos con la sensación de ser inadecuados. Es hora de conectar de nuevo con los niveles superiores de pensamiento y funcionamiento de nuestro cerebro.

> Tus pensamientos y decisiones están en juego porque son valiosos: se traducen en ganancias empresariales.

El cerebro humano es un increíble don de complejidad y capacidades al parecer infinitas. Algo que nos hace especiales a los seres humanos es la *corteza prefrontal* (CPF) del cerebro, la cual es desproporcionadamente grande, se sitúa justo en la parte frontal del cráneo y constituye casi un tercio de la neocorteza, la parte del cerebro de más reciente evolución, la cual consiste de materia gris que rodea la materia blanca del cerebro. A la corteza prefrontal se le atribuyen funciones cerebrales de orden superior, como la capacidad de planear para el futuro, de expresar empatía, de ver las cosas desde el punto de vista de otra persona, de tomar decisiones meditadas y de participar en interacciones sociales positivas; en términos generales, todo aquello que nos hace humanos (en contraste, la corteza prefrontal de un chimpancé constituye sólo 17% de su neocorteza, y la de un perro comprende 13%). La corteza prefrontal organiza pensamientos y acciones que nos ayudan a conseguir nuestras metas, desde objetivos simples como cocinar la cena hasta tareas complejas como escribir un libro. La expresión para referirse a la actividad que realiza la corteza prefrontal es *función ejecutiva*. Ésta consta de la capacidad de diferenciar entre pensamientos contradictorios; reconocer lo bueno y lo malo; lo que es un poco mejor y lo que sin duda es mejor; distinguir entre iguales y diferentes; entender consecuencias futuras de actividades actuales; esforzarnos por una meta definida; predecir resultados de acciones a partir de experiencias anteriores; y tener "control" social (es decir, la capacidad de reprimir impulsos que de lo contrario darían lugar a resultados socialmente inaceptables). Las investigaciones científicas sobre la función ejecutiva se han disparado y evidencian que, en efecto, muchos factores ambientales que están bajo nuestro control pueden afectar la salud y funcionalidad de la corteza prefrontal y, en última instancia, afectar nuestro comportamiento y bienestar.

Por desgracia, gran parte de la vida moderna se confabula para evitar que nuestro cerebro aproveche a fondo la corteza prefrontal. Por el contrario, descubrimos que nuestras acciones están motivadas por la impulsividad, el miedo y una necesidad de gratificación instantánea, que a su vez se desencadenan por una sobreactivación de la amígdala (un centro emocional del cerebro), así como por la constante estimulación de los circuitos de gratificación del cerebro (en lo que en breve abundaremos).

Hay modo de salir de este caos. Te mostraremos cómo mejorar tu alimentación, tu higiene del sueño, tu exposición a la naturaleza, tus hábitos de ejercicio, tu consumo responsable, tus prácticas conscientes y tus interacciones interpersonales, lo cual modificará tu relación con tu propia mente y te ayudará a reconectarte con tu corteza prefrontal y configurar un mejor cerebro que conduzca a la toma de mejores decisiones y, a la larga, a crear una mejor versión de ti mismo. Aquí tienes una representación visual de lo que abarcaremos:

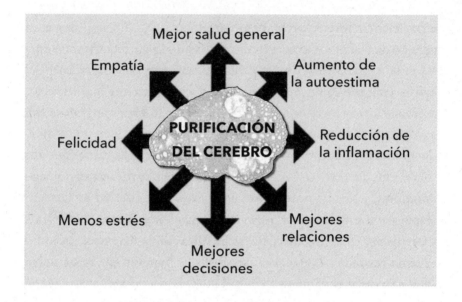

Guerra biológica

Los fabricantes de alimentos procesados sostienen que éstos nos han permitido convertirnos en quienes queremos ser, personas veloces y ocupadas que ya no son esclavas de la estufa. Sin embargo, en sus manos, la sal, el azúcar y la grasa que usan para impulsar esta transformación social son, más que nutrientes, armas: armas que emplean, desde luego, para derrotar a sus competidores, pero también para hacernos regresar cada vez por más.

MICHAEL MOSS, *Adictos a la comida basura*

La manera más rápida de dimensionar la gravedad de nuestras adicciones es pensar en la guerra biológica que tiene lugar en nuestros platos. Aceptamos sin chistar la idea de que existan "tiendas de comida saludable", pero esto plantea a todas luces la siguiente pregunta: y las otras tiendas de comida ¿qué están vendiendo?

En el mundo de la nutrición nos hemos vuelto esclavos de una redefinición perversa de lo que en verdad significa la palabra *comida*. En los últimos 10000 años nuestra alimentación ha sufrido una transformación alucinante. El concepto de comida como forma de nutrición ha ido desapareciendo. En vez de eso consumimos alimentos y bebidas con mucha energía y pocos nutrientes que hacen estragos en nuestra salud, sobre todo en nuestra salud cerebral. El excedente de calorías empuja a nuestro cuerpo por una espiral descendente de enfermedades crónicas prevenibles (como obesidad, hipertensión, cardiopatía, diabetes y cáncer) y, en última instancia, a una muerte prematura. Investigaciones realizadas por la Friedman School of Nutrition Science and Policy de la Tufts University indica que una mala alimentación ocasiona casi 1 000 muertes diarias en Estados Unidos por cardiopatías, derrame cerebral o diabetes.[12] Lo peor de todo es que consumir alimentos poco nutritivos obliga al cuerpo y la mente a entrar en un circuito perpetuo de antojos y ansias de comer más que reestructura el cerebro para mal. Y esto es cada vez más costoso: en 2016 el costo directo e indirecto de las enfermedades crónicas ocasionadas por la obesidad fue de 1.72 billones de dólares,[13] es decir, casi 10% del producto interno bruto del país.

Por desgracia, cualquier persona que carga con sobrepeso provocado por el consumo de calorías vacías se considera fracasada, pero, para empezar, es una víctima del sistema tóxico y adictivo que provocó ese estado patológico. Si eres de las personas que batallan con el exceso de peso, te suplicamos que no olvides que la baraja está arreglada en tu contra y en contra de tu fuerza de voluntad. *No es tu culpa.* En el capítulo 7 demostraremos cómo y por qué los alimentos modernos, a los que se les ha despojado de todo lo nutritivo, se han vuelto tan adictivos y tentadores. Esta adicción tiene un poder similar al de drogas duras como la heroína y la cocaína. De hecho, es posible establecer muchos paralelismos entre la crisis de los opioides y la epidemia de obesidad. El ansia de analgésicos se parece al ansia de azúcar.

A diario nos vemos expuestos a discursos que satanizan el azúcar, los alimentos ultraprocesados y la obesidad, pero quizá esto para ti no es un problema. Puede ser que tú comas bastante bien, no te consideres adicto a la comida chatarra y mantengas un peso saludable. Todo mundo llega a este libro con diferentes fortalezas y debilidades. Para ti, quizá es la falta de sueño y de tiempo con tus seres queridos lo que representa un lastre para tu salud y atiza el síndrome de la desconexión. A lo mejor eres un adicto al trabajo que en años no ha salido de la oficina para dar un paseo rodeado de la naturaleza. O quizá estás encadenado a tus aparatos digitales y sabes que te sentaría bien un descanso de las redes sociales. Algunas lecciones de este libro te resultarán más significativas que otras, así que vamos a presentarte muchas estrategias para adaptar las lecciones a tu propia vida: las herramientas, digamos, para cambiar de velocidad.

CAMBIO DE VELOCIDAD

David: En mi primer año como estudiante de neurocirugía aprendí muchas lecciones vitales. Era mediados de la década de 1980 y se nos exigía demasiado. Los residentes trabajábamos 36 horas y luego descansábamos 12, a menudo durante varias semanas seguidas. Decir que me hacía falta un sueño reparador es poco. Esta falta de sueño, aunada al estrés del trabajo, sin lugar a dudas estaba desestabilizando mi salud. Como además disponía de poco tiempo, no comía alimentos de gran calidad, así que pronto me enfermé. Ese año, mi primer problema de salud fue la evolución de una esofagitis, una enfermedad inflamatoria del esófago que hace que deglutir, así sea agua, sea sumamente doloroso. Después vino la disentería, una enfermedad grave caracterizada por fiebre muy alta y diarrea. En mi caso, el grado de deshidratación fue tan serio que tuvieron que administrarme líquidos por vía intravenosa durante varios días. Cuando empezaba a recuperarme, me dio varicela.

En ese momento empecé a plantearme cambiar de carrera. Poco después, una noche fui a cenar a casa de mis padres y otra enfermedad me abatió. Durante la cena me fui sintiendo cada vez más incómodo, y poco después sentí un dolor incapacitante, en particular en los testículos. Era un dolor mucho más intenso que cualquiera que hubiera experimentado jamás, ni siquiera cuando hacía deportes de contacto, así que mis padres y yo decidimos que debíamos ir a urgencias. Ahí me diagnosticaron paperas, enfermedad que habría podido dejarme estéril.

En retrospectiva, sé sin lugar a dudas que mi salud estaba en peligro grave por la falta de sueño, el estrés crónico, las malas decisiones alimenticias y una casi absoluta falta de exposición a la naturaleza. Aunque no me hice pruebas de sangre para evaluar el nivel de inflamación de mi cuerpo, estoy seguro de que los indicadores estaban elevadísimos. Por suerte, era evidente qué era lo que debía cambiar. Decidí cambiarme de neurocirugía a neurología, especialidad que me permitiría tener un mejor control de mi tiempo (y mi vida). Estoy convencido de que esa simple decisión me salvó. Y si bien muchos acontecimientos relacionados con un tren de vida inadecuado han conspirado para derribarme, con los años he aprendido que no todos los factores que conforman el estilo de vida tienen que estar comprometidos para que una persona presente enfermedades. Una mala dieta, falta de sueño reparador o estrés constante pueden ser devastadores para cualquiera.

Incluso en días en los que lidiamos con dificultades o contratiempos serios, o cuando experimentamos decepciones o pérdidas, podemos vivir sobre un trasfondo de optimismo y satisfacción. La felicidad y la frustración no son mutuamente excluyentes. Lo cierto es que no podemos sentir auténtica alegría si nos sentimos solos o si somos impetuosos, narcisistas, indiferentes y desapasionados. Esos rasgos no pueden coexistir. Nos mantienen desconectados y enfermos.

Los problemas de salud del mundo moderno son algo más que una lista de enfermedades individuales en un libro de texto. La verdadera salud es un estado vibrante de bienestar físico y mental que trasciende cualquier diagnóstico específico. Y a ese lugar de bienestar integral se accede mediante una profunda conexión con nosotros mismos, con los demás y con el espacio vital que compartimos con el resto de los seres humanos. Para llegar ahí tenemos que examinar más de cerca al jugador principal: el cerebro.

Capítulo 2

Una mente maravillosa

La increíble historia del cerebro

Se necesita muy poco para tener una vida feliz; todo está dentro de ti, en tu manera de pensar.

Marco Aurelio

En apenas un segundo nuestro cerebro produce una inimaginable cantidad de señales que conducen información fundamental a través de las neuronas a una velocidad de hasta 431 kilómetros por hora. Las neuronas (células básicas del sistema nervioso que transmiten impulsos químicos y eléctricos para comunicarse con otras células) funcionan a una velocidad pasmosa en relación con el lento latido del corazón. Resulta extraordinario si nos detenemos a valorar el increíble don que es el cerebro humano: un órgano encapsulado de casi kilo y medio que contiene más conexiones que estrellas en la galaxia conocida. Da forma a toda nuestra experiencia de vida y con frecuencia nos ayuda a entender un mundo increíblemente complicado y cambiante, además de que toma decisiones en nuestro lugar incluso antes de que seamos conscientes de ellas. Nuestro intrincado cerebro nos ha permitido prosperar en este planeta frente a innumerables dificultades, incluyendo auténticas amenazas a nuestra supervivencia.

En los países desarrollados hemos eliminado la mayoría de las barreras de acceso a las necesidades básicas y prevenido incontables peligros mortales. Esto en teoría nos ha dado la oportunidad de enfocarnos en alcanzar una única meta en la vida: alegría y salud duraderas. Pero, como vimos en el capítulo anterior, nos enfrentamos a epidemias de soledad, estrés, ansiedad, adicción y enfermedades crónicas prevenibles. Esta triste situación es consecuencia de que los aspectos de la vida contemporánea han secuestrado los procesos cerebrales que por millones de años permitieron nuestra supervivencia. Este secuestro mental nos tiene ansiando gratificación instantánea permanente y en un perpetuo e innecesario estado de estrés, miedo y descontento. Como comentamos en el capítulo 1, a esto lo llamamos el síndrome de desconexión. Te mostraremos cómo influye esto en el cableado y la configuración del cerebro, y empezaremos a enseñarte soluciones para recuperar el control y tener una vida más plena, feliz y comprometida.

Sin lugar a dudas, nuestra existencia cotidiana se define por las experiencias e interacciones que ocurren durante las horas de vigilia. Todos esos momentos requieren cierto procesamiento antes de que puedas entenderlos e interpretarlos. Las más de 100 000 millones de neuronas del cerebro lo logran con ayuda de los neurotransmisores, que son moléculas que mandan señales y permiten la transferencia de mensajes a través del cerebro. Estos mensajes también son modificados por las hormonas, otro conjunto de mensajeros químicos que afectan al cerebro y al resto del cuerpo. Los neurotransmisores y las hormonas trabajan en equipo para dar lugar a sensaciones de alegría, enojo, dicha, hambre y todo tipo de deseos, entre ellos el sexual. Lo que comes, cómo duermes, cómo te mueves y las interacciones con el medio ambiente y otras personas influyen en estas moléculas. También se ven afectadas por los niveles de estrés y sentimientos como la gratitud, la empatía y la compasión por los demás. Cuando cualquier señalización, ya sea en el cerebro u otra parte del cuerpo, es defectuosa o se desequilibra de alguna forma, tu salud y hasta tu conducta se pueden ver afectadas. Para entender estos procesos biológicos metámonos de lleno en el principal centro de mando: el cerebro.

Las neuronas que se disparan juntas se cablean juntas

El cerebro es una maravilla eléctrica. A cada momento las neuronas producen señales eléctricas para transportar información entre ellas. Cuando cada señal llega al final de la neurona, un mensajero químico llamado neurotransmisor se libera en una hendidura pequeña —la sinapsis— que une a las neuronas. Estos espacios son zonas complejas de comunicación constante entre neuronas, y la fuerza de esa comunicación determina la firmeza con la que se unen las neuronas. En este libro aprenderás sobre una serie de neurotransmisores comunes, entre ellos la dopamina, la serotonina, la adrenalina, la noradrenalina y las endorfinas.

Lo más asombroso es que cada neurona es capaz de formar miles de conexiones con células cerebrales vecinas, lo que produce billones de sinapsis en el cerebro humano típico. Quienes reciben los neurotransmisores en las células vecinas son las dendritas, las cuales vuelven a convertirlos en señales eléctricas para seguir transmitiendo el mensaje. Este complejo cableado permite a las neuronas comunicarse entre sí y generar maravillas biológicas como el pensamiento, la sensación y el movimiento.

Uno de los descubrimientos más reveladores en la historia de la humanidad ha sido que el cerebro es sumamente plástico; es decir, puede reorganizarse a sí mismo y formar nuevas conexiones neuronales a lo largo de la vida de una persona. Es maleable, impresionable, *moldeable*. Esto significa que puedes cambiar el cableado del cerebro en este preciso instante. Como decimos en los círculos sociales neurológicos, las neuronas que se disparan juntas se cablean juntas: cuando una célula cerebral manda señales a otra, la conexión entre ambas se hace más fuerte. Mientras más señales se manden entre ellas, más sólida se vuelve la conexión. Cada vez que vives algo nuevo, las conexiones del cerebro se recalibran un poco para dar cabida a esa nueva experiencia. Y mientras más participas en una actividad particular, más indelebles e *influyentes* se vuelven las conexiones necesarias para realizarla. En palabras más simples: *mientras más haces algo, más haces algo*. Esto ocurre sin importar si ese algo es bueno o malo para ti.

De hecho, la manera en que decides usar el cerebro ayuda a determinar la organización general de tu cerebro. Conforme aprendes y experimentas el mundo las uniones entre las neuronas se modifican. Se crean nuevas conexiones, mientras que las que no se usan van muriendo. Así construimos un cerebro más eficiente. De manera constante y dinámica el cerebro se forma y se reconfigura, tanto a nivel estructural como funcional, en respuesta a experiencias, aprendizajes e incluso heridas. Nuestro gran amigo, el doctor Michael Merzenich, neurocientífico y pionero en la investigación sobre la plasticidad cerebral, lo describe a la perfección en el libro *Entrena tu mente, cambia tu cerebro*, de Sharon Begley: "La experiencia, junto con la atención, da lugar a cambios físicos en la estructura y el futuro funcionamiento del sistema nervioso. Esto demuestra un hecho fisiológico evidente: a cada momento decidimos y esculpimos cómo funcionarán nuestras cambiantes mentes. En un sentido muy tangible, decidimos quiénes seremos en el momento siguiente, y estas elecciones se graban a nivel físico en nuestro yo material".[1]

La descripción que hace Merzenich de la plasticidad es clave, porque implica que la neuroplasticidad (la capacidad que tiene el cerebro de formar y organizar conexiones sinápticas) puede trabajar a nuestro favor o en nuestra contra. Es decir, si decidimos participar en actividades que con frecuencia nos bombardean con sensaciones de negatividad o miedo, el cableado de nuestro cerebro se reconfigurará para responder a esa negatividad y ese estado orientado al miedo. En las contundentes palabras del decimocuarto dalái lama, "el cerebro que desarrollamos refleja la vida que llevamos".

Si te estás preguntando cómo hace el cerebro para mejorar y proteger sus conexiones, en gran medida es con ayuda de una proteína llamada factor neurotrófico derivado del cerebro, o FNDC. En el cerebro, el FNDC está activo en las conexiones sinápticas. Mucho de lo que se sabe sobre esta proteína proviene de estudios de gente que sufre su carencia. Por ejemplo, algunos estudios han observado niveles bajos de FNDC en pacientes con Alzheimer.[2] El mundialmente famoso doctor Dale Bredesen, experto en enfermedades neurodegenerativas, ha señalado que esta enfermedad se caracteriza en particular por la pérdida de conexiones (sinapsis) entre las células del cerebro.[3] Y aquí uniremos los puntos para mostrarte que el síndrome de desconexión puede influir en el desarrollo de enfermedades como el Alzheimer. De hecho, prevenir el deterioro cognitivo coincide con la premisa central de este libro: conservar y amplificar nuestra meta en la vida, la felicidad y la salud hasta el fin de nuestros días. Optimizar la salud neurológica para conservar el razonamiento y el intelecto es fundamental: es la meta del programa Purifica tu cerebro.

En vista de lo anterior, es de esperarse que los científicos estén buscando maneras de incrementar los niveles de FNDC en el cerebro. Resulta que nuestras decisiones con respecto al estilo de vida tienen una enorme influencia a este respecto. Puedes aprovechar esta información asombrosa para formar nuevas conexiones en el cerebro, enfocándote en áreas críticas —como la corteza prefrontal— para tomar decisiones acertadas y conscientes con base en lo que has aprendido de experiencias pasadas y en lo que puedes esperar de potenciales consecuencias futuras. El programa Purifica tu cerebro incluye estrategias para aumentar el FNDC y así poder reconfigurar el cerebro.

Nuestros tres cerebros

Además de ser una maravilla eléctrica, el cerebro es también un prodigio evolutivo. Imagina que tienes tres cerebros separados y que cada uno refleja una etapa diferente en la evolución humana.[4]

El cerebro original

Nuestro primer cerebro, el más viejo, se remonta a los tiempos de los reptiles prehistóricos (en efecto: dinosaurios). De hecho, seguimos compartiendo esta parte del cerebro con los reptiles modernos y las aves. En los seres humanos esta parte del cerebro está alojada en el tallo cerebral. Como imaginarás, se encarga de las funciones más básicas pero vitales y recibe información directa de todo el cuerpo. Por ejemplo, el tallo cerebral ayuda a regular los latidos del corazón, la respiración, la tensión arterial, la digestión y la famosa respuesta de lucha o huida. Lo que destaca de esta parte del cerebro es que es estrictamente instintiva y automática. Es fundamental para nuestra supervivencia, pero para funcionar no requiere que pensemos o sintamos.

El cerebro límbico

El siguiente nivel de desarrollo cerebral no ocurrió sino hasta que evolucionamos hasta convertirnos en mamíferos. Surgió así el cerebro límbico, el cual se ubica arriba del tallo cerebral y recibe información del antiguo cerebro reptiliano que está debajo.

El cerebro límbico genera emociones basadas en datos provistos por los sentidos. Al igual que las del tallo cerebral, las respuestas del cerebro límbico son automáticas y, a menudo, producto de reflejos, y no requieren que haya habido análisis, reflexión o interpretación conscientes. Estas reacciones surgieron de una necesidad de preservación y supervivencia. Dentro del cerebro límbico encontramos las bases físicas y emocionales de experiencias primarias tales como el hambre, el dolor, la somnolencia, el enojo, el miedo y el placer.

El cerebro límbico es tan importante, entre otras razones, porque se asocia con la liberación del neurotransmisor dopamina y los opioides naturales del cerebro, llamados endorfinas. En el siguiente capítulo presentamos mucha más información sobre estos importantes mensajeros químicos, pero por ahora basta decir que una de las muchas funciones de la dopamina es que ejerce una gran influencia en nuestros "circuitos de gratificación" y conductas, entre ellas los hábitos, y sí, las adicciones. También participan sustancias químicas que inducen placer, como las endorfinas, las cuales producen bienestar y actúan sobre los receptores opioides. Cuando experimentamos algo que echa a andar el circuito de gratificaciones, estas sustancias químicas influyen en el cerebro y el cuerpo para seguir buscando ese estímulo que generó la sensación placentera.

El sistema límbico no es una estructura única. Los componentes específicos del sistema límbico son tema de debate entre científicos, pero la mayoría de las descripciones incluye la amígdala, el hipocampo, el tálamo, el hipotálamo y el giro cingular. Estos componentes trabajan en conjunto para controlar algunos de los procesos más importantes del cerebro. No hace falta que entiendas hasta el último detalle científico de la anatomía del cerebro ni de la colaboración entre estas estructuras. Aquí simplificaremos lo indispensable para nuestra discusión y haremos hincapié en el área del cerebro límbico que ha recibido tanta atención: la *amígdala*.

La amígdala ha sido tema de muchos estudios desde hace varias décadas. Cuando se ha dañado la amígdala en animales de laboratorio con fines científicos, los investigadores han notado que los animales pierden la conducta agresiva e incluso la capacidad de reaccionar de forma normal al miedo: se vuelven intrépidos. Aunque esos estudios se han hecho en monos desde hace varias décadas, es muy reciente la documentación de descubrimientos similares en seres humanos. En 2010 un caso inusual permitió que un grupo de científicos confirmara que la ausencia de la amígdala tiene consecuencias en el comportamiento humano.[5] Una mujer de 44 años, a quien se le denominó SM para proteger su privacidad, padecía una extraña enfermedad que provocaba una ausencia de tejido cerebral en el lugar donde tendría que estar la amígdala. No sólo no les temía a criaturas como las víboras o las arañas, sino que ponía su vida en riesgo sin preocuparse en lo más mínimo. Una vez caminó sola de noche por un parque y un hombre la atacó con un cuchillo. Al día siguiente volvió a caminar por el mismo parque. El mundialmente famoso escalador Alex Honnold —cuyo documental ganador de un Oscar, *Free Solo*, registra su ascenso por el Half Dome del Parque Nacional de Yosemite, solo y sin cuerdas— le debe parte de su audacia al funcionamiento peculiar de su cerebro: resulta que su amígdala no se activa de manera normal.[6] Se queda relativamente quieta durante sus aventuras, las cuales no sólo provocan emociones fuertes, sino que también representan un auténtico riesgo de muerte. Una amígdala que funcionara de forma normal quizá lo alejaría de esos salientes que desafían a la muerte.

La amígdala es el centro de mando del sistema de respuesta a la amenaza y de interpretación de la misma. Asimismo, modula los recuerdos de acontecimientos amenazantes, ya sean reales o percibidos. Aquí debemos hacer una aclaración: el hipocampo del sistema límbico es el centro principal de la memoria, pero la cercana amígdala también participa en ella: estas estructuras cerebrales se activan tras los acontecimientos emocionales y "hablan" entre sí durante el proceso de consolidación de la memoria. La corteza prefrontal también participa en los recuerdos en general, ya sea que susciten emociones fuertes o no. Las interacciones entre el hipocampo y la corteza prefrontal ayudan a la asimilación de nuevos recuerdos en redes de conocimiento preexistentes y proporcionan los fundamentos de la consolidación de la memoria y su posterior recuperación.

Sin embargo, la amígdala ayuda a registrar amenazas reales o percibidas, así como otras experiencias cargadas de emociones, a fin de que podamos reconocer acontecimientos parecidos en el futuro. Por ejemplo, piensa en alguna vez que hayas pisado el freno del auto en cuanto detectaste con la mirada un objeto grande en el camino. En casos así, dependemos de una respuesta automática e instantánea para la que no se requiere tomar decisiones conscientes. Esta clase de respuesta es parte de nuestro instinto de supervivencia.

LA AMÍGDALA DE DAVID

Hace varios años aprendí una importante lección vital. Mi esposa y yo habíamos ido al Costco a hacer unas compras. Estábamos en la fila, listos para pagar, cuando ella de repente se dio cuenta de que había olvidado un artículo, así que fue por él mientras yo seguía esperando. Cuando volvió, el hecho de que se hubiera salido de la fila debió haber representado una transgresión en la mente del hombre que estaba detrás de nosotros, a pesar de que la cajera aún no nos atendía. Aquel hombre procedió a mirarme y espetó algunos comentarios negativos. No le hice caso.

Pero entonces desvió su agresión hacia mi esposa. Ver cómo la amenazaba hizo que mi cerebro se desconectara al instante de la racionalidad y de la respuesta meditada. Me le abalancé en pleno modo de ataque, pero gracias a Dios él lo percibió y enseguida alzó las palmas de las manos y retrocedió. Por suerte pude recuperar el control y la situación se distendió. Ese día, de regreso a casa, tuve mucho que pensar.

El funcionamiento anormal de la amígdala, que está tan íntimamente ligado a la emoción y al miedo, puede ser resultado de problemas de desarrollo, desequilibrio de los neurotransmisores o daño estructural. Uno esperaría que estuviera relacionado con enfermedades como la depresión, el trastorno de estrés postraumático, las fobias, la ansiedad y la impulsividad, y, en efecto, así es. Pero la lección importante es la siguiente: es posible hackear o alterar el circuito de la amígdala hasta en cerebros sanos. Y cuando se pretende ajustarlo se suscitan graves problemas. La ansiedad, por ejemplo, es una respuesta de la amígdala a algo que sólo se *percibe* como peligroso debido a una experiencia previa. Los ataques de pánico ocurren a veces cuando la amígdala manda señales de peligro, aunque en realidad tal peligro no exista. Y la amígdala no sólo está implicada en asuntos relacionados con la salud mental. Te mostraremos que, si esta parte del cerebro se activa demasiado, eso puede interferir en tu capacidad de tomar buenas decisiones y controlar tus emociones. Pero sobre todo te enseñaremos a domar la amígdala para poder rescatar tu vida.

La amígdala influye de manera central en las emociones, la impulsividad y las gratificaciones. La activación excesiva de la amígdala es parte fundamental de lo que nos ha llevado al actual predicamento social. Pero el cerebro no es una colección de partes y funciones aisladas. La amígdala dirige la respuesta a los hechos que provocan miedo y la capacidad de recordar esos acontecimientos, pero trabaja en colaboración con otras áreas del cerebro, entre ellas la corteza prefrontal.

El tercer cerebro

En la etapa evolutiva más reciente, la tercera, los mamíferos desarrollaron una nueva parte del cerebro encima del cerebro límbico: la corteza cerebral. Cuando visualizas el cerebro humano es probable que recuerdes muchos pliegues y dobleces. Eso es la corteza cerebral. Mientras más dobleces, mayor la superficie del cerebro y más avanzadas sus capacidades. Ésta es la parte que nos otorga las habilidades superiores de razonamiento: la capacidad de pensar de manera lógica y analítica, de solucionar problemas y planear para el futuro, así como de pensar de forma abstracta. Esta parte del cerebro, la más evolucionada, regula e intenta controlar los impulsos de ese cerebro más antiguo y primitivo. A esto se le llama procesamiento cerebral de arriba abajo.

El surgimiento de este "nuevo" tercer cerebro nos proporcionó un necesario contrapeso al cerebro límbico y nos brindó un impresionante conjunto de habilidades de supervivencia. La corteza cerebral, como su nombre indica, es la parte más "cerebral" de los humanos: es reflexiva, contemplativa y metódica. La corteza prefrontal es parte esencial de la corteza cerebral. Su increíble complejidad es un atributo exclusivo de los humanos. Abarca hasta 10% del volumen total del cerebro y, como mencionamos antes, ocupa casi una tercera parte de la neocorteza. Como una presidenta ejecutiva que dirige a todos los empleados y operaciones a su cargo, la corteza prefrontal trata de encontrar la mejor respuesta posible a la información entrante. Nos permite hacer un plan que sopese alternativas, en vez de reaccionar de inmediato a las circunstancias. Este proceso define la función ejecutiva y es el opuesto exacto de las funciones realizadas por la reactiva amígdala.

La amígdala y la corteza prefrontal están en constante comunicación. La conexión entre estas dos áreas influye sobre nuestra conducta y también sobre nuestra capacidad de regular la impulsividad y las emociones. Cuando la actividad se inclina demasiado de un lado y dominan las respuestas primarias de la amígdala, empiezan los problemas. Por ejemplo, un grupo de científicos ha descubierto que una conexión débil entre la corteza prefrontal y la amígdala se relaciona con la ansiedad.[7] Sin la supervisión de la corteza prefrontal, es como si no hubiera un adulto presente. Y a falta de reglas, disciplina y límites, el niño emocionalmente inmaduro puede causar estragos.

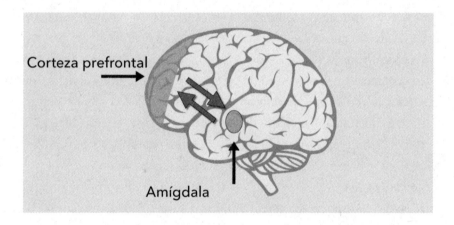

Las investigaciones muestran que el estrés crónico y la falta de sueño, tan característicos de la vida moderna, están saboteando de forma activa la relación entre la amígdala y la corteza prefrontal.[8] La excesiva exposición digital, la falta de contacto con la naturaleza y la mala alimentación sólo empeoran el problema. Esto nos afecta no sólo como individuos: también amenaza la salud del planeta entero. Como veremos más adelante, la gente cuya corteza prefrontal se mantiene relativamente inactiva se preocupa menos que los demás por la salud del planeta. A grandes rasgos, son egoístas en todo el sentido de la palabra: desde la manera en como tratan a los demás hasta la manera como tratan al medio ambiente. Cuando usamos de forma activa la corteza prefrontal en la toma de decisiones nos convertimos en individuos más compasivos y empáticos. Esto no es poca cosa y nos ofrece la oportunidad de hacer un cambio de paradigma.

> Desplazar la corteza prefrontal representa la más grave amenaza existencial a la supervivencia humana.

El curioso caso de Phineas Gage

El caso de Phineas Gage (1823-1860) es parte integral de los planes de estudios de las especialidades de neurología, psicología y neurociencias.[9] Su historia es tan cautivadora que se relata también en muchos círculos ajenos a esas especialidades. Aunque puede ser que hayas oído hablar de él, queremos contarte una parte de su historia que pocas veces se pone de relieve y que se relaciona de forma estrecha con nuestro tema y con el poder de la neuroplasticidad. Pero antes repasemos a grandes rasgos la vida de Gage para refrescarnos la memoria.

Gage trabajaba en la construcción de líneas de ferrocarril. Un buen día, mientras hacía explotar unas rocas, sufrió un terrible accidente y una gran varilla de hierro le atravesó la cabeza por completo: entró por abajo del pómulo y salió por el lado izquierdo superior del cráneo. Treinta minutos después del suceso lo atendió un médico, Edward Williams, quien escribió lo siguiente sobre su encuentro con Gage:[10]

Cuando llegué adonde él estaba, me dijo: "Doctor, aquí tiene suficiente trabajo". Lo primero que observé, antes de bajarme del carruaje, fue la herida en la cabeza; las pulsaciones del cerebro eran muy marcadas...

La parte superior de la cabeza parecía un embudo invertido... Toda la herida daba la impresión de que un cuerpo con forma de cuña hubiera pasado de abajo arriba. Gage, durante el tiempo que estuve examinando la herida, les contó a los mirones cómo se había lastimado... Fue más o menos entonces cuando se levantó y vomitó... El esfuerzo de vomitar provocó que se le saliera [a través del orificio de salida en la parte superior del cráneo] el equivalente a media taza de cerebro y cayera al suelo.

A pesar de que esto ocurrió a mediados del siglo XIX, Gage sobrevivió al accidente y vivió casi 13 años más. Lo que se volvió muy instructivo y sigue siendo esclarecedor es cómo ese suceso afectó nuestra comprensión del funcionamiento del cerebro, sobre todo en lo que respecta a la personalidad. La de Gage sufrió un trastorno temporal tras el accidente que ocasionó un serio traumatismo a su corteza prefrontal. Según está documentado, antes de la herida era una persona estable y cabal, pero justo después adquirió fama de intratable, impaciente, vulgar y carente de empatía. Según el doctor John Martyn Harlow, el médico que en última instancia atendió a Gage tras el accidente:[11]

El equilibrio o balance, por así llamarlo, entre sus facultades intelectuales y sus propensiones animales parece haberse destruido. Es una persona irregular, irreverente; en ocasiones se permite las más burdas blasfemias (algo que antes no tenía por costumbre), manifiesta poca deferencia por sus semejantes, se muestra impaciente ante las restricciones o los consejos cuando entran en conflicto con sus deseos, es por momentos obstinado y pertinaz, y a la vez caprichoso e indeciso. Idea muchos planes para operaciones futuras, que, apenas son dispuestos, abandona y cambia por otros que parecen más factibles. Si en su capacidad intelectual y manifestaciones es como niño, tiene las pasiones animales de un hombre fuerte. Antes de la lesión poseía una mente equilibrada, a pesar de no haber asistido a la escuela, y quienes lo conocían lo consideraban un empresario listo y astuto, enérgico y perseverante a la hora de ejecutar sus planes de operación. Su mente cambió de forma radical a este respecto, tanto que sus amigos y conocidos decían que "ya no era Gage".

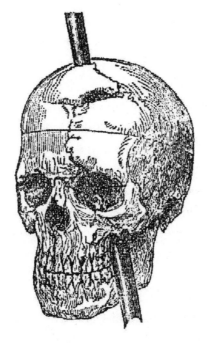

"Recuperación de una varilla de hierro atravesada en la cabeza."

Esta historia se usa a menudo para ilustrar las singulares propiedades funcionales de la amígdala y la corteza prefrontal. Gage pasó de ser un caballero ecuánime a ser un humano irreverente e impetuoso debido a la ruptura de la corteza prefrontal durante el accidente. A partir de entonces su amígdala podía dominar sin obstáculos y sin el beneficio de las aportaciones apacibles y racionales de la corteza prefrontal.

Hay, sin embargo, una parte menos conocida de la historia, pero que es sumamente esclarecedora y aún más instructiva. Tras el accidente Gage pasó muchos años trabajando como chofer de diligencias en Chile. Más tarde se dijo que había recuperado algunos de sus modales. Esto muestra a las claras que, en el ambiente adecuado, el cerebro puede sanar y cambiar: eso es testimonio del poder de la neuroplasticidad. Al parecer, Gage logró restablecer la conexión con su corteza prefrontal a pesar del traumatismo. No murió en un ataque de furia ni sucumbió al impulso de tirarse de un puente. Murió después de una serie de convulsiones que debieron ser parte de los efectos a largo plazo de la herida. Hoy en día la varilla que le atravesó la cabeza está expuesta en el Museo Anatómico Warren de la Facultad de Medicina de Harvard.

La historia de Phineas Gage es dramática, pero es posible trazar paralelismos de este relato extraordinario con la vida moderna. Así como Gage sufrió una desconexión de la corteza prefrontal debido a una lesión, también nosotros nos desconectamos de la corteza prefrontal de maneras que exploraremos en este libro a detalle. La buena noticia es que, al igual que Gage, podemos reconectarnos si reconfiguramos, recuperamos, reentrenamos y fortalecemos el cableado gracias a la plasticidad cerebral. Es posible "enjuagar" las heridas y sanar.

Las observaciones del caso de Phineas Cage se hicieron sin los beneficios de la tecnología moderna, pero de todas formas nos presentan un punto de vista sobre el cerebro completamente nuevo. En la actualidad contamos con muchas herramientas avanzadas para estudiar el cerebro. De hecho ha surgido un nuevo campo de investigación para estudiar el poder de la corteza prefrontal y quizá sacar partido de ello. Investigaciones fascinantes demuestran que, cuando la gente recibe corrientes eléctricas de baja energía y no invasiva dirigida a áreas específicas del cerebro (lo que en términos técnicos se conoce como estimulación transcraneal con corriente directa, o TDCS, por sus siglas en inglés), la funcionalidad del cerebro cambia casi al instante y mejora la autorregulación (nota: esta forma de terapia usa bajos niveles de corriente eléctrica y es muy distinta de la terapia electroconvulsiva). En 2019 en un estudio realizado por un equipo internacional de investigadores de la Universidad de Oxford, la Facultad de Medicina de Harvard y la

Universidad de California en Berkeley, y publicado en el *Journal of the American Medical Association*, sometieron a un grupo de mujeres que sufrían ansiedad a una sesión de estimulación eléctrica de la corteza prefrontal.[12] El resultado fue que las señales de miedo de la amígdala disminuyeron, mientras que el control de atención aumentó. Control de atención es una manera elegante de decir "capacidad de concentrarse y elegir a qué prestarle atención y a qué hacer caso omiso". [El estudio demostró que mejorar la actividad de la corteza prefrontal ayuda, en última instancia, a manejar las respuestas a las amenazas percibidas. En pocas palabras, el mundo da menos miedo y nosotros reaccionamos menos, sobre todo cuando la reacción no se justifica.] En un resumen de 2019 sobre los estudios de estimulación cerebral, los autores declaran:

> La autorregulación […] permite a los individuos darle sentido a sus pensamientos, sentimientos y conductas. La autorregulación es fundamental para la conducta dirigida a la obtención de un fin y se relaciona con muchos resultados importantes para la vida, como la salud física y mental, el bienestar psicológico, la toma ética de decisiones y el establecimiento de relaciones interpersonales sólidas […] Estimular la corteza prefrontal promueve una autorregulación exitosa al alterar el equilibrio de la actividad entre la corteza prefrontal y las regiones subcorticales que participan en el procesamiento de emociones y gratificaciones [es decir, la amígdala y los sistemas de gratificación].[13]

Este tipo de investigaciones podría tener notables aplicaciones clínicas. Por ejemplo, la gente con trastornos de ansiedad podría usar este método no invasivo y libre de medicamentos no sólo para manejar su condición, sino también para mejorar las partes de su cerebro que le permiten ser mejor a la hora de concentrarse, tomar buenas decisiones y, en general, ver el mundo como un lugar más amable. Por el momento, la eficacia y seguridad de este tipo de estimulación eléctrica sigue siendo evaluada. Con todo, el mensaje importante es que la activación de la corteza prefrontal es una estrategia potente para mejorar nuestra vida, y es probable que cada uno de nosotros pueda controlarla.

Estrés prematuro

Aunque dañar de forma intencional la conexión entre la amígdala y la corteza prefrontal en seres humano es algo que no haríamos, las víctimas de estrés prematuro nos han permitido comprender a grandes rasgos la importancia de esta desconexión. En un estudio de 2018, investigadores de varias instituciones, entre ellas la Universidad de Pensilvania y el Massachusetts Institute of Technology (MIT), exploraron cómo la adversidad en la infancia (definida como la muerte de un familiar, conflictos parentales o accidentes graves) podría afectar la conexión entre la amígdala y la corteza prefrontal, y cómo, por ejemplo, el daño a esa conexión podría relacionarse con la conducta agresiva o los problemas de atención.[14] Las situaciones estresantes en la infancia son un claro factor de riesgo para trastornos de salud mental, así que un equipo de investigadores se dio a la tarea de determinar si los daños en la conexión entre la amígdala y la corteza prefrontal podrían explicar ese riesgo. En su estudio hicieron resonancias magnéticas a 79 menores de entre cuatro y siete años, y usaron cuestionarios para evaluar la presencia de acontecimientos vitales estresantes, conducta agresiva, problemas de atención, ansiedad y depresión. Los resultados del estudio fueron reveladores. En primer lugar, demostraron que la exposición a acontecimientos estresantes en los primeros años de vida se correlacionaba de forma significativa con una conexión débil entre la amígdala y la corteza prefrontal. Además, esa exposición al estrés tenía una fuerte correlación con un incremento en los niveles de conducta agresiva, problemas de atención y "síntomas de mala salud mental". Asimismo, señalaron que sus descubrimientos se parecían a lo observado en niños mayores y adolescentes, y llegaron a la conclusión de que: "Nuestros resultados sugieren que las anormalidades en la conectividad funcional de la amígdala en menores podría ser un indicador de riesgo latente de mala capacidad de regulación de emociones, y traducirse más adelante en síntomas con relevancia clínica".[15]

Los efectos del estrés crónico sobre la corteza prefrontal son poderosos y no sólo son producto de traumas infantiles. Otro tipo de factores estresantes puede debilitar la conexión con la corteza prefrontal e incluso dañar la propia corteza, con lo que la amígdala funcionaría sin ningún control.

Entender la historia de la corteza prefrontal y la amígdala es clave para seguir intentando desenmarañar las dudas acerca de cómo las influencias modernas modifican nuestra salud y felicidad. En los siguientes capítulos te enseñaremos a usar esta información para activar la corteza prefrontal y domar la amígdala, pero antes de eso tenemos que explicar cómo el síndrome de desconexión no nada más afecta la conectividad de nuestro cerebro, sino también el sistema subyacente de mensajeros químicos y gratificaciones. Vayamos ahí.

Capítulo 3

Los altibajos del cerebro

El camino a la gratificación

No muerdas el cebo del placer hasta estar seguro de que no oculta un anzuelo.

THOMAS JEFFERSON

Si pudieras retroceder 12 000 años en el tiempo, hasta antes de la aparición de la agricultura, y preguntarles a los seres humanos cuándo fue la última vez que sintieron el placer de una exaltación natural, es probable que hablaran de experiencias sexuales o de una gran cacería, seguida de una celebración con amigos alrededor del fuego.

Aun sin conocer su nombre, tus ancestros aludirían a la activación de un mecanismo en el cuerpo que, acertadamente, se conoce como la vía de la gratificación. En efecto, la gratificación es placentera. La experimentamos en respuesta a estímulos diferenciados, y trae consigo disfrute y excitación. Esta parte de nuestra biología es esencial para el desarrollo evolutivo. Su función (promover actividades que preservan la vida, como encontrar comida y agua, reproducirnos a través de relaciones sexuales y cuidar a los recién nacidos) ha sido clave para asegurar la supervivencia del *Homo sapiens* a través de los milenios.

Las investigaciones científicas de punta ofrecen una mejor manera de entender el complejo cableado de este sistema cerebral configurado hace tanto tiempo. Por desgracia, eso también significa que la gente se ha vuelto muy hábil para explotarlo.

Ahora que tienes idea de cómo funciona el cerebro a nivel biológico, profundicemos en la química cerebral para entender cómo nos volvemos adictos a cosas que nos impiden gozar un radiante bienestar

El poder del placer

El cerebro responde a cualquier experiencia placentera de manera uniforme y deliberada. Sigue un guion que hace muchos siglos se escribió en el sistema operativo del cuerpo. El neurotransmisor conocido como dopamina se libera del área tegmental ventral (o ATV), un pequeño conjunto de neuronas ubicado en medio del cerebro. De ahí, la dopamina sale disparada a muchas partes diferentes del cerebro. Va a la amígdala y al hipocampo, las dos estructuras implicadas en gran medida en las emociones y la formación de recuerdos. Para los efectos de esta discusión, lo más importante es saber que la dopamina viaja a otra estructura fundamental de los circuitos de gratificación llamado el núcleo *accumbens*, una colección de neuronas relacionadas directamente con la experiencia del placer. Asimismo, alcanza la corteza prefrontal, que, como sabes, ayuda a concentrar la atención y a planear. Cuando experimentas un estímulo que desencadena el circuito de gratificación se libera dopamina, lo que trae consigo una cascada de mensajes químicos que básicamente le dice al cuerpo que siga obteniendo la gratificación y que no olvide volver a hacerlo. Este sistema de gratificaciones es complicado, pero haremos todo lo posible por explicarlo de manera sencilla.

La dopamina es un componente fundamental del sistema de gratificaciones. Sin embargo, a pesar de lo que mucha gente parece creer, el consenso científico es que la dopamina no es la responsable de crear la sensación de placer. Más bien, parece ser que los niveles elevados de dopamina generan un fuerte deseo o ansias. Dicho eso, algunas gratifi-caciones sí activan péptidos opioides endógenos (POE) que, como la mor-fina, provocan una sensación de placer. Son los opioides naturales del cerebro. Hay algo muy importante a tener en cuenta sobre el circuito de gratificaciones: ciertas actividades de la vida moderna, como las apuestas e incluso salir de compras, pueden activar la vía en exceso. Cuando esto pasa el sistema de dopamina se altera de forma negativa y se desequi-libra, lo que desencadena fuertes antojos y a la larga puede provocar comportamientos adictivos. Por supuesto, diferentes estímulos activan estos circuitos de diferentes maneras y en distintos grados. Por ejemplo, drogas como la heroína y la cocaína causan mayor dependencia que otras porque activan con mayor intensidad el circuito de gratificación.

El hipocampo, la amígdala, la corteza prefrontal y el núcleo *accumbens* tienen receptores de dopamina. Como podrás imaginar, la dopamina afecta distinto cada una de estas partes del cerebro. Aunque los cientí-ficos están tratando de descifrar exactamente cómo funciona, hay una manera simplificada de ver lo que puede estar ocurriendo en tu cerebro: la amígdala interpreta una experiencia como positiva y el hipocampo responde memorizándola para que pueda ser repetida. Mientras tanto, el núcleo *accumbens* se enciende y se activa conforme aumentan los nive-les de dopamina y te exhorta a seguir haciendo lo que estás haciendo. Por mencionar un ejemplo, digamos que comes una gran cucharada de helado. Es algo delicioso. La amígdala nota que te hace sentir bien, al tiempo que el hipocampo registra lo que hiciste para obtener el helado para que puedas recordar cómo conseguirlo de nuevo, y el núcleo *accum-bens* te alienta a comer otra cucharada. Mientras tanto, la corteza pre-frontal te permite concentrarte en terminar el helado. Los circuitos de gratificación siguen girando.

Ley de los rendimientos decrecientes

Si la vía de la gratificación permanece activa y la dopamina sigue aumen-tando, tarde o temprano se enfrentará a la ley de los rendimientos decrecientes. Por eso algunas drogas son tan problemáticas. Las más adictivas, por ejemplo, hacen que las células cerebrales suelten cantidades mucho mayores de dopamina y de otras sustancias químicas que provocan placer. El cerebro lo compensa disminuyendo la producción de dopamina y la cantidad de receptores a los que ésta podría unirse. Eso significa que la próxima vez que se consuma la droga, el efecto no será tan fuerte: el consumidor ha generado *tolerancia* a ella. Por desgracia, esto también provoca que la persona aumente su consumo de droga para llegar al mismo estado. Mientras el cerebro sigue adaptándose a estas drogas, las regiones responsables del razonamiento y la memoria también cambian. Estas conexiones convierten la búsqueda de droga en un hábito, y así queda puesta la mesa para la adicción.

Pero las drogas actuales no son sustancias adictivas tradicionales, como los opioides y el alcohol. Cualquier cosa que active en exceso esos poderosos circuitos cambia el cerebro y tiene consecuencias serias. Como se sabe, la conducta relacionada con los antojos no siempre es benéfica. Cuando buscamos placer las 24 horas perseguimos gratificaciones instantáneas y pulsamos esos botones químicos, reforzamos las vías neurales que nos mantienen en constante estado de antojo y silencian la corteza prefrontal al debilitar su capacidad de ejercer control sobre el cerebro límbico inferior. Navegar en internet, desplazarse en el teléfono inteligente, hacer compras con un clic, engullir comida muy calórica y revisar publicaciones en redes sociales son algunas manifestaciones de esto.

Buscar el equilibrio

El cerebro está en constante lucha por mantener en equilibrio los diversos sistemas neuroquímicos, algo que hace a través de cambios neurobiológicos y sinápticos en curso que alteran los niveles de neurotransmisores en el cerebro. Hay un ritmo de "regulación al alza" y "regulación a la baja". Por ejemplo, por la noche, cuando necesitas dormir, el neurotransmisor inhibitorio llamado GABA (ácido gamma-aminobutírico) bloquea la actividad de neurotransmisores que están activos durante el estado de vigilia. En el día, cuando tienes que estar alerta, pensar y reaccionar, el cerebro se reequilibra, de modo que estos otros neurotransmisores son retirados del control inhibitorio basado en el sueño.

Cuando estos diversos sistemas se desequilibran o manipulan artificialmente de un modo u otro nos adentramos en aguas turbias. Si un sistema es incapaz de hablarle al otro (pues algo anda mal con el cableado), las funciones cognitivas, como el pensamiento, la acción, los sentimientos y la toma de decisiones, empeoran. Te mostraremos múltiples ejemplos de esta relación de causa-efecto. Por ahora volvamos al sistema de respuesta del estrés, el cual está muy relacionado con las conductas motivadas por la dopamina, sobre todo en lo que respecta a sentirse "con la moral baja" o ansioso.

El estancamiento de nuestro instinto de supervivencia

Muchos vivimos en un estado perpetuo de ansiedad e inquietud. No es noticia. Como pronto veremos, la falta de sueño y estar rodeados de un flujo constante de noticias negativas no sólo nos pone en un "modo supervivencia" primario, sino que a la postre tiene profundos efectos en el cableado del cerebro y las conductas resultantes. He aquí lo esencial.

Cuando sentimos estrés o miedo nuestro cuerpo responde liberando una diversidad de sustancias químicas. En primer plano tenemos la hormona cortisol. El cortisol desencadena muchas acciones biológicas, lo que afecta los niveles de glucosa en la sangre e influye en la función inmunitaria. La clásica reacción de lucha o huida entra en acción cuando la adrenalina y la noradrenalina (también llamada norepinefrina) inundan el organismo, elevan el ritmo cardiaco y la tensión arterial, y alteran la circulación sanguínea. Esto nos prepara para lidiar con la causa del estrés. Al igual que la vía de la gratificación, la vía de la respuesta al estrés es uno de los procesos evolutivos más arraigados e integrados.

Entonces, ¿qué les pasa a los circuitos del cerebro cuando nos exponemos al estrés? La amígdala activa las vías del estrés, que a su vez afectan la regulación de la corteza prefrontal y fortalecen las funciones de la amígdala. Esto crea un círculo vicioso en el que los altos niveles de estrés mantienen a la amígdala al mando. Los patrones de respuesta del cerebro pasan del control lento y reflexivo de la corteza prefrontal a las rápidas respuestas emocionales de la amígdala y las estructuras límbicas relacionadas con ella. Esto explica por qué nos volvemos impulsivos e irracionales y tomamos peores decisiones cuando estamos estresados.

Lo más importante es entender que cuando estamos crónicamente estresados es casi como si le estuviéramos entregando las riendas de nuestra vida a la amígdala y permitiéndole que influya en un número cada vez mayor de decisiones. El estrés es como combustible para la amígdala y veneno para la corteza prefrontal. En estudios realizados en animales, el estrés crónico trae consigo cambios en la estructura física de la corteza prefrontal y la vuelve cada vez más incapaz de contener a la impulsiva amígdala.[1] Mientras tanto, también promueve la reproducción de neuronas en la amígdala.[2] Y ¿qué pasa cuando la amígdala se fortalece? Nos cuesta trabajo tomar decisiones sensatas y bien meditadas, con lo que se genera más estrés a largo plazo y se perpetúa el problema. Así es como se arraiga el síndrome de desconexión. Tal como se describe en un revelador artículo publicado en *Nature Neuroscience*, "esta transición del cerebro que actúa por reflexión al cerebro, que actúa por reflejo, puede tener valor desde el punto de vista de la supervivencia cuando estamos en peligro, pero en la era de la información, cuando necesitamos capacidades cognitivas más elevadas para prosperar, puede arruinarnos la vida".[3]

Mientras tanto, seguimos buscando satisfacciones a corto plazo, motivados en gran medida por la búsqueda de placer y la evasión del dolor, con lo que promovemos esta remodelación del cerebro.

Lo más interesante acerca de toda esta cascada es que el estrés aumenta en gran medida la liberación de dopamina.[4] Como hemos mencionado, el exceso de dopamina puede, con el tiempo, alterar y dañar el sistema de la dopamina y, por consiguiente, empujarnos a una conducta impulsiva avivada por las ansias. Por ejemplo, podemos atracarnos de alimentos con un alto contenido de carbohidratos para restablecer el equilibrio en el sistema de dopamina. Vivir en un estado crónico de reacciones de la amígdala nos hace vulnerables a caer en patrones, hábitos y rutinas que intentan manejar estas reacciones, pero que nos hacen sentir fuera de control y abrumados.

Ahora miremos de cerca algunas de las conductas que crean y refuerzan el síndrome de desconexión. En los siguientes capítulos profundizaremos mucho más en esto, pero este avance te dará una idea de lo que en realidad está pasando en tu cerebro.

Un día en una vida desconectada

El estadounidense promedio se despierta con un déficit de sueño. Aparte de las conocidas consecuencias de la falta o la mala calidad de sueño (ahondaremos en esto más adelante), el déficit de sueño aumenta la producción de la hormona cortisol. Como acabamos de mencionar, el cortisol es una hormona del estrés, componente fundamental de la respuesta de lucha o huida. Está comprobado que los niveles elevados de cortisol por la mañana se asocian con síntomas depresivos y también con una sensación general de estrés. A nivel microscópico, el cortisol influye sobre la glucosa y el metabolismo de la grasa, y afecta el funcionamiento del sistema inmune. Por si fuera poco, se han observado altos niveles de cortisol en una variedad de procesos patológicos que se suelen asociar con un mayor estrés metabólico general en el cuerpo. Algo que viene más a cuento para nuestra discusión es que, como describimos antes, el estrés fortalece a la amígdala al tiempo que amenaza directamente a la corteza prefrontal.

¿Qué hacemos cuando nos despertamos? Por lo menos 79% de los adultos toma su teléfono celular en los primeros 15 minutos después de levantarse.[5] Ese número asciende a 89% en personas de entre 18 y 24 años.[6] Enseguida satisfacemos las ansias de revisar nuestro teléfono, resultado del aumento de la dopamina. ¿A cuánta gente le gustó nuestra última publicación en Instagram? ¿Quién nos mandó un mensaje? ¿Qué llamadas perdimos? ¿Cuántos correos electrónicos han llegado desde anoche? Estamos condicionados a esperar gratificación inmediata.

Las investigaciones indican que para 34% de los estadounidenses que desayunan a diario, la elección más común es cereal. Los datos también indican que una tercera parte se siente apurada cuando come.[7] Casi todos los cereales, en especial los que están pensados para niños, contienen azúcar añadida. Estamos hablando de cereal, un producto que suele promocionarse como saludable. Mucha gente prefiere comer donas, bísquets u otros alimentos dulces altamente procesados para empezar el día. Si tomas café está bien, pero si lo que tomas son mocha lattes y frappés a base de café, da lo mismo que si te tomas una malteada de leche con mucha azúcar. Grandes bases de datos indican que estos alimentos con alto índice glucémico (alimentos que disparan los niveles de glucosa en la sangre) pueden contribuir a la depresión.[8] Y lo hacen a través de las vías de la inflamación.

Como veremos más adelante, la inflamación contraría las acciones de un importante neurotransmisor: la serotonina. Es necesario señalar que también amenaza nuestra capacidad de emplear la corteza prefrontal. Por ejemplo, en un estudio de 2018 realizado en la Universidad Emory, un grupo de investigadores usó resonancia magnética funcional con pacientes que sufrían depresión. Se descubrió que la inflamación se asociaba con un debilitamiento significativo de la conexión entre la amígdala y la corteza prefrontal.[9] Además, la inflamación parece aumentar la respuesta de la amígdala a imágenes amenazantes.[10] Esos descubrimientos se vuelven tanto más significativos cuando consideramos la multitud de formas de aumentar la inflamación, como la mala elección de alimentos, la falta de sueño, un estilo de vida sedentario y la falta de exposición a la naturaleza, por mencionar sólo unos cuantos. Cualquier cosa que aumente la inflamación puede amenazar nuestra capacidad de usar la corteza prefrontal, con lo que la amígdala se tiene que arreglar sola. Eso significa que perdemos el beneficio de la corteza prefrontal para ayudar a apaciguar nuestra conducta impulsiva.

Los descubrimientos científicos que relacionan la inflamación con problemas de conducta como mala toma de decisiones e impulsividad son muy recientes; las revistas médicas que los publicaron acaban de salir de la imprenta. Sabemos que la inflamación crónica afecta todo el cuerpo y se relaciona de forma estrecha con enfermedades como la depresión y la demencia. No es ninguna sorpresa que la inflamación también esté relacionada con el funcionamiento diario de nuestra capacidad de tomar de decisiones y nuestros procesos de pensamiento avanzados… lo cual hace mucho más sospechosa cualquier cosa que fomente la inflamación y perturbe o se apropie de nuestras cortezas prefrontales.

Es probable que nuestros ancestros no hayan tenido que lidiar con la inflamación crónica, al menos no como tenemos que hacerlo hoy en día. De por sí nuestro cuerpo no evolucionó para lidiar de forma eficaz con la exposición crónica a la inflamación. ¿Cómo podemos prevenirla? Un buen sitio para empezar es nuestra elección de alimentos.

> En el cerebro, la reacción inflamatoria en cadena puede en última instancia provocar que tengamos menos control sobre nuestras acciones y emociones.

La comida es información conductual

La idea de que lo que comemos amenaza nuestra capacidad de conectarnos con la corteza prefrontal debería ser una señal de alarma. Significa literalmente que nuestra dieta nos pone en riesgo de volvernos más egoístas y menos empáticos. Más hedonistas y menos moderados. En un sentido muy real, la comida está dictando nuestros comportamientos. Las dietas con alto contenido de carbohidratos refinados también se vinculan con un sinnúmero de problemas de salud, entre ellos un mayor riesgo de apoplejía, cardiopatías y diabetes. Estamos intentando cargar combustible para alcanzar el éxito, pero sólo estamos propulsando la enfermedad.

Debemos señalar que nuestros antojos de comida (sobre todo por alimentos dulces y azucarados) se remontan a nuestros ancestros. El deseo de azúcar está programado en los genes porque representa un potente mecanismo de supervivencia. Resultó de suma utilidad para que nuestros antepasados cazadores-recolectores buscaran activamente la proverbial higuera. El azúcar, o el sabor dulce, era señal de que la fruta estaba madura. Esto significa que nuestros ancestros comían la fruta cuando estaba más cargada de nutrientes. Esto solía ocurrir a finales de verano y en otoño, y el azúcar les ayudaba a producir y almacenar grasa corporal. Esa grasa servía como reserva de energía durante la escasez calórica del invierno y creaba una ventaja de supervivencia. El dulzor tiene también otra importante característica: significa "seguro". Casi no hay frutas dulces que sean venenosas, así que el sabor dulce era una característica importante y deseable.

El dulzor activa de forma radical la vía de recompensas de la dopamina del cerebro, como lo han demostrado las sofisticadas tecnologías de producción de imágenes cerebrales.[11] Y, como ya sabes, mientras más se gratifique esta vía, más estímulos exigirá. ¿Por qué crees que después de una comida completa todavía quieres un postre con mucha azúcar? ¿Cómo haces para acabarte a duras penas lo que tienes en el plato, pero no tener problema alguno para zamparte después una gran rebanada de pastel de chocolate? Por si fuera poco, la mayor estimulación del sistema de gratificaciones altera las señales de la dopamina y provoca síntomas adictivos. Junto con los cambios en los receptores de dopamina, este proceso parece debilitar la corteza prefrontal y volverla menos capaz de controlar necesidades impulsivas y tendencias adictivas.[12] En resumen, el azúcar (y los carbohidratos simples que el cuerpo rápidamente convierte en azúcar) irrumpe con fuerza en la vía de la gratificación, altera tu química cerebral para mantenerte enfermo y que vuelvas por más. De hecho, eso es exactamente lo que quieren los productores de alimentos ultraprocesados.

Pasemos ahora a otro aspecto de un día típico que exacerba el síndrome de desconexión.

Las noticias afectan el cerebro

A algunos nos gusta prepararnos para enfrentar el día informándonos sobre los acontecimientos mundiales. De hecho, 95% de los estadounidenses dice mantenerse al día de noticias y 85% revisa las noticias por lo menos una vez al día.[13] Las noticias aumentan el estrés y estimulan la respuesta de lucha o huida al apelar directamente a la amígdala y desviar la atención de la corteza prefrontal. Así se trate de los encabezados de las inquietantes últimas noticias o la palabra *alerta* que parpadea en la parte inferior de la pantalla de la tele, la manera en la que se transmiten las noticias en la actualidad engendra miedo y ansiedad, y perpetúa un estado de estrés crónico. Y no es que estemos obteniendo información confiable al ver el noticiero, pues sólo 22% confía "mucho" en su noticiero local.[14] Este número se reduce a 18% cuando se trata de organizaciones noticiosas nacionales.[15] Sin embargo, entre los estadounidenses que se informan en las redes sociales, sólo 4% confía en la información que recibe. Además tenemos poca confianza en un sistema noticioso imparcial: 74% cree que los medios de información tienen un sesgo hacia un partido político específico[16] y 72% siente que las noticias "exageran las cosas demasiado".[17] Dado que al parecer consideramos que las noticias son tendenciosas y no fidedignas, quizá sea momento de arrebatarle el control remoto a la amígdala que tanto adora el estrés.

¿Qué pasa cuando empezamos a ver el mundo a través de la lente del estrés crónico y el miedo, y perdemos contacto con la corteza prefrontal racional y serena? Vemos las cosas de manera innecesariamente negativa. Aunque vivimos en tiempos de paz y estabilidad económica relativas, con menores índices de pobreza extrema y mayores índices que nunca de democracia alrededor del mundo, en 2017 más estadounidenses que nunca creían que la vida era peor que hacía 50 años, en el apogeo de la Guerra de Vietnam.[18] Los índices delictivos en Estados Unidos disminuyeron entre la década de 1990 y la de 2000.[19] A pesar de eso, muchos creían lo contrario. De quienes creían que los delitos iban en aumento, las principales razones citadas para justificar esta creencia eran la televisión y los periódicos.[20] Una encuesta sobre las principales causas de estrés entre la población estadounidense mostró que, entre quienes decían sufrir "mucho estrés", 40% mencionaba las noticias como un factor causal.[21] Sólo 15 minutos de exposición a las noticias bastaron para atizar los síntomas de ansiedad en un grupo de estudiantes universitarios.[22] Y esto se relaciona directamente con la neuroplasticidad: mientras más pensamos en negatividad, más preparado está nuestro cerebro para el pesimismo y, así, más nos inclinamos a ver el mundo que nos rodea bajo una luz negativa. Debido a la neuroplasticidad, mientras más experimentamos la negatividad, más negativos nos volvemos.

El doctor Kalev Leetaru es un científico e investigador que se especializa en el análisis de datos masivos. Es docente del Centro para la Ciberseguridad y la Seguridad de la Patria en la Universidad de Auburn (antes en la Universidad George Washington), y en la Universidad de Georgetown lo apodan cariñosamente "el mago de los datos masivos". Con frecuencia escribe sobre cómo usamos los datos para entender el mundo. En 2011 publicó un artículo titulado "Culturomics 2.0", el cual analizaba el texto completo del *New York Times* entre 1945 y 2005 (5.9 millones de artículos), así como noticias de la web en inglés de 2006 a 2011.[23] Este fascinante análisis reveló que el *New York Times*, según Leetaru, "en una muestra de 10 años, de principios de la década de 1960 a principios de la de 1970, tenía una fuerte tendencia hacia la negatividad, antes de recuperarse y moverse hacia una leve negatividad; pero se ha inclinado a una negatividad un poco mayor en años recientes, hasta los ataques del 11 de septiembre de 2011, que provocaron que las noticias se volvieran de pronto más negativas en los siguientes cuatro años".

Como había la preocupación de que el *New York Times* sólo pudiera ser representante de tendencias en Estados Unidos, el estudio también analizó datos de un servicio llamado Summary of World Broadcasts [Resumen de Transmisiones Mundiales] y encontró un "avance firme, casi lineal, hacia la negatividad" entre 1979 y 2010. ¿Por qué importa todo esto? Gran parte de la negatividad de los noticiarios modernos surge de la división política e ideológica. Viene del miedo y el enojo, las emociones que promueven la actividad de la amígdala. De esta manera, nuestra exposición a la negatividad está perpetuando un problema aún mayor. Además, si bien es probable que estemos de acuerdo con que vivir en un constante estado de negatividad dista de ser lo ideal, vale la pena notar que la negatividad se asocia con pronósticos de salud cada vez peores en diversas enfermedades. Por último, una mayor negatividad puede traducirse en niveles más elevados de cortisol, la hormona del estrés. Como recordarás, el estrés le pone turbo a la amígdala.

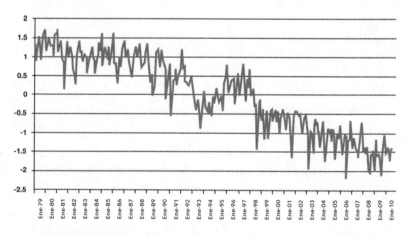

Tono promedio mensual del contenido noticioso del *Resumen de Transmisiones Mundiales*, enero de 1979-julio de 2010.

Adaptado de Kalev H. Leetaru, "Culturemics 2.0: Forecasting Large-scale Human Behaviour Using Global News Media Tone in Time and Space", *First Monday* 16, núm. 9 (2011). Reproducido con autorización.

Por si fuera poco, ahora también tenemos que preocuparnos por las noticias falsas o que son deliberadamente engañosas. Un estudio de 2017 del MIT mostró que las noticias falsas "se difundían muchísimo más y de forma mucho más veloz, profunda y amplia que la verdad en todas las categorías".[24] Era 70% más probable que se retuitearan noticias falsas que verdaderas. Curiosamente, la propagación robótica de noticias era pareja entre noticias verdaderas y falsas, lo que implica que es la gente (y no los bots) quien comparte la desinformación. Y 86% de los estadounidenses que lee artículos en las redes sociales muchas veces no verifica la información. Es más, somos incapaces de distinguir entre noticias reales y falsas. Un estudio reciente demostró que, a pesar de que 59% de los adultos jóvenes se sentía "muy confiado" en sus aptitudes de pensamiento crítico, la mayoría no sabía distinguir de forma sistemática entre las noticias falsas y las verdaderas.[25] Eso no es necesariamente una crítica. En estos días, determinar lo que sí es válido es una tarea de proporciones épicas. Y cuando ya no sabemos qué es verdadero sucumbimos a historias sensacionalistas que causan divisiones, lo cual es muy común en la actualidad. Esto activa el miedo y el enojo, y nos priva una vez más de la capacidad de usar la corteza prefrontal. Por supuesto, si la corteza prefrontal racional está desconectada, es menos probable que cuestionemos la validez de las noticias, y nuestro problema empeora aún más.

Otra preocupación es que los sitios de noticias y otras tecnologías secuestran el circuito de gratificaciones para robar nuestro tiempo y nuestra atención. Las plataformas digitales (sobre todo las redes sociales) usan algoritmos para determinar qué mostrarnos. Esto da como resultado filtros burbuja: el resultado de programas de computación que eligen de manera selectiva qué ve cada uno de nosotros cuando se conecta a internet. A estos algoritmos se les encomienda mantener nuestra atención, no mejorar nuestra educación ni nuestra calidad de vida. Lo que vemos en la pantalla de la computadora está creado para quitarnos algo: nuestros datos, nuestra atención o nuestro dinero. Estamos expuestos todo el tiempo a vínculos de internet obscenos e hiperbólicos llamados *anzuelos de clics*. Hay una razón por la que esta captación de clics es tan omnipresente y extrema: la meta es hacer que volvamos por más. Es un botón de dopamina. Y cada vez que hacemos clic, pulsamos los botones que alimentan las respuestas basadas en la amígdala, que a su vez nos alejan más y más de la corteza prefrontal.

Afecciones laborales

Cuando finalmente llegamos al trabajo estamos infelices, distraídos y estresados. Nos sentimos desconectados de nuestro trabajo. De hecho, aproximadamente la mitad de los estadounidenses dice sentirse insatisfecha con su trabajo.[26] Los empleados dicen estar aburridos con el trabajo como 10 horas a la semana,[27] y una encuesta Gallup reveló que, en todo el mundo, 87% de los empleados no está comprometido con su trabajo.[28] No es de sorprender, entonces, que 79% de los empleados estadounidenses diga que siempre, a menudo o en ocasiones se distrae o le cuesta trabajo concentrarse en el trabajo.[29] Tampoco es de extrañar que, al estar desentendidos y desconectados del trabajo, se nos dificulte conectar la corteza prefrontal para tener pensamientos más sofisticados. Y con niveles tan altos de distracción y estrés, no resulta inconcebible que los empleados pasen alrededor de cinco horas por semana en el trabajo realizando actividades no laborales en sus teléfonos: están buscando alivio, en vano. Y más que hacer algo en verdad saludable (hacer ejercicio, meditar, salir a la naturaleza y al aire libre), se ven atraídos a conductas adictivas, muchas de las cuales los aíslan y vuelven sedentarios. Como veremos más adelante, el aislamiento y pasar mucho tiempo sentados o inactivos son una dupla de villanos que nos arruinan la vida.

El final de los días

Después de batallar todo el día en el trabajo nuestro cerebro está demasiado cansado para lograr gran cosa. El estadounidense promedio pasa casi seis horas al día viendo noticias en la televisión, la computadora y dispositivos móviles (de las cuales cuatro horas con 45 minutos son tiempo frente a la televisión), lo que significa que nos clavamos en la pantalla tan pronto llegamos a casa.[30] Buscamos una gratificación instantánea para aliviar el estrés del día y sentimos que una cena nada saludable con alto contenido de carbohidratos nos servirá. Desde luego, mientras comemos, seguimos usando nuestros teléfonos inteligentes, desplazándonos, dando clic, escribiendo, activando sin parar el circuito de la gratificación. Eso nos da la sensación de estar de algún modo conectados, cuando en realidad estamos demasiado desconectados de lo que más importa en la vida. Terminamos el día a la espera de tener un sueño reparador, lejos de las obligaciones y estresores del día, pero, una vez más, hasta ésa es una meta escurridiza.

Como podrás ver, el día típico está lleno de cosas que mantienen ocupada a la amígdala e inhiben la corteza prefrontal. Asimismo, la vida moderna nos tienta cada vez más con salidas fáciles cuando estamos estresados. Tenemos acceso constante a la felicidad de corto plazo y a las gratificaciones adictivas. Por desgracia, éstas empeoran el problema. Nos han lavado el cerebro para hacernos creer que el camino a la felicidad duradera consiste en redoblar las mismísimas cosas que nos amargan.

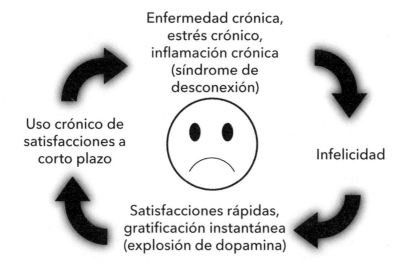

Enfermedad crónica,
estrés crónico,
inflamación crónica
(síndrome de
desconexión)

Uso crónico de
satisfacciones a
corto plazo

Infelicidad

Satisfacciones rápidas,
gratificación instantánea
(explosión de dopamina)

La buena noticia es que tu día también está lleno de oportunidades para mejorar, para equilibrar las diversas funciones del cerebro y para despertar esa corteza prefrontal sedada y reconectarnos con ella. Sólo entonces nos salvaremos a nosotros mismos y al planeta.

Capítulo 4

Secuestro tecnológico

Cómo nos desconecta la vida digital

En un mundo en el que podemos abrir una app para pedir comida a domicilio, pedirle aventón a un desconocido o incluso pagar nuestras facturas, parece haber una necesidad cada vez menor de interacciones humanas. La tecnología es una herramienta que ha permitido innumerables avances en los campos de la medicina, la psicología, la industria y otros, pero también está provocando que, a fuerza de automatizarnos, nos alejemos de la conexión humana y la intimidad personal... lo que provoca que haya más gente emocionalmente distante que nunca en la historia.

Lisa Strohman, doctora en Jurisprudencia y Filosofía, fundadora de la Academia de Ciudadanía Digital

La tecnología es un útil sirviente, pero un peligroso patrón.
Christian Lous Lange, Premio Nobel de la Paz

Cuando era niño (habla Austin) sólo veía teléfonos celulares en películas futuristas y programas de televisión. Si quería ponerme en contacto con un amigo usaba el teléfono fijo de la casa. Internet era un pujante mundo de información con el que no sabíamos bien a bien qué hacer. Las enciclopedias y los libros de texto todavía eran las fuentes de información a las que uno acudía.

En los siguientes años, la tecnología personal revolucionaría las comunicaciones. Pasé del Instant Messenger de AOL e internet de acceso telefónico a Myspace y un celular abatible. En ese momento los beneficios parecían enormes: si me perdía, podía llamar y pedir ayuda; si se me hacía tarde, podía mandarle un mensaje a la gente y avisarle; si quería hablar con amigos distantes, podía buscarlos sin problema.

Cuando empecé a usar redes sociales les vi mucho potencial. Desde la comodidad de mi sofá podía ver lo que todo mundo estaba haciendo. Podía mantenerme más en contacto con mis amistades. Parecía fácil poner a prueba una idea a gran escala y aprender de un grupo sumamente diverso de seres humanos de todo el mundo. Sin embargo, en la práctica, lo único que hacía era desplazarme por la pantalla viendo fotos y publicaciones para perder el tiempo. Leía anuncios, comentarios odiosos e ideas poco argumentadas. Las redes sociales se convirtieron en mi principal forma de pasar el rato, pero también en un poderoso obstáculo para la productividad y el crecimiento personal. Esto no significa que las redes sociales no puedan tener beneficios reales, pero hay algo que me faltó hacer: preguntarme qué me estaban quitando.

Los teléfonos, las computadoras y las tabletas han pasado de ser objetos que parecían estar diseñados con el fin explícito de facilitarnos la vida a ser máquinas que se apoderan de nuestra atención. Vi cómo mis compañeros dejaban de usar la tecnología para mejorar su vida y empezaban a usarla para *suplir la manera de vivir activamente*. Es raro salir a cenar o pasar tiempo con amigos sin que los dispositivos digitales interfieran en los momentos de calidad. A menudo participo en conversaciones que se fragmentan por culpa de un mensaje o alerta entrante. Antes de poner en práctica los cambios que se trazan en el programa Purifica tu cerebro solía desconcentrarme por la necesidad de revisar mi correo, Facebook o Instagram. Esto no es saludable para nadie.

Distracción digital

Quizá no hay un aspecto del mundo moderno más revolucionario o cambiante que la tecnología. Es sumamente útil y facilita una amplia variedad de comodidades que mejoran nuestra vida. Los avances tecnológicos en todos los campos, desde la medicina hasta las distintas industrias, han revolucionado la sociedad y permitido que los seres humanos prosperen de formas antes inimaginables. La tecnología moderna facilita casi todas las áreas de nuestra vida, desde las compras hasta el trabajo, los viajes, la educación, el entretenimiento, las operaciones bancarias y las comunicaciones. La difusión de internet y las tecnologías de comunicación asociadas con ella también han ayudado a democratizar el conocimiento al ofrecer educación gratuita, en forma de podcasts, blogs y videos de YouTube, a cualquiera que tenga una computadora, una tableta o un teléfono celular. Pero todos sabemos que la tecnología moderna tiene sus lados oscuros. No cabe duda de que nos distrae. Activa nuestros circuitos de la gratificación y nos jala hacia el círculo vicioso de la gratificación instantánea. Depender en exceso de las nuevas tecnologías también promueve los comportamientos irreflexivos. Navegar sin rumbo por internet o desplazarse por tiendas en línea y redes sociales sin ser conscientes de lo que hacemos nos hace preguntarnos adónde se nos fue el tiempo y la energía. Pero recuerda: la finalidad de estos sitios web es que nuestra mente esté a la deriva durante horas y horas.

La ciencia sigue preguntándose cómo afecta nuestra salud mental perder el tiempo en estas búsquedas mecánicas y sin sentido, pero ya hay algunas respuestas preliminares; también sabemos que, conforme aumenta el tiempo que pasamos conectados a las redes, es menor el tiempo dedicado a la introspección y las interacciones interpersonales. La magnitud de este cambio es inmensa y se puede observar con facilidad en cualquier entorno social. El grueso de las horas que pasamos despiertos se ha modificado de manera drástica. Debemos examinar esta transición de nuestra atención en el contexto de nuestras metas generales. Mientras hacemos cambios en nuestra vida para fomentar una felicidad duradera y la toma de decisiones saludables, no debemos ignorar el uso que hacemos de las tecnologías modernas y cómo esto modifica nuestro cerebro.

Casi todos estamos a merced de internet y sus tentaciones por el simple hecho de que dependemos de él para el trabajo y muchas de las otras actividades de la vida contemporánea. Quedamos atrapados en el limbo, procurando equilibrar los lados positivos y negativos de la tecnología en nuestra vida. La tecnología se ha vuelto fundamental para guiarnos en el mundo moderno, pero también expone nuestra mente a las que, sin duda, son las técnicas de persuasión más avanzadas que se hayan desarrollado jamás. Hay una buena razón por la cual nos cuesta tanto soltar los dispositivos: están diseñados para ser adictivos.

Tristan Harris, exdiseñador de Google especializado en ética, es también un mago veterano al que le gusta trazar paralelos entre las formas de trabajar de los magos y los desarrolladores de producto; a saber, explotando las debilidades de la mente humana. Él escribe al respecto: "Los magos empiezan buscando puntos ciegos, ventajas, vulnerabilidades y límites en la percepción de la gente, para poder influir sobre lo que ésta hace sin que siquiera se dé cuenta. Cuando sabes qué botones presionar, puedes manejar a la gente a tu gusto, como si fuera un instrumento musical y tú el intérprete".[1]

¿Qué pasa cuando la tecnología moderna usa este conocimiento en nuestra contra? Nos convertimos en prisioneros de la dopamina que nos inunda el cerebro cada vez que revisamos cuántos "me gusta" tiene una de nuestras publicaciones, cuando actualizamos una y otra vez nuestra bandeja de entrada del correo electrónico o cuando agregamos un artículo innecesario a nuestros carritos de compra en línea. Este poder adictivo ha tardado mucho en figurar en los libros de texto médicos. La mayoría de estas tecnologías simplemente no han sido estudiadas a largo plazo con métodos científicos válidos. Además no llevan tanto tiempo entre nosotros como para que podamos llegar a conclusiones contundentes. Estudiar este campo tiene sus bemoles, pero, a pesar de las dificultades, ya se han empezado a documentar algunos problemas de salud asombrosos. El mejor ejemplo a la fecha quizá sea la adicción a internet.

Una nueva adicción

Aunque la adicción a internet todavía no está reconocida como diagnóstico oficial en el clásico manual de diagnóstico psiquiátrico (el *Manual diagnóstico y estadístico de trastornos mentales* o DSM-5, por sus siglas en inglés), cada vez más se le reconoce como un problema real, y por buenas razones. Un metaanálisis internacional observó que los índices de adicción a internet (cualquier conducta compulsiva relacionada con redes que interfiera con la vida normal; cause estrés a la familia, los amigos y los seres queridos, y afecte la productividad en el trabajo) están en torno a 6%.[2] Esto a todas luces puede considerarse un estado patológico. Con más de 4000 millones de usuarios de internet en el mundo, ese 6% se traduce en más de 250 millones de personas cuyo grado de consumo y dependencia de internet cuenta como adicción.[3] Eso es más o menos cinco veces la población de Inglaterra. Es probable que esa cantidad siga en aumento, porque algunas de las mayores empresas del mundo están intentando incrementar el potencial adictivo de nuestros medios digitales.

Es importante señalar que no sólo nos preocupa la adicción *per se*. También tenemos que fijarnos en los problemas provocados por una mente adicta. Los autores del análisis mencionado descubrieron que la adicción a internet "es inversamente proporcional a la calidad de vida, según lo reflejan indicadores tanto subjetivos (satisfacción de vida) como objetivos (calidad de las condiciones ambientales)". En pocas palabras, la adicción a internet se relaciona con poca satisfacción en la vida. Esto significa que, aparte de la adicción, hay algo más en juego. No podemos sólo dar por sentado que la adicción causó la falta de satisfacción. También puede ser que la gente que no disfruta la vida tenga más probabilidades de volverse adicta a internet. Sea como sea, es un problema. Los índices de adicción a internet también suelen ser más altos en las generaciones jóvenes: los resultados de un estudio reciente realizado en China muestran que los índices de adicción a internet entre adolescentes son mucho más altos que el promedio mundial, que está alrededor de 16%.[4] Esto es congruente con otros estudios, incluso algunos realizados en Estados Unidos que revelan una cultura de ciberadicción a internet entre jóvenes que crecieron con esa tecnología.[5]

Con cifras así es inevitable preguntarse qué efectos tiene en el cerebro. Hay investigadores que en los últimos años han ayudado a responder esta inquietud. Múltiples estudios de gran calidad han observado cambios estructurales auténticos en el cerebro de personas adictas a internet en comparación con grupos de control sanos.[6] Hay una región específica del cerebro, llamada el cíngulo anterior, que tiene una conexión única con el cerebro límbico y la corteza prefrontal. Junto con la corteza prefrontal, ayuda a moderar el control de impulsos. Por tanto, es preocupante que las investigaciones hayan revelado con tanta claridad que el cíngulo anterior es más pequeño en los adictos a internet que en otras personas. Un estudio reciente demostró que los ciberadictos también pueden tener conexiones más débiles entre la corteza prefrontal y el cíngulo anterior.[7]

Todavía no estamos seguros de si la gente con estas características cerebrales tiene más probabilidades de volverse adicta a internet o si la adicción a internet causa estas consecuencias, pero sí sabemos que nuestras decisiones y acciones alteran el cerebro. Si hay aunque sea una pequeña posibilidad de que el uso excesivo de las tecnologías adictivas estén provocando estas diferencias estructurales, debemos tomar en serio estos resultados. Cualquiera que use internet es vulnerable en alguna medida a sus efectos en el cerebro. En otras palabras, *no es indispensable que tengas todas las características de un adicto a internet para sufrir las consecuencias.*

Mentes mecánicas

Más allá de los efectos de la tecnología sobre los circuitos de la adicción, también puede desconectarnos de la función ejecutiva al promover la actividad mecánica. Nuestra capacidad de reflexión, concentración y de estar presentes se desperdicia cuando ponemos nuestra atención en los ciberanzuelos, en desplazarnos sin fin por la retahíla de noticias o en ver incontables videos sin parar. Cuando por fin nos espabilamos y salimos del estado casi inconsciente en el que llevamos a cabo estas actividades, nos damos cuenta de cuánto tiempo se nos ha ido de las manos y cuán poco nos beneficia: sin duda, nada productivo. El cerebro bien podría haber estado hibernando. Y cuando nos damos cuenta del tiempo perdido nos enojamos y desquitamos con nosotros mismos, lo que lleva al cerebro a buscar una satisfacción inmediata… y a perpetuar ese círculo vicioso. Y en esos momentos empezamos a ver otro episodio o nos dirigimos a la cocina a buscar comida chatarra.

Es fundamental entender que el estado irreflexivo beneficia a las corporaciones, pues evita que te cuestiones el uso que le das a tu tiempo. Mientras más horas o minutos pases en un sitio web, app u otra plataforma digital, más ingresos obtendrán sus dueños. Por eso YouTube incorporó la función de *autoplay* o autorreproducción, la cual reproduce automáticamente un video relacionado con el anterior, basado en tu historial de videos vistos. Por eso mismo, los sitios web recurren a publicar ciberanzuelos excesivamente hiperbólicos. Al final de este capítulo te mostraremos una manera fácil y práctica de combatir esta conducta irreflexiva.

Pérdida de amigos

Aunque la comunicación digital sin duda trae consigo beneficios, sabemos que no es igual que la interacción en persona. Cada vez es más evidente que los dispositivos digitales son un obstáculo para pasar tiempo de calidad con otras personas en el mundo no digital. Nos distraen y perjudican nuestras relaciones.

En un estudio de 2018 se convocó a varios cientos de personas para que comieran en un restaurante con amigos o familiares.[8] Algunos participantes dejaron los teléfonos en la mesa y otros los guardaron. Como era de esperarse, quienes dejaron los teléfonos afuera dijeron después haber estado más distraídos y haber disfrutado menos la comida. La presencia de un teléfono celular durante una conversación entre dos desconocidos (aunque no perteneciera a ninguno de ellos) se relacionó con menores niveles de empatía percibida. Cuando se retiraba el teléfono, los extraños comentaban haber tenido interacciones "significativamente positivas". Que estos estudios te sirvan de recordatorio para guardar el celular en tu próxima comida o interacción social.

Un estudio realizado por investigadores de las universidades de Chicago y Harvard mostró que un apretón de manos aumenta la conducta cooperativa y mejora los resultados de las negociaciones.[9] Esto es sólo una manera de beneficiarnos de la riqueza informativa y los matices que trae consigo el trato personal. El lenguaje corporal, las expresiones faciales e incluso el olor de otra persona contribuyen a la interacción compleja que se suscita cuando dos personas están frente a frente. Gran parte de esto se pierde cuando recurrimos a la interacción digital.

El espacio compartido de la vida digital es un "espacio incorpóreo", como bien lo describe Stephen Asma, filósofo y coautor de *The Emotional Mind*. Asma señala los principales inconvenientes del mundo digital: "No podemos tocarnos, olernos, detectar expresiones faciales o estados de ánimo, etc. La verdadera vinculación afectiva es más biológica que psicológica y requiere contacto físico. Los lazos emocionales de la amistad verdadera producen oxitocina y endorfinas en el cerebro y en el cuerpo de las personas, lo que las une entre sí, por así decirlo, de maneras más profundas que otro tipo de relaciones".[10] La doctora Lisa Strohman, psicóloga y experta en bienestar tecnológico, hizo eco de este sentimiento cuando hablamos con ella:

El simple arte de las señales conductuales que captamos en persona cuando alguien se incorpora a nuestra conversación, se sonroja con un comentario o incluso se mueve en su asiento, se pierde cuando nos basamos sólo en intercambios tecnológicos. Ciframos nuestros recuerdos mediante los sentidos: el olor a pasto durante tu primer beso, el consuelo de una taza de chocolate caliente o incluso los sonidos familiares de las aves de tu casa de infancia son entradas sensoriales que te conducen al centro de un espacio emocional que cifras en un recuerdo permanente. Al caer en el mundo digital y aprender a vivir sin esas conexiones emocionales, perdemos parte de lo que nos hace seres sociales interconectados a través de la humanidad, la gracia y el amor.[11]

Pérdida del bienestar mental

El uso exagerado de la tecnología moderna se relaciona también con la presencia de problemas de salud mental. En un artículo de 2017 que examinaba juicios relacionados con el uso de los teléfonos celulares y la salud mental entre adultos, se documentó reiteradamente cierta tendencia: se vinculaba depresión, ansiedad y estrés con el uso problemático de teléfonos inteligentes.[12] "Problemático" en este contexto significa excesivo: usar tanto un teléfono inteligente que interfiere con nuestra vida. También entre estudiantes universitarios que usan internet con mucha frecuencia se han observado síntomas depresivos frecuentes. Algo más preocupante es que un metaanálisis de los estudios disponibles ha demostrado que la adicción a internet en adultos se asocia con casi el doble de riesgo de suicidio y casi el *cuádruple* de riesgo en menores de 18 años.[13] Se trata sólo de una asociación, pues no sabemos si la gente con depresión es más propensa a abusar de la tecnología moderna o si ocurre al revés. Sea como sea, los resultados son reveladores.

Por muchas razones, la gente joven puede ser especialmente vulnerable a esos efectos. En primer lugar, son los principales usuarios de estas nuevas tecnologías. En segundo lugar, su mente sigue en desarrollo y son, por tanto, más maleables. Con estas preocupaciones en mente, muchos pediatras han decidido participar en la discusión sobre el creciente problema digital. En 2018 la famosa revista *Pediatrics* publicó un artículo en el que los autores describen "una adicción normalizada" al uso de redes sociales en particular y explican que "los patrones de uso entre adolescentes se parecen a los síntomas progresivos que causan síndrome de abstinencia y dependencia a las dosis en las adicciones al alcohol o a las drogas".[14]

Ante esta poderosa tendencia adictiva, recomiendan que el personal de salud plantee una serie de preguntas a los adolescentes mayores de 11 años para determinar si el uso de redes sociales es un problema importante en su vida. Algunas preguntas muestra son: "¿Crees que usas demasiado las redes sociales?" y "¿Ver redes sociales aumenta o disminuye tu confianza en ti mismo?"

Si crees que es algo extremo, debes saber que en muchos lugares de Asia se han puesto en práctica. En China se han establecido campos de entrenamiento para adolescentes adictos a las redes sociales y, del mismo modo, hay niños sudcoreanos en instalaciones de desintoxicación digital que hacen hincapié en la interacción humana con la esperanza de "reconstruir relaciones que nos permitan volver al mundo real", pues muchos de ellos "sólo tienen amigos en línea".[15] Incluso si estos ejemplos no te afectan en lo personal ni a tus seres queridos, todos debemos estar atentos. Cuando se trata de exposición digital, los niños son el foco rojo. Es posible que ningún otro aspecto de la tecnología moderna sea tan popular ni tan problemático como las redes sociales, tanto para niños como para adultos.

> Cuando tienes cinco minutos libres, Twitter es una gran manera de emplear 25 minutos.
>
> MATT CUTTS, ingeniero de *software*
> y exdirector del equipo de spam en redes de Google[16]

Desconexión social

Somos criaturas sociales. Nos necesitamos los unos a los otros para sobrevivir. En parte por eso gravitamos de manera tan decidida en torno a tecnologías sociales como Facebook o Instagram: las redes sociales nos permiten reunirnos para compartir ideas y amor, sin importar dónde estemos ubicados. Pero esto tiene un precio. Y cuando consideramos el alcance de las interacciones en redes sociales, cualquier impacto negativo debe ser tema de preocupación global.

La gente que usa internet en el mundo tiene en promedio 8.5 cuentas de redes sociales.[17] Como es de esperarse, la gente de entre 16 y 24 años es la que más tiempo del día dedica a las redes sociales: en promedio, tres horas y un minuto. En contraste, la gente de entre 55 y 64 mantiene 2.85 cuentas. Para poner estas cifras en contexto, consideremos en primer lugar la población mundial: 7.7 mil millones de personas. Para cuando leas esto, posiblemente se acercará a los 8 000 millones. Como señalamos antes, internet tiene más de 4 000 millones de usuarios y hay 3.5 mil millones de usuarios activos en las redes sociales. En promedio, la gente pasa dos horas con 22 minutos en redes sociales.

LA LOCURA DE LAS REDES SOCIALES EN ESTADOS UNIDOS EN 2018[18]

- 88% de la gente de 18 a 29 años usa algún tipo de red social
- 78% de la gente de 30 a 49 años usa algún tipo de red social
- 68% de los adultos usa Facebook
- 74% de los usuarios de Facebook visita el sitio a diario
- 35% de los adultos usa Instagram, un aumento de 7% con respecto a 2017
- 78% de la gente de 18 a 24 años usa Snapchat, y 71% abre la app varias veces al día
- 41% de las mujeres usa Pinterest

¿Consideras que usas las redes sociales de tal forma que le den significado y valor a tu vida? O por el contrario, ¿sientes que su uso es un obstáculo para tener una vida plena? Algunas de las personas implicadas en el desarrollo de redes sociales han empezado a plantear esta pregunta. Sus perspectivas son de lo más reveladoras.

Chamath Palihapitiya es un inversionista de capital de riesgo que participó en la fundación de Facebook, empresa que dejó en 2011. En una entrevista en la Escuela de Posgrado de Negocios de Stanford se le preguntó sobre su papel en la creación de la empresa, a lo que él respondió con honestidad: "Me siento muy culpable. Creo que sabíamos que algo malo podía pasar". A continuación afirmó que "hemos creado herramientas que están desgarrando el tejido social que hace funcionar a la sociedad" y que "la gente tiene que romper de lleno con algunas de estas herramientas".[19]

Por desgracia no hay muchas señales de que estemos tomando en serio este mensaje. El uso de redes sociales va en aumento, a tal grado que un equipo de investigadores calculó cuánto tendría que pagar alguien para alejarse de Facebook por un año. El doctor Jay Corrigan, profesor de Economía en Kenyon College, dirigió el estudio empleando una serie de subastas en las que a la gente se le pagaba por cerrar su cuenta por un día como mínimo o un año como máximo. El equipo de Corrigan, en colaboración con investigadores de la Universidad Tufts y la Universidad Estatal de Michigan, descubrió que los usuarios de Facebook requerirían más de mil dólares en promedio para desactivar su cuenta por un año.[20] Por lo visto, estamos tan encariñados con nuestras redes sociales que necesitan pagarnos para que nos despidamos de ellas.

Otro estudio abarcó a más de mil personas que usaban Facebook con regularidad (94% de los participantes decía entrar a la red como parte de una rutina diaria y la mayoría de ellos la visitaba durante 30 minutos o más al día).[21] Los investigadores eligieron a ciertos individuos al azar para que siguieran usando Facebook de manera habitual, y a los demás les pidieron que dejaran de visitarlo por una semana. Antes y después del estudio se les hicieron preguntas sobre su calidad de vida. Los que se abstuvieron por una semana dijeron sentir una mucho mayor satisfacción con la vida que quienes siguieron usando la red como de costumbre. Quizá no sea sorprendente que quienes estuvieron desconectados dijeran también que mejoró su satisfacción con su vida social en el mundo real, en comparación con quienes seguían usando Facebook.

Investigadores de la Universidad de Pensilvania hicieron un experimento similar. Se les pidió a 143 estudiantes de licenciatura que limitaran su uso de Facebook, Instagram y Snapchat a 10 minutos al día por plataforma, o bien que usaran las apps como de costumbre durante tres semanas.[22] Los investigadores vigilaron capturas de pantalla que mostraban cuántos minutos al día se pasaban en las diversas aplicaciones. Tras la intervención, la gente con un uso limitado de redes sociales tuvo una calificación considerablemente menor en una escala de soledad. Los del grupo de redes sociales limitadas, quienes al principio del experimento mostraban índices elevados de depresión, al final los redujeron.

En otro estudio, un grupo de investigadores realizó una encuesta con casi 1 800 estadounidenses de entre 19 y 32 años.[23] Analizaron su uso de redes sociales en relación con el grado de aislamiento social que sentían. Los resultados mostraron que quienes más usaban redes sociales sentían tres veces más aislamiento social que quienes las usaban menos. El estudio concluía con esta afirmación: "Contrario a nuestra hipótesis, los adultos jóvenes con un elevado uso de redes sociales parecen estar más socialmente aislados".

No estamos argumentando que las redes sociales no tienen beneficio alguno. Son una importante herramienta para los negocios, el compromiso global y el apoyo interpersonal, pero necesitamos entender que el impacto del uso pasivo e irreflexivo de las redes sociales puede ser muy distinto del uso activo y comprometido. Las redes sociales nos sirven mucho mejor cuando las usamos *con una intención*. Hay datos que demuestran esta afirmación.[24] Cuando participamos de manera activa en las redes sociales (publicando y comentando, en una comunicación positiva con los demás, en vez de desplazarnos de forma pasiva por la pantalla y limitarnos a ver publicaciones ajenas) obtenemos un beneficio y evitamos los riesgos que hemos estado describiendo. Sin embargo, en eso reside la dificultad: cómo encontrar el justo medio entre el uso sano y el uso patológico. En breve plantearemos algunos pasos que te ayudarán con esto, pero por ahora empieza a pensar en cómo y por qué usas las redes sociales, y luego pregúntate si lo que haces te está ayudando o tan sólo intenta llenar un vacío. Considera poner un temporizador de cinco minutos la próxima vez que entres a una de esas plataformas, y cuando suene la alarma pregúntate qué esperas obtener si sigues ahí. ¿Es la mejor forma de aprovechar tu tiempo? Si no, sal de ahí. Es un ejercicio sencillo, pero puede ser revelador.

Explicamos ya que la adicción a internet se asocia con cambios estructurales en el cerebro. Dado que la participación patológica en redes sociales podría considerarse una forma de ciberadicción, es de esperarse que algunos científicos hayan documentado ya esos cambios como resultado específico del uso de redes sociales. Las tomografías cerebrales muestran que la gente que abusa de las redes sociales (a niveles adictivos) tiene menos materia blanca en el cuerpo calloso, la parte del cerebro que conecta los hemisferios izquierdo y derecho.[25] Esto significa que la comunicación entre esas mitades gemelas puede ser menos eficaz. La gente con una malformación genética de esta importante conexión suele tener dificultades con la interacción social y el aprendizaje. En efecto, es paradójico que, al usar las redes sociales en exceso, al mismo tiempo estemos afectando nuestra capacidad de interactuar de verdad con otras personas.

Esto se relaciona directamente con nuestra autoestima. Todos somos vulnerables a la aprobación social: la necesidad de pertenencia, de ser aceptados y queridos por nuestros pares está entre los mayores motivadores humanos. De nueva cuenta, esto se remonta a la necesidad primaria de relacionarnos con una tribu y ser aceptados en ella por simple supervivencia. La diferencia es que ahora nuestra aprobación social está en manos de empresas de tecnología. En 2016 la doctora Lauren Sherman y sus colegas de la UCLA usaron imágenes de resonancia magnética para estudiar cómo se ve afectado el cerebro por las redes sociales.[26] Junto con su equipo, expuso a una serie de adolescentes a imágenes que, según informaron, provenían de Instagram, y luego cambiaron la cantidad de indicaciones de "me gusta" en cada foto. El estudio descubrió que, como era de esperarse, las fotos con la mayor cantidad de "me gusta" parecían aumentar la activación en las partes del cerebro que participan en las vías de la gratificación. Un estudio posterior mostró que ponerles "me gusta" a las fotos también encendía estas zonas cerebrales. ¿A alguien le sorprende que estemos tan enganchados?

Y he aquí el verdadero problema: crees que al entrar en la plataforma estás siguiendo las reglas y jugando de la manera correcta (al igual que los demás). Los seres humanos se sienten más seguros haciendo lo mismo que otros, así que pensamos que nuestra participación en las redes sociales es inocua. Mientras tanto, cada vez que alguien interactúa con tus publicaciones se manipula tu circuito de gratificaciones. Están secuestrando tu sistema de gratificación frente a tus propios ojos. Eres tú con quien están jugando.

La tecnología siempre ha sido fundamental para la supervivencia y para nuestro éxito como especie. La producción de fuego requirió nueva tecnología. La cuchara fue en algún momento un novedoso invento tecnológico. Muchos aspectos de nuestra tecnología moderna también son muy útiles. Sin embargo, tenemos que reconocer que hemos alcanzado un nuevo punto evolutivo en el que la tecnología es capaz de usarnos y manipularnos. Por otro lado, no podemos ignorar el hecho de que nos hemos atado inextricablemente a nuestros aparatos a costa de renunciar a las significativas interacciones en persona. Además, la tecnología tiende a exponernos a la luz artificial (en particular la luz azul), lo cual dificulta otros aspectos de una vida saludable, como tener un sueño reparador (véase el capítulo 8). Lo esencial es afrontar el hecho de que nuestras interacciones digitales pueden estar cambiando nuestros cerebros para mal.

Nuestra misión en este libro es devolverte el poder de pensar con claridad y la capacidad de tomar las decisiones que más te beneficien a largo plazo. La tecnología adictiva, irreflexiva y distractora (parte de la cual sólo te deprimirá) te impide alcanzar esa meta. Pero, independientemente de si tu problema son las redes sociales, que no puedes parar de ver videos, que no te separas del correo electrónico o tan sólo que en general usas internet de forma excesiva, tenemos una herramienta diseñada para ti.

¿Pasa la prueba del tiempo?

Ahora existen apps que ayudan a la gente a medir el tiempo que pasa frente a una pantalla y evitar la adicción al teléfono inteligente, pero para este ejercicio no necesitas ninguna app. Para realizarlo basta con esta herramienta de baja tecnología que hemos creado para ti. Cuando evalúes tu uso de la tecnología, sobre todo en lo referente a medios y comunicación digitales, asegúrate de que tus actividades impliquen un buen uso del tiempo. Esto significa que tienes que:

1. **Poner un límite de tiempo.** Determina un periodo de tiempo fijo para conseguir tus objetivos y no lo rebases. Si quieres ver videos de YouTube o desplazarte por una plataforma de redes sociales, pero a menudo desperdicias en ello más tiempo del que quisieras, pon un temporizador para que suene la alarma al cabo de 20 minutos. Si después de ver en qué andan tus amigos o hacer tus compras básicas descubres que te estás desplazando sin ton ni son por tiendas en línea, date 5 o 10 minutos para concluir estas actividades y pon una alarma. Sigue ajustando el temporizador hasta haber encontrado el punto justo, ¡y respeta el reloj!
2. **Hacerlo de forma deliberada.** Como ya describimos a detalle, gran parte de nuestra interacción con la tecnología está diseñada para beneficiar a otros. Usar los productos digitales de forma más deliberada ayuda a que el poder vuelva a nuestras manos.

Antes de asomarte al correo o a ver redes sociales, videos, televisión o cualquier otra tecnología que te resulte problemática, pregúntate qué esperas obtener de ella y si es algo que en verdad te beneficia. Si observas que no se te ocurren respuestas aceptables a estas preguntas, replantéate su consumo. Reflexiona antes de llevar a cabo cualquier acción digital.

3. **Actuar de manera consciente.** Un enfoque consciente del consumo de medios digitales significa observar con atención cómo empleas estas tecnologías mientras las usas y también cómo te afectan. Este tipo de uso digital consciente contrarresta la trampa creada por la actividad irreflexiva. ¿Cómo se ve esto en la práctica? Intenta incorporar pausas en tu consumo digital, durante las cuales cuestiones cómo estás usando la tecnología y cómo te hace sentir eso. ¿Un sitio web está haciendo que te enojes? ¿Desplazarte por una serie de fotografías te hace sentirte cohibido, envidioso, inadecuado o inferior? Asómate con franqueza a tu cerebro y aprovecha la oportunidad de distanciarte si no te gusta lo que estás viendo.

4. **Procurar que sea enriquecedor.** La esfera digital está llena de ciberanzuelos y otros contenidos diseñados para captar tu atención, gran parte de los cuales son una pérdida de tiempo. Sin embargo, los medios digitales también nos dan acceso a una increíble abundancia de conocimiento que nos ayuda a entendernos mejor a nosotros mismos y a nuestro mundo. Para separar estas dos experiencias dispares pregúntate si lo que estás asimilando es enriquecedor. ¿Aporta algo a tu conocimiento? ¿Te mejora como persona? ¿Te hace sentir más alegre y optimista? ¿O sólo es una distracción?

Evalúa todas tus actividades digitales con estos cuatro pasos.

Capítulo 5

El don de la empatía

Libérate del síndrome de desconexión

Sin embargo, gracias a las enseñanzas del tiempo, mi corazón ha aprendido a resplandecer con el bienestar de otros y a derretirse por su congoja.

Homero

Nadie es una isla, completo en sí mismo: cada hombre es un trozo de continente, una parte de la tierra.

John Donne

Hace muchos años, mientras hacía rondas en el hospital para visitar a mis pacientes (habla David), entré al cuarto de un caballero que se estaba recuperando de una apoplejía. Frank había ido mejorando, pero de pronto empezó a tener una serie de contratiempos que prolongaron su estancia en el hospital. Mientras conversábamos observé que su estado de ánimo había cambiado de forma drástica desde mi visita anterior. Quizá era porque empezaba a entender que aquel episodio neurológico le había cambiado la vida para siempre o quizá sólo era que había pasado demasiado tiempo en el hospital. Como fuera, estaba deprimido.

Mientras conversábamos, mencioné su cambio de humor. Según recuerdo, miró al suelo y meneó la cabeza.

—Ya no estoy contento —me dijo. Le pregunté qué podía hacer para ayudarlo y sugerí buscar una forma de que pudiera salir un rato al aire libre. Nunca olvidaré su respuesta—: Lo único que quiero es un sándwich de cebolla.

Hice una pausa en la conversación. En primer lugar, me desconcertó que algo como un sándwich de cebolla pudiera tener un papel tan fundamental en el humor de ese hombre; en segundo lugar, ¡yo ni siquiera sabía qué era un sándwich de cebolla!

—¿Qué es un sándwich de cebolla? —le pregunté.

Me explicó que no era más que una gruesa rebanada de cebolla en pan blanco con mayonesa.

Bueno, eso era fácil. Le pregunté por qué eso lo alegraría. Me explicó que, cuando era niño, cada vez que estaba alterado su madre le hacía un sándwich de cebolla. Sin duda era un recuerdo profundamente arraigado. A mí me ofrecía una oportunidad de oro para ayudar a mi paciente.

Después de unos minutos más de visita salí a la estación de enfermería y pregunté si podíamos poner un sándwich de cebolla en el almuerzo de Frank. Verificaron con el personal de la cocina del hospital, quienes informaron que eso no formaba parte del "menú normal", así que mi petición fue rechazada.

Yo sabía cuán importante era eso para Frank, así que persistí. Tomé su historial y lo abrí en la sección donde los médicos ordenan pruebas, medicamentos y hacen anotaciones. Escribí que le recetaba específicamente un sándwich de cebolla y describí a todo detalle cómo debía prepararse.

Luego visité al resto de mis pacientes y volví a mi consultorio.

A la mañana siguiente estaba muy ocupado porque tenía que internar a varios nuevos pacientes. Al terminar la ronda y cuando llegué a la habitación de Frank, él no tenía en mente mi visita del día anterior. Cuando entré a su cuarto él estaba muy sonriente. No tengo la certeza de que haya sido el sándwich de cebolla, pero la condición de Frank mejoró tan rápido que al día siguiente pude darlo de alta.

Un poco de compasión ayuda muchísimo. El problema es que la cultura moderna fomenta las conductas egoístas. ¿Hoy en día le darían a Frank el sándwich de cebolla? Como hemos dicho, los humanos son una especie inherentemente social, y muchos de nuestros mayores éxitos, como sociedad y también como individuos, se deben al trabajo en equipo y a la colaboración. Para saber orientarnos en el mundo tenemos que entender y preocuparnos por las acciones e incluso los pensamientos y creencias de los demás. Debemos fortalecer nuestra capacidad de ser empáticos si queremos liberarnos del síndrome de desconexión y encontrar la verdadera felicidad. Es hora de que nos demos cuenta de que lo mejor para uno mismo es lo que sea mejor para todos.

> Estar interconectados e interrelacionados no sólo con las otras personas, sino con todos los seres vivos, es lo que nos sostiene y nos da resiliencia para enfrentar las adversidades. Por desgracia, nuestro cerebro poco a poco se empeña más en creer que somos el centro del universo y que para progresar de forma individual necesitamos que los demás se tambaleen y caigan.

La empatía explicada

La mayoría de las madres y padres han tenido la experiencia de atender a un niño afligido sin pensarlo dos veces. Estás sentado, absorto en la lectura de un libro apasionante, cuando de repente tu hija pequeña, que andaba jugando por ahí, se cae al suelo, se raspa la rodilla y empieza a llorar. De inmediato, tu atención se desvía de la historia que estabas leyendo para ocuparte de tu hija, cuya aflicción percibes casi de manera inconsciente. Entiendes lo que siente y deseas tranquilizarla.

De acuerdo con Jean Decety y Philip L. Jackson, en su hermoso artículo titulado "The Functional Architecture of Human Empathy" (La arquitectura funcional de la empatía humana), esta capacidad natural, que parecería mágica, "para entender las emociones y los sentimientos ajenos, ya sea que uno haya presenciado la situación, la haya percibido en una fotografía, haya leído sobre ella en un libro de ficción o sólo la haya imaginado, alude a la experiencia fenomenológica de la empatía".[1] El profesor William Ickes, de la Universidad de Texas en Arlington, que lleva muchos años investigando la empatía, la llama "la lectura cotidiana de la mente",[2] lo cual tiene mucho sentido: la *inferencia empática* (hacer para tus adentros preguntas como "¿qué quiere?", "¿cómo se siente con eso?", "¿qué están tratando de conseguir?") es una de las herramientas cerebrales que por lo regular viene instalada de fábrica, aunque, como veremos, también es algo que se puede cultivar. Los componentes básicos están ahí cuando nacemos y se expanden gracias a nuestras interacciones con los demás.

Las raíces de la inferencia empática están en nuestro pasado evolutivo. Mientras el cerebro humano se desarrollaba y se volvía más sofisticado, dimos forma y afinamos redes neurales que nos ayudaron a evaluar con rapidez las motivaciones de los demás, a trabajar juntos en la recolección de comida y en la caza, a detectar la presencia de depredadores y a asegurar una reproducción exitosa gracias al cortejo y a la inteligencia social. Si bien en otros animales pueden observarse diferentes clases de empatía, sólo en los humanos es una forma compleja de inferencia psicológica que implica múltiples procesos mentales: sentir y saber lo que otra persona está experimentando y querer responder con compasión a su angustia.

En este libro nos concentraremos en dos tipos principales de empatía. El primero, llamado *empatía afectiva*, nos da la capacidad de experimentar las emociones ajenas. Por eso nos estremecemos cuando vemos que alguien más se lastima el dedo del pie. Por eso acudimos de un brinco cuando vemos a un niño lastimado. "Sentimos su dolor." Muchos neurocientíficos y neuropsicólogos cognitivos piensan que las llamadas neuronas espejo, que se activan cuando actuamos y también cuando vemos a alguien más realizar el mismo acto, contribuyen al aprendizaje de nuevas habilidades a través de la imitación, aunque en los últimos años esta teoría ha perdido popularidad. Lo que sí sabemos es que el cerebro está configurado para permitirnos ser partícipes de las experiencias de otros. Lo único es que todavía no estamos seguros de cómo ocurre exactamente.

El segundo tipo se llama *empatía cognitiva*, conocida también como "teoría de la mente" o "adopción de perspectiva". Se trata de la capacidad de ver las cosas desde la perspectiva de alguien más: entender los motivos ajenos y hacerse consciente de sus pensamientos, intenciones y deseos. Es la capacidad de ponernos en los zapatos de otro o, mejor dicho, en el cerebro pensante de otro. Es maravilloso apreciar puntos de vista alternativos, aunque tampoco es muy sencillo. Por desgracia, en este mundo polarizado y febrilmente partidista es cada vez más difícil encontrar ejemplos de empatía cognitiva, pero no cabe duda de que es posible cultivarla y mejorarla.

Con esta interpretación de la empatía el concepto de narcisismo se vuelve fácil de definir. El narcisismo es un déficit de empatía: una falta de atención o de cuidado a los demás. Supone la creencia de que nos lo merecemos todo, un exceso de ensimismamiento. Es importante entender que las características fundamentales del narcisismo son: un bajo grado de empatía, un alto grado de egoísmo, indiferencia hacia los demás y estar centrado en uno mismo. Hay dos tipos de narcisismo que se describen con frecuencia. Uno puede resultar ventajoso porque abarca una serie de rasgos de personalidad, entre ellos una elevada autoestima, que puede traducirse en buenas probabilidades de éxito profesional. Sin embargo, como este rasgo también supone tener poca empatía, las relaciones interpersonales pueden verse afectadas. El segundo tipo es el "clínico", caracterizado por un gran engreimiento y pomposidad, propio de gente con una excesiva necesidad de admiración y una absoluta falta de empatía. Este último se conoce como trastorno narcisista de la personalidad, aunque otros trastornos de la personalidad pueden también incluir comportamientos narcisistas. Estamos seguros de que te ha venido a la mente al menos una persona a quien conoces, ya sea en un plano personal o profesional o a través de los medios, a la que podrías catalogar de narcisista moderada o patológica.

La doctora Sara Konrath, investigadora de la Universidad de Michigan, ha demostrado que los estudiantes que cursaron estudios universitarios después del año 2000 tienen niveles de empatía mucho menores que quienes lo hicieron antes que ellos. Según la doctora Konrath: "Los muchachos universitarios hoy en día tienen 40% menos empatía que los de hace 20 o 30 años, según las mediciones de las pruebas estandarizadas de este rasgo de personalidad".[3]

¿Por qué debemos ser más empáticos y menos narcisistas? ¿Cómo nos beneficia la empatía? La respuesta directa, apoyada por la ciencia, es que los altos niveles de empatía se asocian con la satisfacción de vida, conexiones sociales abundantes, relaciones sanas, mejor desempeño laboral y un mayor bienestar general.[4] Somos menos agresivos y más generosos y estamos más inclinados a lo social (amigables). La empatía allana el camino para un mayor respeto por el bien común: respeto a nuestros vecinos, comunidad, país, sociedad y planeta. Ganamos muchísimo cuando nos importan los demás al grado de que nos permitimos valorar o incluso adoptar sus puntos de vista.

LOS EFECTOS POSITIVOS DE LA EMPATÍA

La empatía puede beneficiarnos de múltiples maneras:

- Nos hace sentir mayor confianza, creatividad y compasión.
- Disminuye los niveles de estrés (y de inflamación también).
- Mejor percepción de los demás y la capacidad de relacionarnos o conectar con ellos y forjar vínculos.
- Mejor regulación de las emociones y capacidad de lidiar con dificultades y frustraciones.
- Mayor capacidad para apreciar el mundo a nuestro alrededor, incluyendo la naturaleza.

Piensa en la empatía como un músculo importante del cuerpo. Si se ejercita de forma habitual, contribuye a que todo el cuerpo esté fuerte, listo para trabajar y funcionar sin complicaciones. Como cualquier músculo, se puede fortalecer con ejercicios específicos.

La otra cara de la moneda es que, según muestra la ciencia, el narcisismo se relaciona con la violencia doméstica, la coerción sexual, la agresión y conductas groseras hacia los demás.[5] Otras investigaciones revelan que hay una fuerte correlación entre los niveles de narcisismo y la aceptación de la violencia, tanto entre hombres como entre mujeres.[6] Esto da lugar a una importante pregunta: ¿es posible atribuir al narcisismo flagrante, al menos en parte, los actos violentos e irrespetuosos dirigidos a ciertos grupos de personas en nuestra sociedad?

Las tendencias narcisistas no son nada nuevo. Como explica en una reseña de la bibliografía disponible el doctor W. Keith Campbell, experto en narcisismo, este rasgo se asocia con "caer bien en las interacciones iniciales [...] ser percibido como alguien emocionante [...] seguro de sí mismo en lo social [...] divertido [...] y con capacidad de obtener compañeros sexuales".[7] Campbell, director del Departamento de Psicología de la Universidad de Georgia, estudia cómo está cambiando nuestra cultura y el papel del narcisismo y el individualismo en ella. Él tiene mucho que decir sobre las redes sociales. Piensa que parecen estar diseñadas a la perfección para fomentar el narcisismo, porque "los narcisistas funcionan bien en el contexto de las relaciones superficiales (a diferencia de aquellas con una dimensión de profundidad emocional y compromiso). Y el doctor David G. Taylor, de la Universidad Sacred Heart, en un artículo de 2016 señala que "las redes sociales han proporcionado una plataforma ideal para expresar la idea que uno tiene de ser especial o excepcional".[8] Por lo tanto, vale la pena preguntarnos qué nos dice el siguiente cuadro:

Apps para teléfono inteligente de uso más común

Apps	Cantidad de participantes que la usan (%)
Redes sociales	87
Mensajería instantánea	52
Noticias	51
Juegos	25
Compras	21
Música	19
Foto / video	12
Citas	2
Salud / dieta	0.7
Otro	8

La inmensa mayoría de la gente que usa apps lo hace para entrar en redes sociales. En efecto, estas redes pueden ser lugares para una verdadera conexión y una interacción activa que fomenten la empatía. Por ejemplo, si eres alguien que pasa su tiempo interactuando de forma honesta con gente que enfrenta dificultades, no obtendrás el mismo resultado que si estuvieras buscando de forma activa alguna confirmación de tu propia grandeza o comparándote con otros. Pero, ¿pueden las redes sociales generar narcisismo? Estudios recientes demuestran que es posible. Un artículo de 2018 fue uno de los primeros en indicar que el uso excesivo de redes sociales tiene la capacidad de fomentar las tendencias narcisistas.[9] Los investigadores identificaron gente joven que básicamente era dependiente digital. El trabajo de los científicos indicó que cuando estas personas usaban Facebook e Instagram había un aumento importante de sus rasgos narcisistas al cabo de unos cuantos meses. También observaron que el narcisismo aumentaba de forma considerable en personas con baja autoestima. Como se menciona en dicho artículo, compararnos de manera incesante con los demás es una trampa que nos hace tener una mala imagen de nosotros mismos, lo que a su vez alimenta el narcisismo. Es un círculo vicioso.

Quizá el tipo más narcisista de publicación es la que incluye la selfie. En 2018, Instagram informó que más de 385 millones de fotos tenían el hashtag #selfie.[10] Y una encuesta calculó que el millennial promedio puede tomarse hasta 25 700 selfies en la vida y dedicar a eso más de una hora a la semana.[11]

Puede ser que las redes sociales no sean nuestra única preocupación. Otra investigación observó a 565 estudiantes universitarios y comparó el tiempo que pasaban viendo televisión con sus puntuaciones en el Inventario de Personalidad Narcisista (prueba estandarizada para determinar niveles de narcisismo). Ver televisión a diario, sobre todo *reality shows* y tertulias políticas, se asociaba con el narcisismo.[12] Los autores sugieren que "la televisión es un aspecto de la cultura que puede ser responsable de cultivar un mayor narcisismo entre estudiantes universitarios".

Claro que estos estudios indican correlaciones, no causas. Ver televisión y ser activo en redes sociales no necesariamente provocará que te vuelvas narcisista, pero es un hecho que esas correlaciones son importantes y no podemos pasarlas por alto.

> Los millennials dedican una hora semanal a tomarse selfies y se calcula que se tomarán más de 25 000 a lo largo de su vida.

El cerebro y la empatía

La empatía y el narcisismo son cualidades complejas que se vinculan con múltiples áreas del cerebro, como la corteza prefrontal y la amígdala. En 2018 un estudio de la Universidad de Nebraska puso a gente con daños en la corteza prefrontal en condiciones que ponían a prueba su empatía.[13] El estudio arrojó que era menos probable que quienes tenían daño dieran dinero a personas en condiciones de pobreza. También hay pruebas de que el debilitamiento de la corteza prefrontal se vincula con el narcisismo. En 2016 un estudio realizado en China observó a 176 estudiantes universitarios y descubrió que el narcisismo se relacionaba con una disminución en el grosor cortical y una disminución del volumen de la corteza prefrontal.[14] Esto confirma lo que ya a mediados del siglo xix empezaba a entender la ciencia, cuando el accidente industrial de Phineas Gage cercenó conexiones de su corteza prefrontal.

El narcisismo es un síntoma del síndrome de desconexión. En el capítulo 3 abordamos el papel del estrés crónico y el cortisol para desconectar la corteza prefrontal y la amígdala, y el hecho de que esto puede hacernos más impulsivos y prestos a reaccionar con base en nuestras emociones. También resulta que los sistemas de respuesta del estrés de los narcisistas pueden ser muy sensibles a las emociones negativas. Un estudio descubrió que la gente con alta puntuación en la escala del narcisismo tenía niveles mucho mayores de cortisol en respuesta a emociones negativas que quienes tenían puntuaciones menores.[15] En otro estudio se reveló que hombres con tendencias narcisistas tenían niveles basales de cortisol considerablemente mayores que quienes no tenían tendencias narcisistas.[16] Si lo que queremos es activar la corteza prefrontal para tomar decisiones saludables y llevar una vida plena con una meta clara, debemos analizar con detenimiento estos datos y dar prioridad al manejo del estrés.

Mientras seguimos aprendiendo mucho sobre las vías cerebrales específicas implicadas en la empatía y el narcisismo, hay otro descubrimiento importante digno de señalar. Si, como los investigadores sugieren, los narcisistas están intentando todo el tiempo "proteger al grandioso yo" de las amenazas externas, entonces el mecanismo del miedo de los narcisistas puede estar demasiado activo. Eso llevó a los investigadores a una conclusión casi predecible: "En el contexto del narcisismo, es posible que la amígdala también desempeñe una función vital".[17]

Hemos aprendido mucho de los estudios de imagen cerebral sobre la empatía y el narcisismo. Por ejemplo, los patrones de activación del cerebro cambian dependiendo de quiénes sean los beneficiarios de nuestras acciones. En 2016 investigadores de la Universidad de Oxford dirigidos por la doctora Patricia Lockwood publicaron un estudio en la revista *Proceedings of the National Academy of Sciences*.[18] En su ingenioso experimento, los investigadores analizaron a los participantes por medio de resonancias magnéticas mientras realizaban ciertas tareas. Las tareas específicas se basaban en modelos con validez científica que ponen a prueba cómo la gente aprende a obtener gratificación. Los participantes tenían que descubrir qué símbolos había que apretar para obtener la mayor gratificación. En un giro del experimento, los participantes también tenían que averiguar con qué símbolos era más probable que alguien más obtuviera una gratificación.

Los resultados mostraron que la gente aprende a gratificarse a sí misma más rápido que a los demás. El equipo localizó con exactitud la región del cerebro que se activaba cuando los participantes llevaban a cabo acciones que ayudaban a otras personas: el cíngulo anterior, el cual, como sabemos, se asocia con la corteza prefrontal, la amígdala y el sistema de gratificaciones. Cuando los participantes estaban aprendiendo cómo ayudar a los demás se activaba una parte específica del cíngulo anterior. Esto implica que el cíngulo anterior participa en controlar y regular la generosidad.

Curiosamente, el equipo también descubrió que el cíngulo anterior no se activaba en la misma medida en cada uno de los cerebros observados. Quienes decían haber sentido más empatía exhibían niveles de activación altos, mientras que quienes se consideraban a sí mismos menos empáticos tenían menores niveles de activación. Aunque estudios anteriores han puesto de relieve ciertas áreas superpuestas del cerebro implicadas en la empatía y en la conducta prosocial, este estudio añade un nuevo nivel de especificidad. En palabras de la doctora Lockwood: "Es la primera vez que alguien muestra un proceso cerebral específico para aprender conductas prosociales, y un posible vínculo de la empatía con aprender a ayudar a los demás. Al entender lo que hace el cerebro cuando hacemos cosas por otros, y las diferencias interpersonales en cuanto a esta capacidad, estamos mejor capacitados para entender qué está fallando en personas cuyas afecciones psicológicas se caracterizan por una indiferencia antisocial hacia los demás".

Otros estudios han confirmado descubrimientos similares, aunque debemos reiterar que otras áreas del cerebro también influyen en las conductas empáticas.[19] Y como imaginarás, también hay factores genéticos en juego en este intrincado sistema. Un estudio de 2017 demostró que hacer cosas amables por otras personas cambia la expresión genética en una región del cerebro implicada en la expresión de las células inmunitarias.[20] En otras palabras, la generosidad puede estimular el sistema inmunológico, y hacerlo con ayuda de esas vías de la gratificación (esto es importante: puedes decidir activar tus vías de la gratificación para hacer el bien). A finales de 2018, investigaciones similares financiadas por los Institutos Nacionales de Salud, que examinaron imágenes por resonancia magnética de gente que donaba dinero a beneficencias, reveló que la generosidad estimula el centro de gratificación del cerebro.[21] Esa estimulación libera un torrente de sustancias químicas que provocan bienestar y fortalecen el sistema inmunológico. ¿Cómo es eso? Bueno, pues algunas de esas sustancias químicas, en particular las endorfinas, buscan células que parezcan enfermas y ejercen un efecto curativo en ellas.

Este descubrimiento coincide con trabajos encabezados por el doctor Robert Waldinger, psiquiatra y profesor de la Facultad de Medicina de Harvard, además de director del estudio sobre la felicidad más largo del mundo: el Estudio de Desarrollo de Adultos de Harvard.[22] En sus investigaciones sobre la felicidad durante el crecimiento humano, uno de sus descubrimientos más destacados es que alimentar las relaciones favorece de manera importante nuestra salud y longevidad en general. Según él, "nuestras relaciones y qué tan felices estamos en ellas tienen una potente influencia en nuestra salud". Sus estudios han revelado que son las relaciones cercanas (más que el dinero o la fama) lo que mantiene feliz a la gente a lo largo de la vida. Y esos vínculos son mejores predictores de una vida larga y feliz que la clase social, el IQ e incluso influencias genéticas heredadas. Nos protegen de los descontentos de la vida y ayudan a evitar el deterioro físico y mental. Hacia el final de este libro ahondaremos más en el poder de las relaciones, pero lo mencionamos aquí porque no es posible entablar vínculos auténticos si no hay empatía. Necesitamos hacer uso del poder de la empatía para protegernos del síndrome de desconexión.

Además del cableado del cerebro y su efecto en las tendencias empáticas o bien narcisistas, es indispensable mencionar el papel de la inflamación. Un estudio realizado en Japón tomó muestras de sangre de los participantes en busca de un marcador de inflamación de grado bajo llamado IL-6 (interleucina 6).[23] Después, los investigadores les hicieron preguntas a los participantes para evaluar qué tan cómodos se sentían con la desigualdad económica. A quienes tenían altos niveles de este marcador de inflamación les resultaba más cómodo tolerar la desigualdad que a quienes lo tenían en bajos niveles. Es decir, los altos niveles de inflamación se correlacionaban con preocuparse menos por la realidad económica de otras personas.

Las estrategias que ofrecemos en este libro, y en especial en el plan de 10 días, permitirán aliviar la inflamación y reforzar las conexiones cerebrales que favorecen que rija la empatía. Estas estrategias incluyen de todo, desde aumentar las acciones empáticas hasta mejorar la dieta, pasar más tiempo en contacto con la naturaleza, participar en meditación y *mindfulness*, e incluso practicar la gratitud y hacer trabajo voluntario (sí, el simple acto de hacer trabajo voluntario se asocia con una mayor actividad cerebral en la corteza prefrontal y el cíngulo anterior, y, por consiguiente, se ha demostrado que se correlaciona con una función ejecutiva mejorada). Por otro lado, te distanciarás de cosas y prácticas que disminuyen tus capacidades empáticas, como la cantidad de tiempo que pasas comparándote con otras personas y buscando validación en redes sociales y otros sitios en línea. También reducirás tu consumo de alimentos que provocan inflamación.

Hay otra forma de que una mayor empatía tenga un gran impacto en tu vida. Considera por un momento las decisiones a corto plazo que tienden a perjudicarte en el futuro. Malas elecciones alimentarias, ver televisión sin parar a costa de un sueño reparador y evitar reiteradamente hacer ejercicio perjudican tu futuro. Pensar en esa versión futura de ti como otra persona (alguien a quien necesitas cuidar) pone en juego la empatía para tu propio beneficio a largo plazo. Todos tenemos que empezar a tratar con más amabilidad a nuestro yo futuro y a cuidar sus intereses mediante las decisiones que tomamos hoy. Aunque quizá suene un poco tonto al principio, intenta ponerte en los zapatos de tu yo futuro y luego adaptar tus decisiones para mejorar la calidad de vida de esa persona. No te arrepentirás.

Momento para enseñar

Parecemos querer inculcar los valores de la empatía en nuestros hijos. Les enseñamos a compartir y a pensar en los demás haciéndoles preguntas como: "¿Cómo te sentirías si esto te pasara a ti?" Cuando los niños se pelean, les decimos que piensen en su impacto en los demás y a escoger con detenimiento qué palabras emplear. ¿Por qué se nos olvida a los adultos poner en práctica estos mismos conceptos? ¿La empatía puede enseñarse y reaprenderse?

Quizá el grupo de personas para quienes es más importante esta pregunta sean los profesionales de la salud. Como médicos, estudiamos en un ambiente de estrés crónico y en ocasiones intenso dentro de un sistema que nos recompensa por hacer las cosas mejor que nuestros colegas. Entonces es de esperarse que la empatía se reduzca de forma drástica durante la formación médica. Pero nosotros los médicos tenemos todavía más razones, más allá de los beneficios generales de la empatía ya comentados, para interesarnos en este atributo. Los médicos empáticos tienen pacientes más dispuestos a seguir los tratamientos y mejores resultados. Desde un punto de vista intuitivo, esto tiene mucho sentido: los pacientes quieren que sus médicos se preocupen por ellos como personas y no sólo como casos. Cuando sientes una verdadera conexión con tu médico es más probable que escuches sus recomendaciones y sigas su consejo.

Hay investigadores que se han interesado en observar si a los profesionales de la salud se les puede enseñar a ser empáticos. Por fortuna, la respuesta parece ser que sí. Por ejemplo, un estudio de 2002 hospitalizó a estudiantes sanos del segundo año de medicina durante más de un día para que experimentaran la atención médica desde la perspectiva de un paciente.[24] Salieron de ahí con lo que parecía ser una comprensión mucho mayor de cómo se ven las cosas desde el otro lado. Exponer a prestadores de servicios médicos a una técnica de *mindfulness* llamada "reducción del estrés basada en el *mindfulness*" también puede ayudar a aumentar la empatía. Intervenciones más tradicionales, como talleres de comunicación, también parecen ser efectivas para aumentar la empatía. De hecho, un repaso de 17 estudios para enseñar empatía a estudiantes de medicina concluyó que "las intervenciones educativas pueden ser efectivas para mantener y aumentar la empatía en estudiantes de medicina.[25]

Esto significa que son viables y exitosas las intervenciones que buscan mejorar la empatía. Sin embargo, no necesitamos que una investigación nos lo confirme. Basta con escuchar las opiniones de personas con mente abierta, por ejemplo, lo cual te permitirá comprender sus puntos de vista sobre el mundo. Entonces entenderás mejor de dónde vienen.

La empatía nos mantiene unidos como familias, comunidades y sociedades. Claro que puede cultivarse. En los siguientes capítulos te enseñaremos formas de hacerlo.

SEGUNDA PARTE

Romper el conjuro

Capítulo 6

No es la humanidad contra la naturaleza

Volver a las raíces

El mejor remedio para quienes tienen miedo o se sienten solos o infelices es salir al aire libre, ir a algún lugar donde puedan estar completamente solos con el cielo, la naturaleza y Dios.

Ana Frank

Cada vez que uno sale a caminar rodeado por la naturaleza recibe muchísimo más de lo que busca.

John Muir

En 1909 el escritor inglés E. M. Forster escribió un cuento perturbador titulado "La máquina se para",[1] en el que trazó una oscura imagen del futuro: el relato describe un mundo en el que la gente pasa la vida en aisladas cámaras subterráneas, y se comunican unos con otros mediante aparatos digitales que tienen un asombroso parecido con los celulares inteligentes y las tabletas actuales. En ese futuro distópico los seres humanos adoran a la máquina, la cual controla todos los aspectos de la sociedad y proporciona todo lo necesario para la supervivencia, pero obstaculiza la comunicación en persona y el contacto con la naturaleza. De hecho, los ciudadanos de ese mundo ficticio están tan alejados de la naturaleza que temen incluso que la luz del sol toque su piel. Como podría esperarse, esto conduce a una catástrofe y, cuando la máquina colapsa, los personajes del cuento se dan cuenta del gravísimo error que cometieron al desconectarse de la naturaleza.

No estamos tan perdidos como los personajes de la historia de E. M. Forster, pero los paralelismos son evidentes. Nos estamos separando cada vez más del mundo natural y va disminuyendo la cantidad de tiempo que pasamos beneficiándonos de sus virtudes. No obstante, la conexión con la naturaleza es esencial y desempeña un papel muy importante a la hora de combatir el síndrome de la desconexión. La naturaleza influye en nuestra capacidad de experimentar equilibrio, amabilidad y compasión, además de que proporciona toda una serie de beneficios a la salud, como reducir los niveles de inflamación y de hormonas del estrés. En un momento en el que el síndrome de la desconexión se está volviendo el *statu quo*, es indispensable que nos reconectemos con el mundo natural que nos rodea. Es la fuente natural de bienestar.

AUSTIN REGRESA A LA NATURALEZA

La residencia médica fue la experiencia más estresante de mi vida. Siempre salía del hospital aturdido y agotado a nivel emocional de atender a los pacientes. Recuerdo estar sentado en mi sofá mirando la pared durante un largo rato, con la mente hecha puré después de forzarla más allá de sus límites funcionales. En invierno, iba y regresaba del trabajo en bicicleta, y siempre estaba oscuro; no veía el sol durante días enteros. Y así era mi cotidianidad, en la que trabajaba hasta 80 horas a la semana.

En las exhaustivas rotaciones médicas me dieron un día libre a la semana. Aprovechaba ese sagrado descanso para tratar de hacer todo lo que había ido aplazando los días anteriores. Por desgracia, la que tendría que haber sido la tarea más importante (restaurar mi salud mental) quedaba a menudo en segundo lugar frente a tareas más mundanas, como lavar la ropa e ir a comprar comestibles. Mantenerme a flote era una lucha constante. Cuando mi día libre por fin llegaba, terminaba los quehaceres básicos y después me costaba mucho hacer cualquier cosa que no fuera estar sentado esperando que el trabajo comenzara de nuevo al día siguiente.

Cuando llegué al límite decidí intentar algo nuevo. En lugar de quedarme en casa en mi día libre, me subía al coche y conducía varias horas para salir de la ciudad y visitar los templados, sombríos, oscuros y lluviosos bosques del oeste de Oregón y del estado de Washington. Era fantástico. En ese momento de mi vida no era consciente de la ciencia de la naturaleza, pero me transformó.

En el bosque podía escaparme, tanto a nivel físico como mental, de las salas estériles y con aire acondicionado del hospital. Al hacer senderismo entre el lodo y abrirme paso entre hojas húmedas recordaba la belleza de la naturaleza y la interconexión de las cosas vivientes. Con ello, creció mi gratitud por las oportunidades de la vida, por la salud que me permitía hacer esas excursiones en el bosque y por la oportunidad de cuidar a los demás.

La naturaleza es el conector primordial: es nuestro lugar de origen y nuestro primer hogar. Nuestros genes se desarrollaron durante millones de años con influencias de la naturaleza, así que no es de extrañar que pasar tiempo en contacto con ella nos haga bien. Distanciarnos de la naturaleza agudiza el síndrome de desconexión y nos aleja del bienestar y de nuestras raíces evolutivas. Pasar tiempo en contacto con ella es una de las cosas más fáciles que puedes hacer para mantenerte sano y feliz: sólo tienes que salir. Y ahora ya hay investigaciones que demuestran que al cuerpo y la mente humana les va excepcionalmente bien cuando se les receta una dosis de aire libre.

Quizá siga en pañales la ciencia que busca explicar los mecanismos exactos por los cuales la exposición a la naturaleza puede mejorar la salud, pero es importante reflexionar sobre lo que hasta ahora sabemos. Entre otros beneficios, la naturaleza nos desestresa, disminuye la inflamación y aumenta las conductas empáticas.[2] En términos generales, ayuda a reconfigurar el cableado del cerebro para que tengamos mejor salud, mayor capacidad de concentración y satisfacción a largo plazo. La naturaleza ofrece el antídoto original a la ajetreada y estresada realidad de la vida moderna y nos reintroduce a las maravillas tangibles del mundo más allá de las pantallas. Así es como la naturaleza combate el síndrome de desconexión. Si estás en medio del bosque o en un vasto desierto, a kilómetros de distancia de la ciudad, es posible que no tengas servicio de celular (¡esto por lo general es algo bueno!). Además, así no tienes que lidiar con el ritmo agitado y el ruido de la ciudad. Desconectarte de la red, aunque sea por un breve periodo, le da a tu cerebro la oportunidad de salir a tomar aire. Por otro lado, la naturaleza alienta el estado de conciencia plena o *mindfulness*, que es una importante manera de rechazar el síndrome de desconexión. En el capítulo 9 abordaremos a detalle el *mindfulness*, pero, a grandes rasgos, nos ayuda a "reiniciar" el cerebro para poder ver el mundo de manera más objetiva y activar así la corteza prefrontal. La relación entre la naturaleza y la atención plena del *mindfulness* es recíproca: la naturaleza fomenta el *mindfulness* y el *mindfulness* nos permite sentirnos más conectados con la naturaleza.

La naturaleza no sólo nos rodea: *somos* naturaleza. Nuestros cuerpos son microcosmos del vasto ecosistema en el que habitamos. No sólo nuestra composición celular y hasta el ADN reflejan la perfección de la Madre Naturaleza, sino que también albergamos a billones de organismos benéficos que viven dentro de nosotros y encima de nosotros, instalados en nuestras propias células. Estos microbios diminutos han aprovechado el viaje desde hace millones de años. Es indispensable que reconozcamos la belleza, la imponencia y el potencial saludable inherente al mundo natural que habitamos. Empecemos mirando cuánto ha cambiado.

La evolución humana en la naturaleza

Desde nuestras humildes raíces en la sabana africana, los seres humanos primitivos migraron por todo el planeta. En cada nuevo entorno, nuestros ancestros se enfrentaron a dificultades que los obligaron a adaptarse a nuevas temperaturas, territorios y alimentos. A lo largo de la evolución humana, entender la naturaleza fue necesario para la supervivencia. Necesitábamos saber qué plantas eran comestibles, cuáles tóxicas y cuáles poseían propiedades medicinales. Un cambio sutil en el clima, que hoy pasaría inadvertido, bien podría haberles brindado a nuestros ancestros información que les salvara la vida. El ir y venir de las mareas y las migraciones de animales regían nuestro acceso a los alimentos. Pero, literalmente, nos hemos mudado del mundo natural. En 1900 por cada urbanita había alrededor de siete personas viviendo en entornos rurales. Hoy más de una de cada dos personas (esto es, la mitad de la población del mundo) vive en un centro urbano, cantidad que se espera que aumente con los años.[3] Para 2050 casi 70% de la gente vivirá en ciudades.[4] Hemos encontrado un nuevo hogar para el humano moderno, pero ¿qué efecto tiene en nosotros?

La verdad es que todavía no estamos seguros. Esta pregunta tan importante nunca se ha estudiado a detalle. Por eso la Clínica Mayo lanzó un importante proyecto llamado Laboratorio del Buen Vivir.[5] Este esfuerzo de investigación plurianual busca comprender el impacto del entorno construido en la salud de sus ocupantes (la expresión "entorno construido" se refiere al espacio artificial, de fabricación humana, en el que vivimos, trabajamos y jugamos; incluye todo, desde los rascacielos y las viviendas, hasta las calles y los parques). El Laboratorio del Buen Vivir se describe como "el primer laboratorio dedicado exclusivamente a investigar el impacto real de los entornos interiores sobre la salud humana".

Lo que sí sabemos es que los niños que nacen en el relativamente estéril mundo moderno suelen estar más en riesgo de desarrollar enfermedades como asma, enfermedades autoinmunes y alergias alimentarias que los niños nacidos en siglos anteriores. La "hipótesis de la higiene" propone que el repunte de estas afecciones en los países occidentalizados puede atribuirse en parte a una falta de contacto con la naturaleza y sus microbios.[6] Además, sostiene que evolucionamos para beneficiarnos de una dosis de suciedad, y que el mundo aséptico en el que habitamos confunde a nuestros sistemas inmunitarios. Algunos científicos sugieren que revirtamos el proceso recetándoles a los niños parásitos para desarrollar mejor su sistema inmune y, en última instancia, ayudarlos a combatir la enfermedad. Si bien aún no hemos llegado al punto de recomendar esto, los datos sí defienden que debemos abrirnos un poco más a la naturaleza y la mugre.

La transición a un estilo de vida urbano ha cambiado también los entornos laborales, pues ya no muchos trabajamos en el campo y al aire libre. ¿Es posible que esto tenga un costo? Un estudio de 2016 analizó si reintroducir una pequeña cantidad de naturaleza en un espacio laboral interior podía mejorar la salud mental de los empleados.[7] Los elementos naturales en el trabajo sirvieron como predictor de una mayor salud general (por ejemplo, menos depresión y ansiedad), así como una mayor satisfacción laboral. Y eso que no estamos hablando de cambios drásticos. Estos investigadores clasificaron plantas en maceta e incluso fotos de la naturaleza como "elementos naturales". Es bueno saber que el simple hecho de tener la foto de una escena natural o una plantita en el trabajo puede ayudar, pero sería absurdo creer que esto equivale a la naturaleza de verdad. No hay sustitutos del aire limpio, el sol y la vida silvestre.

A pesar de eso, sorprendentemente los estadounidenses pasan 87% de sus días en interiores y otro 6% en autos.[8] Casi la totalidad de nuestras interacciones con el mundo moderno se da entre cuatro paredes de alguna índole, con luz artificial y en ambientes controlados. Nuestra principal interacción con el exterior ocurre a través de las ventanas, experiencias virtuales en línea y recuerdos. En una esclarecedora encuesta que se hizo en 2018 a 2 000 canadienses, 87% de los participantes dijo que se sentía más feliz, sano y productivo cuando estaba en la naturaleza.[9] Sin embargo, alrededor de 75% también sentía que quedarse adentro simplemente era más fácil. Como animales domésticos, nos hemos vuelto una especie de interiores.

Esto no nada más significa que nos perdemos de asolearnos o de tomar una bocanada de aire fresco, sino que provoca lo que el periodista y autor de éxitos de ventas Richard Louv llama *trastorno de déficit de naturaleza*.[10] Louv es defensor de la "vitamina N" (*n* de *naturaleza*) y está entre los fundadores de una organización que ayuda a conectar a niños, familias y comunidades con la naturaleza. Louv reconoce el valor y la importancia de volver a lo natural, y tú también puedes hacerlo. Repasemos algunas de las múltiples aportaciones de la naturaleza a nuestra salud, para luego ver exactamente por qué es una herramienta tan importante para combatir el síndrome de desconexión.

La naturaleza cura

En la primera década del siglo xix la tuberculosis se transmitía sin control por toda Europa. A pesar de muchos intentos por desarrollar un tratamiento efectivo, nada parecía funcionar. Entonces se creó el "tratamiento al aire libre". Este protocolo hacía hincapié en una exposición adecuada a los elementos externos, con "aire fresco, tanto de día (en exteriores si es posible) como de noche, con ventanas completamente abiertas",[11] según se describe en el *Journal of the Royal Society of Medicine*. Parecía funcionar mucho mejor que cualquier otra cosa que se hubiera intentado antes, pero nadie sabía exactamente por qué. Ahora creemos que algunos de los beneficios conferidos pueden haber sido resultado de una exposición directa a la luz del sol y su papel crítico en la producción de vitamina D, la cual activa una inmunidad innata a la tuberculosis. A principios del siglo xx se hicieron comunes en Estados Unidos los sanatorios de tuberculosis. Esto fue antes del desarrollo de los antibióticos, así que no había nada más para tratar la infección. El sol y el seco aire desértico de Arizona atrajeron a muchas personas aquejadas de tuberculosis, reumatismo, asma y muchas otras enfermedades. Los campamentos de tuberculosis se formaban instalando tiendas de campaña y construyendo cabañas. En aquel entonces sabíamos que estar al aire libre hacía algo notable por nuestra salud, aunque no pudiéramos explicarlo desde el punto de vista científico. Apenas ahora empezamos a entender exactamente por qué y cómo la naturaleza obra esa magia.

En 1984 el célebre biólogo Edward O. Wilson describió los posibles beneficios de la naturaleza en su hipótesis de la biofilia, que más adelante elaboró junto con el ecólogo social Stephen Kellert. En *The Biophilia Hypothesis*, colección de ensayos compilada en 1993 por Kellert y Wilson, el primero declara que hay "una dependencia humana de la naturaleza que va mucho más allá de los simples asuntos de sustento material y físico, y abarca también el anhelo humano de sentido y satisfacción estéticos, intelectuales, cognitivos y hasta espirituales".[12] La hipótesis de la biofilia de Wilson sugiere que tenemos una afiliación innata con el entorno natural que trasciende las ideas que por lo general tenemos acerca de nuestra relación con la naturaleza. Ahora por fin empezamos a validar el sustento de su hipótesis.

Ese mismo año (1984) el doctor Roger Ulrich publicó en la revista médica *Science* un artículo fundamental titulado "View Through a Window May Influence Recovery from Surgery".[13] Como podría esperarse, el mundo de la medicina está lleno de conversaciones sobre las mejores maneras de ayudar a los pacientes a recuperarse de una enfermedad. Nos hemos dado cuenta de que tratar un problema grave es sólo parte de la batalla y que, después de una cirugía, una apoplejía, un infarto o un tratamiento contra el cáncer, el proceso de recuperación a largo plazo es crítico. Por ende, no podemos ignorar el creciente campo de investigaciones que muestra que el contacto con la naturaleza facilita la recuperación tras enfermedades y heridas.

El doctor Ulrich revisó registros de pacientes que habían sido operados en un hospital de Pensilvania y comparó los resultados de pacientes que habían ocupado habitaciones idénticas, salvo por una única diferencia: un conjunto de habitaciones tenía ventanas con vista a una pared de ladrillo y otro conjunto tenía ventanas con vista a un grupo de árboles. Los pacientes de las habitaciones con vista a los árboles fueron dados de alta antes y necesitaron menos analgésicos. También sus enfermeras tenían una probabilidad un tercio menor de escribir notas sobre ellos que contuvieran frases como "alterado y lloroso" y "necesita mucho ánimo". El trabajo del doctor Ulrich llegó a influir la manera como se diseñan los centros médicos. Ya quedaron atrás los hospitales planeados para parecer estériles oficinas corporativas: los diseños de la actualidad aspiran a crear un ambiente tranquilizador, con jardines interiores y exteriores, instalaciones artísticas, muros "vivientes", exteriores con cristales para proporcionar luz y vistas, y materiales naturales como madera y piedra.

Después de las reveladoras observaciones del doctor Ulrich han surgido múltiples estudios que confirman que el contacto con la naturaleza puede mejorar de forma considerable el proceso de curación. Un artículo de 2011, por ejemplo, examinó a 278 pacientes de un centro de rehabilitación cardiaca y pulmonar en una aldea montañosa de Noruega, y comparó los resultados de pacientes que tenían una vista a la naturaleza con los de pacientes que tenían la vista obstaculizada por edificios.[14] El estudio confirmó lo que el doctor Ulrich ya había documentado décadas antes: los pacientes con ventanas tapadas por edificios experimentaron un deterioro de la salud física y mental en comparación con los pacientes que disfrutaban una vista despejada.

La doctora Seong-Hyun Park se ha interesado en particular por el papel de la naturaleza a la hora de recuperarse de una cirugía. En uno de sus estudios les asignó al azar a 90 pacientes que se estaban recuperando de una apendectomía habitaciones idénticas, salvo por el hecho de que algunas habitaciones tenían una planta o flores.[15] Descubrió que el ritmo cardiaco y la tensión arterial de los pacientes del grupo posoperatorio en habitaciones con plantas eran considerablemente menores en comparación con el grupo de habitaciones sin plantas. El grupo de las habitaciones con plantas también necesitaba menos analgésicos. Una abrumadora mayoría de los participantes expuestos a plantas calificaron la vegetación como lo mejor de la habitación. Sus respuestas a la experiencia indicaban que, en comparación con la experiencia de la gente en las habitaciones control, las habitaciones "verdes" olían mejor y eran más "satisfactorias, relajantes, cómodas, coloridas, tranquilizadoras y atractivas". Desde entonces, la doctora Park ha reproducido esos descubrimientos en estudios similares.

Si bien esto puede no parecer revolucionario en la superficie, el hecho de que una simple maceta con una planta pueda cambiar de forma sustancial los resultados en un hospital no es poca cosa. Una vez más, demuestra la atracción gravitacional de nuestro cuerpo hacia la naturaleza y sus propiedades curativas. Y aunque de entrada puede parecer que la tensión arterial baja no tiene ninguna relación con el cerebro, todo eso tiene una fuerte conexión con la amígdala y nuestra respuesta al estrés.

Investigaciones recientes sobre los beneficios de la naturaleza en pacientes hospitalizados muestran que incluso las plantas pueden no estar físicamente presentes para que los pacientes se beneficien de ellas. En 2012 investigadores basados en Ámsterdam instalaron plantas reales, carteles de plantas o bien ninguna planta en salas de espera de hospital.[16] Con ello observaron que tanto los carteles de plantas como las plantas de verdad provocaban menores niveles de estrés en los pacientes, en comparación con la sala de espera sin plantas. En otro estudio, dirigido por la Clínica Mayo, apenas una mezcla de sonidos naturales con música logró disminuir las puntuaciones de ansiedad y dolor en los pacientes.[17]

Médicos alrededor del mundo están empezando a tomarse en serio estos estudios. En 2018 un grupo de médicos escoceses empezó a recetar tiempo al aire libre. El Servicio Nacional de Salud del Reino Unido está alentando a los doctores a que repartan folletos escritos por la Real Sociedad para la Protección de las Aves que ofrecen consejos para hacer ciertas caminatas y dice qué clase de flora y fauna buscar. Incluso ya hay un sitio web en el que los doctores estadounidenses pueden imprimirte una receta para una visita a tu parque favorito.

Shinrin-yoku: los baños de bosque nos tranquilizan, nos restablecen y nos conectan

Los japoneses llevan mucho más tiempo que los estadounidenses promedio tomándose en serio el poder curativo de la naturaleza. Incluso tienen un nombre para la práctica de pasar tiempo en la naturaleza para beneficiarse de sus efectos curativos: *shinrin-yoku*, que se traduce como "asimilar la atmósfera del bosque" o "baño de bosque".[18] El *shinrin-yoku* se desarrolló en Japón en la década de los ochenta, y desde entonces se ha convertido en piedra angular de la prevención de enfermedades y de la curación en la medicina japonesa. Investigadores, sobre todo de Japón y Corea del Sur, han creado un amplio corpus de bibliografía científica sobre los beneficios sanitarios de pasar tiempo bajo las copas de los árboles en un bosque viviente. Ahora sus investigaciones están ayudando a instaurar el *shinrin-yoku* en todo el mundo. Estas mismas investigaciones revelan cómo el *shinrin-yoku* ayuda a revertir el síndrome de desconexión.

La idea es simple: si alguien visita una zona natural y camina de forma relajada, esto pude tener efectos tranquilizantes, rejuvenecedores y restaurativos. Siempre lo hemos sabido por intuición (quizá porque está integrado a nuestros instintos). Y desde la década de 1980 la ciencia ha estado poniéndose al día de los casos que evidencian los efectos curativos de estar en zonas silvestres y naturales.

Una forma en la que la naturaleza parece ejercer sus efectos sobre nuestra salud es a través del sentido del olfato. Esto puede ser parte de la razón por la que nos sentimos atraídos a los árboles y flores de olor fresco, e incluso a los desodorantes ambientales y perfumes con olores que imitan los de las plantas. Hay investigaciones que vinculan el sentido del olfato a la función inmunitaria e incluso el estado de ánimo, la cognición y el comportamiento social.[19] Las fragancias de las plantas poseen por sí mismas propiedades curativas. En 1937 el bioquímico ruso Boris P. Tokin acuñó la palabra *fitoncida* para referirse a la sustancia emitida por las plantas que ayuda a impedir que se pudran o se las coman los insectos. Las fitoncidas se componen del aroma del bosque y son las sustancias químicas que les dan a los aceites esenciales sus olores característicos. Resulta que, además, pueden ser herramientas poderosas para mejorar la salud humana.

¿Cuál es el vínculo entre los aromas de la naturaleza y la función inmunitaria? Se ha demostrado que el contacto con la naturaleza aumenta las poblaciones de células inmunes. En un estudio, un grupo de investigadores hizo análisis de sangre y de orina de las enfermeras participantes durante un día de trabajo típico, y después otra vez después de que pasaran tres días y dos noches en un bosque.[20] Lo que descubrieron fue un aumento considerable de "células asesinas" en la sangre de las enfermeras, y en la orina una disminución significativa de adrenalina y noradrenalina, dos de las principales sustancias químicas del sistema nervioso simpático y de la respuesta al estrés. Para que el cuerpo pueda rechazar virus y tumores es crucial el papel de las células asesinas, a veces abreviadas NK, por *natural killers*. Estos resultados indican que el bosque le dio un empujón al sistema inmune de las enfermeras y también disminuyó la activación del sistema nervioso simpático. Los investigadores realizaron un ensayo parecido con hombres voluntarios y descubrieron que pasar un día en la naturaleza conllevaba aumentos considerables en las células asesinas de la sangre, así como una caída en los niveles de adrenalina en la orina.[21] En ambos estudios, los investigadores creen que los efectos pueden atribuirse a las fitoncidas forestales. También relacionan las fitoncidas con menores niveles de estrés, lo cual quizá trajo consigo una mejora en la función inmunitaria. Sin embargo, tan importante como el fortalecimiento del sistema inmune es el efecto desestresante que la naturaleza tuvo en esas pruebas. Recuerda que el estrés crónico desconecta la corteza prefrontal, así que, al reducir las hormonas del estrés, la naturaleza nos da una gran herramienta para fortalecer el pensamiento sofisticado.

Parte de la fascinación con los aceites esenciales (fitoncidas) es la relajación que sentimos tras inhalarlos (por algo son populares en los spas). Por eso no es de sorprender que otro estudio que analizó los efectos de inhalar la esencia del aceite de la madera de cedro descubriera que producía un aumento en la actividad parasimpática, que por lo regular se asocia con un estado de relajación.[22] La actividad parasimpática también aumentó en un estudio que analizó el efecto de oler aceite esencial de ciprés. Vale la pena observar que el sistema parasimpático, asociado con la relajación, contrarresta el sistema simpático, relacionado con el estrés (lucha o huida). Es importante que haya un saludable equilibrio de ambos sistemas. Pero, ¿qué parte del cerebro hace que nos quedemos atorados en el modo simpático? Adivinaste: la amígdala.

Los estudios sobre los efectos de los aromas en la función cerebral humana que se han llevado a cabo desde 2010 son extraordinarios. Muestran que un simple olisqueo de determinada fragancia es capaz de cambiar las ondas y la actividad cerebrales y hacer que aquellas relacionadas con la enfermedad y el declive cognitivo sean reemplazadas por las relacionadas con la salud y el bienestar. ¿Cómo es posible? Resulta que los compuestos de las fragancias pueden cruzar la barrera hematoencefálica e interactuar con receptores en el sistema nervioso central. La barrera hematoencefálica es una puerta biológica entre la sangre y el cerebro que evita que sustancias potencialmente perjudiciales dañen al sistema nervioso central. Un artículo de revisión de 2016 afirma: "La estimulación olfativa de fragancias produce cambios inmediatos en parámetros fisiológicos como la tensión arterial, la tensión muscular, la dilatación de las pupilas, la temperatura de la piel, la frecuencia cardiaca y la actividad cerebral".[23] El artículo describe a detalle esas conexiones y explica cómo diversos olores, desde los de racimos de lavanda recién cortada o manzanilla, hasta los de incienso y aceites esenciales, afectan diferentes partes del cerebro. Los investigadores concluyen que "las fragancias afectan directa o indirectamente las condiciones psicológicas y fisiológicas de los seres humanos" y que las fragancias regulan de forma significativa las actividades de diferentes ondas cerebrales y son responsables de diversos estados del cerebro". Eso debería darnos a todos algo en que pensar la próxima vez que olamos flores o un riquísimo perfume.

Sin duda, los beneficios sanitarios de la exposición a la naturaleza no se limitan a lo que obtenemos a través de la nariz, sino que son muchísimo más amplios. La investigación sobre los baños forestales está, digamos, floreciendo. Cada año se descubre más sobre los efectos estimulantes a la salud de esta práctica. Por el momento, los beneficios científicamente estudiados incluyen:

- Fortalecimiento del sistema inmune, aumento del conteo y la actividad de las células asesinas del cuerpo
- Disminución en la tensión arterial
- Agudizamiento de las capacidades de sobrellevar el estrés y menor estrés en general
- Mejoría en el estado de ánimo
- Aumento en la conciencia plena
- Aumento en la capacidad de concentración, incluso en niños con TDAH
- Recuperación acelerada de cirugías o enfermedades
- Aumento de los niveles de energía
- Mejoría en el sueño

> Miles de personas cansadas, afectadas de los nervios y demasiado civilizadas están empezando a descubrir que ir a la montaña es como ir a casa. La naturaleza es una necesidad.
>
> JOHN MUIR

Aunque parezca intuitivo, es importante repasar de que forma salir al aire libre influye en nuestro estado de ánimo. Como argumentamos en el capítulo 1, los índices de depresión y suicidio han aumentado de forma significativa en el transcurso de los últimos años. Pero los tratamientos actuales dejan mucho que desear. De hecho, las únicas opciones probadas que los médicos recetan son medicamentos y terapia cognitivo-conductual (TCC), una psicoterapia que tiene el propósito de cambiar pensamientos y conductas negativos. Pero hasta los beneficios de la TCC se potencian al entrar en contacto con la naturaleza. Un estudio particularmente fascinante analizó si someterse a la TCC al aire libre aumentaba la potencia de la técnica.[24] En el estudio, un grupo recibió TCC en un ambiente hospitalario, mientras que al otro grupo se le dio el mismo tratamiento en un bosque. El estudio descubrió que el grupo del bosque experimentó una reducción de 61% en los síntomas depresivos según las mediciones de escalas de depresión establecidas, mientras que el grupo del hospital experimentó una reducción de tan sólo 21%.

Otro estudio analizó la relación entre la cantidad de tiempo que la gente pasa en áreas verdes y el riesgo de desarrollar depresión.[25] Como era de esperarse, se descubrió un riesgo considerablemente menor de depresión en quienes pasaban cinco horas semanales o más en contacto con la naturaleza, con lo que se concluyó que "la cercanía con la naturaleza ofrece un enorme potencial como manera accesible y rentable de prevenir enfermedades".

Veamos el otro lado de la moneda en lo que se refiere a esta conversación: ¿qué dice la ciencia sobre la capacidad de la naturaleza para aumentar la felicidad (en contraste con disminuir el riesgo de depresión)? En 2014 un metaanálisis estudió si la naturaleza se vinculaba con la felicidad. El estudio repasó pruebas que incluían alrededor de 8500 individuos y descubrió que "quienes están más conectados con la naturaleza tienden a experimentar más afectos positivos, vitalidad y satisfacción con la vida en comparación con los menos conectados con la naturaleza".[26] Una técnica bastante moderna para estudiar el papel de la naturaleza en la felicidad humana es el uso de servicios de localización por GPS. En un ingenioso estudio, unos investigadores preguntaron a 20000 participantes sobre sus estados de ánimo en intervalos aleatorios y compararon esa información con sus ubicaciones.[27] ¿Estaban en un parque o en un edificio? Los investigadores acumularon cerca de un millón de respuestas que mostraban que la gente afirmaba sentirse mucho más contenta cuando sus coordenadas de GPS los ubicaban cerca de hábitats naturales o áreas verdes, en comparación con quienes estaban en entornos urbanos.

> Un toque de naturaleza hermana a todo el mundo.
>
> WILLIAM SHAKESPEARE

Una de las maneras en que se cree que la naturaleza ejerce sus efectos saludables es combatiendo el estrés. Y esto tiene mucho sentido. Por algo van juntas las palabras *relajación y naturaleza*. Como mencionamos antes, la naturaleza activa el sistema nervioso parasimpático, el cual promueve la relajación y apaga el sistema nervioso simpático, el cual promueve el estrés. También se ha demostrado que reduce los niveles de cortisol. Entonces, si la naturaleza nos ayuda a manejar el estrés crónico, bien puede estarnos devolviendo las riendas para tener un mejor autocontrol, tomar decisiones más meditadas y regular mejor nuestras emociones e impulsividad, pues sabemos que el estrés crónico daña la corteza prefrontal y fortalece la amígdala. En pocas palabras, la naturaleza nos permite recuperar el control de nuestro cerebro y aliviar el síndrome de desconexión.

> Toda la naturaleza está a cada momento dando todo de sí para hacernos bien. No existe para ningún otro objetivo. No se resistan a ella.
>
> HENRY DAVID THOREAU

El poder estimulante de la naturaleza algo le debe al sol. Cuando sus rayos alcanzan la piel produces vitamina D, una hormona que no nada más es esencial para una variedad de procesos biológicos, sino que también está directamente vinculada con la capacidad del cerebro para sintetizar la serotonina. La doctora Rhonda Patrick, científica que estudia el envejecimiento y la prevención de enfermedades, lo ha descrito a cabalidad.[28] Ella postula que la deficiencia de vitamina D, afección frecuente entre los estadounidenses, puede contribuir a la depresión. Se supone que la mayoría de los medicamentos que se suelen recetar para mejorar el estado de ánimo funcionan aumentando la serotonina disponible, pero esta nueva investigación propone que tan sólo incrementar los niveles de vitamina D, ya sea saliendo al sol o tomando suplementos, puede mejorar el estado de ánimo, probablemente porque estimula la serotonina.

Hasta el momento, los hallazgos científicos son impresionantes: el contacto con la naturaleza puede cambiar nuestra conducta para bien al asombrarnos y maravillarnos. En una fascinante serie de estudios, el doctor Paul Piff y sus colegas de la Universidad de California en Irvine observaron el impacto de la exposición a la naturaleza y el papel del asombro para cambiar nuestras tendencias conductuales. Piff describe el asombro como "una respuesta emocional a estímulos perceptualmente vastos que trascienden los actuales marcos de referencia".[29] En esta investigación, su equipo mostró que producir asombro conllevaba un aumento en la toma ética de decisiones, en la generosidad y en los valores prosociales. Luego demostraron que desencadenar el asombro mediante la exposición a un grupo de árboles altos traía consigo "una conducta prosocial mejorada y una menor sensación de merecerlo todo". El asombro parece tener un poder muy singular. Hay casi una sensación de que el tiempo se detiene cuando uno presencia algo que inspira asombro, sobre todo la primera vez que se experimenta. ¿Alguna vez has estado frente a una catarata o has observado los colores del arcoíris volverse más intensos? ¿No te sentiste tranquilo y conectado, en lugar de ansioso y desconectado?

En 2012 un grupo de investigación comprobó que esta sensación puede medirse: demostraron que, en comparación con otras emociones, el asombro hacía que los participantes sintieran que tenían más tiempo disponible.[30] Es más, en este mismo grupo de experimentos, quienes sintieron asombro estaban más dispuestos a hacer trabajo voluntario y, "de manera más contundente, preferían las experiencias a los productos materiales". Los investigadores concluyeron que "las experiencias de asombro llevan a la gente al momento presente y hacen que se sienta más satisfacción con la vida que si no se tuvieran".

Es impresionante y motivador pensar que cuando nos asombramos en presencia de la naturaleza experimentamos un importante efecto positivo en la manera como interactuamos con los demás. El asombro que provoca la naturaleza nos recuerda nuestro lugar relativamente insignificante en el universo y eso nos permite concentrarnos en otras personas sin sobrevalorar de forma desproporcionada nuestra valía. El asombro también desplaza algunos de los deseos materialistas que nos hacen caer por la espiral de infelicidad y comparación constante. Estos beneficios potenciales son importantes en un mundo que fomenta el narcisismo y el materialismo. El asombro puede mejorar nuestra actitud y facilitar comportamientos empáticos. En términos generales, nos hace mejores personas, resistentes al síndrome de desconexión.

En otra serie de experimentos realizados por el doctor Piff, su equipo observó cómo la exposición a la belleza de la naturaleza cambiaba las perspectivas de la gente.[31] Estos investigadores descubrieron que "estar expuestos a imágenes más bellas de la naturaleza (contra imágenes menos bellas de la naturaleza) hizo que los participantes fueran más generosos y confiados, y que "estar expuestos a plantas más bellas (contra menos bellas) en el laboratorio hizo que los participantes mostraran una mayor disposición a ayudar a otros". Esta investigación subraya aún más el hecho de que el contacto con la naturaleza trae consigo un beneficio medible para la sociedad. Literalmente somos la mejor versión de nosotros mismos cuando disfrutamos la puesta de sol o hacemos una excursión (de preferencia con una amistad).

Y ¿dónde entra la empatía? Los científicos lo han estudiado de dos maneras, pero ambas demuestran el poder de la naturaleza para aumentar la conducta empática. En un conjunto de experimentos, los participantes estuvieron expuestos a escenografías, ya fueran de paisajes urbanos o naturales, y luego se obtuvieron imágenes de su cerebro por resonancia magnética funcional para ver qué partes estaban más activas.[32] Como era de esperarse, la amígdala se encendió más en los participantes que vieron la escenografía urbana, en comparación con quienes vieron un paisaje natural. En cuanto al otro experimento, ¿qué crees que pasa cuando pones a un púber en el bosque cinco días sin acceso a ninguna pantalla? Esta pregunta se respondió en 2014, cuando 51 púberes "pasaron cinco días en un campamento en el que no se permitían televisiones, computadoras ni teléfonos móviles".[33] En la ciudad, 54 jovencitos más o menos de la misma edad siguieron usando de la manera habitual sus teléfonos inteligentes, tabletas, televisiones, computadoras y todas las demás pantallas. Antes y después de los cinco días, a ambos grupos se les mostraron fotos y videos de gente, y se les pidió que determinaran sus estados emocionales. Fue una manera de evaluar qué tan bien podían estos jóvenes percibir las emociones de otras personas. Los descubrimientos fueron reveladores. Los púberes que pasaron cinco días desconectados de los medios digitales reconocían mejor las claves emocionales en los demás, importante habilidad para una exitosa conexión interpersonal y la expresión de empatía. Unos cuantos días en la naturaleza, alejados de pantallas, marcaron toda la diferencia.

Si ya sabemos que la capacidad de expresar empatía parece requerir una corteza prefrontal funcional, y si la naturaleza parece mejorar la empatía, no debería sorprendernos descubrir aún más vínculos entre una corteza prefrontal fuerte y la conexión con la naturaleza. De hecho, un artículo de 2019, publicado en la revista *Scientific Reports*, mostró que una mayor activación en la corteza prefrontal se relacionaba con "una mayor frecuencia en la conducta cotidiana a favor del medio ambiente".[34] Parece que el vínculo entre la corteza prefrontal y la naturaleza es bidireccional: se apoyan mutuamente.

Es importante observar que la naturaleza también tiene efectos antiinflamatorios, lo que a su vez puede ayudar a mantener sana y ocupada a la corteza prefrontal. Múltiples estudios han confirmado este descubrimiento. Por ejemplo, un ensayo de 2012 midió las diferencias en marcadores sanguíneos de estrés e inflamación entre hombres universitarios a quienes se les mandó ya fuera al bosque o a una ciudad.[35] En los análisis de laboratorio realizados antes del experimento no se observaron diferencias considerables en los niveles de marcadores de estrés e inflamación entre ambos grupos, pero la cosa cambió después de dos noches en el bosque o en la ciudad. En el grupo del bosque los niveles de los marcadores inflamatorios TNF-alfa e interleucina-6 se redujeron de forma significativa en comparación con el grupo de la ciudad. Los niveles de entotelina-1, marcador de inflamación en enfermedades vasculares, también era menor en el grupo del bosque, al igual que los niveles de cortisol, hormona del estrés que, como recordarás, ayuda a cortar la conexión entre la corteza prefrontal y la amígdala.

Si aún estás indeciso o sientes que tu necesidad de ser productivo supera la necesidad de pasar tiempo fuera, hay algo más que añadir. La naturaleza (y el descanso de las ataduras digitales asociado a ella) puede darte un empujón cognitivo sustancial. Un estudio de 2012 examinó a 56 hombres y mujeres que realizaron tareas de solución creativa de problemas antes y después de una excursión de cuatro días en la naturaleza.[36] Los investigadores descubrieron que "cuatro días de inmersión en la naturaleza y la correspondiente desconexión de los medios digitales y de la tecnología aumenta el desempeño [en tareas de solución de problemas que requieren la creatividad] en al menos 50%". Independientemente de si te gusta hacer excursiones o no, esto no es nada desdeñable.

El efecto positivo de la naturaleza en nuestra capacidad de concentración lleva tiempo documentado. Hay incluso algo llamado la teoría de la restauración de la atención, que los psicólogos Stephen y Rachel Kaplan propusieron a finales de la década de 1980 y principios de la de 1990, periodo caracterizado por un rápido avance tecnológico y una creciente actividad en interiores, así como preocupaciones por el déficit de naturaleza. Esa teoría plantea la hipótesis de que la naturaleza, además de poner a punto la capacidad de concentración, ayuda a renovar la atención después de haber empleado energía mental, por ejemplo, después de pasar noches de desvelo trabajando incansablemente en un proyecto o tarea. La naturaleza restaura el cerebro al reforzar las conexiones que nos permiten la concentración: las de la corteza prefrontal.

Desde un punto de vista más amplio, grupos de científicos han analizado cómo la naturaleza afecta nuestra esperanza de vida y han llegado a algunas conclusiones sorprendentes. Un descomunal estudio de 2008 publicado en *The Lancet* estudió a 40 millones de británicos y los clasificó por cuán "verdes" eran los entornos donde vivían; por ejemplo, cuántas áreas verdes había en pocos kilómetros a la redonda de sus casas. Éstas se definían como "terrenos abiertos, no explotados, con vegetación natural", e incluían parques, selvas, bosques y canchas deportivas.[37] Los investigadores descubrieron que la gente que vivía en áreas más verdes tenía menores índices de muerte por afecciones del sistema circulatorio y vivía más que los que habitaban en ambientes menos verdes. En otro gran estudio, realizado en 2017 con 1.7 millones de canadienses, el riesgo de muerte prematura era alrededor de 10% menor en gente que vivía en casas rodeadas de muchas áreas verdes.[38] Otro estudio de 2017 analizó a 4.2 millones de suizos y reveló las mismas asociaciones: vivir cerca de áreas verdes disminuía el riesgo de muerte prematura, incluso si se introducían las variables de contaminación y otras exposiciones ambientales dañinas.[39] Ya desde 2015 otro importante artículo de revisión de los estudios disponibles concluía eso mismo.[40]

La moraleja clave de todos estos estudios es que la naturaleza cura y conecta, y lo hace a través de una gran variedad de mecanismos que pueden ser químicos (por ejemplo, reduciendo las hormonas del estrés y la inflamación) y neurológicos (por ejemplo, mejorando las funciones de la atención y la memoria). La naturaleza, en última instancia, reconfigura el cableado cerebral para brindarnos paz y bienestar, y apoya la fisiología general del cuerpo. Asimismo, interactúa de forma positiva con nuestro sistema inmune, altera físicamente ondas cerebrales y cambia así la actividad a lo largo del cerebro para promover conductas prosociales y altruistas, a diferencia de las tendencias materialistas y egoístas que definen el síndrome de desconexión.

Es evidente que necesitamos a la naturaleza para prosperar, y sus beneficios están hoy en día a nuestro alcance.

Durante el programa sugeriremos que disfrutes la naturaleza combinándola con otra actividad del programa Purifica tu cerebro, como la meditación. Puedes sentarte en la naturaleza en soledad o con un amigo, hacer ejercicio en un área verde, comer al aire libre, etcétera.

En un mundo que todo el tiempo nos amenaza con impedirnos ser las personas compasivas, empáticas e iluminadas que aspiramos a ser, es maravilloso saber que el simple acto de exponernos a la naturaleza puede ayudarnos a resolver los problemas. Mañana intenta despertar con la luz natural: abre la ventana si el tiempo lo permite. Compra una planta para tu oficina. Prueba un aceite esencial. Y planea entrar en contacto con la naturaleza al menos media hora a la semana. ¡Mínimo! Esto significa agendar caminatas en el parque o excursiones a las montañas cercanas (si es con una amistad o dos, mejor). Haz ejercicio al aire libre siempre que puedas. Considera hacer un ecotour en tus siguientes vacaciones. La naturaleza es un ingrediente central para la purificación del cerebro. Si los beneficios de la naturaleza son tan fáciles de obtener, la "píldora verde" debería ser una receta habitual para toda la humanidad.

Capítulo 7

Limpiemos la mesa

Alimentar la mente

Lo que comes puede ser o bien la medicina más sana y poderosa o bien el veneno más lento.

Ann Wigmore

En la primera parte del siglo XX en Estados Unidos comenzó un experimento discreto y extraoficial de magnitud e importancia sin precedentes: se alimentó a millones de personas con sustitutos alimenticios alterados de forma química. Esas comidas carentes de nutrientes se desplegaron por toda la nación, y se reemplazaron alimentos verdaderos con sustitutos creados por la bioingeniería. El experimento costó miles de millones de dólares, pero les permitió a los fabricantes hacer que esos productos fueran increíblemente adictivos y muy accesibles. Los publicistas usaron los hallazgos científicos más recientes para aprovecharse del cerebro humano. Se contrató a gente famosa del mundo del deporte y el entretenimiento para promover esa comida sintética como si pudiera mejorar la vida (y el aspecto) de todo mundo. Este experimento masivo no tuvo restricciones de edad, raza o sexo. El gobierno ayudó a solventarlo. Y los resultados de esa manipulación en la dieta estadounidense han sido verdaderamente catastróficos.

En las décadas transcurridas desde que comenzó ese experimento (aún en curso) las consecuencias se han vuelto tan obvias que es doloroso. Muchos de los que participaron en ella desarrollaron obesidad, diabetes, enfermedades cardiovasculares, cáncer y demencia. Su cuerpo y mente empezaron a fallarles. Los experimentadores negaron su responsabilidad y le echaron la culpa a la gente por haber comido sus productos alimenticios tóxicos. Aun así, el inmenso experimento sigue adelante, sin obstáculos. Los estadounidenses participan con cada bocado de comida procesada y creada por la ingeniería que consumen... y ni de cerca se parecen a las celebridades que a diario la publicitan. No sólo la mayoría de la gente tiene sobrepeso u obesidad: también padece, a consecuencia de sus decisiones alimentarias, enfermedades crónicas y evitables. Es tal como lo dijo el doctor Robert Lustig, endocrinólogo pediátrico, en un artículo de 2017: "La comida procesada es un experimento que ha fracasado".[1]

Un estudio a gran escala publicado en el *Journal of the American Medical Association* en 2019 llegó a una conclusión demoledora: el incremento en el consumo de comida procesada se asocia con un aumento de 14% en el riesgo de "mortalidad por cualquier causa".[2] Otro estudio, dado a conocer en 2019 y publicado en *The Lancet*, que también nos ha dejado boquiabiertos, sostiene que, en el mundo, durante 2017 una de cada cinco muertes estuvo asociada con una mala alimentación.[3] Estas estadísticas son un indicio flagrante de un síndrome de desconexión generalizado. Cuando decidimos comer mal enfrentamos graves consecuencias. Nos desconectamos de los alimentos que nutren el cerebro y el cuerpo.

Distanciarnos de la comida real hace más que causar enfermedades como la diabetes y las cardiopatías. Como mencionamos a grandes rasgos en el capítulo 1, la comida moderna y ultraprocesada es una especie de guerra biológica que secuestra la capacidad de toma de decisiones y la regulación emocional del cerebro. Asimismo, activa redes cerebrales adictivas y sienta algunas de las bases más sólidas para el desarrollo de enfermedades. A menudo hablamos del papel de la comida como medicina, pero es indispensable que reconozcamos el aterrador potencial que tiene la típica dieta estadounidense para alterar nuestros pensamientos y acciones, y la constitución general del cerebro.

La ciencia alimenticia nunca ha sido tan complicada como lo es hoy. Si pudieras entrar a las profundidades de las plantas manufactureras de cualquiera de las principales empresas de alimentos y bebidas, te escandalizaría ver lo que hacen. Y sí, algunos de los cuartos son laboratorios científicos donde trabajan químicos en alimentos con batas blancas de laboratorio y anteojos de protección. Antes de los métodos modernos para procesar alimentos, lo que comíamos se cultivaba o criaba en una granja. Hoy en día las etiquetas de comida ostentan una grotesca cantidad de sustancias creadas por químicos en un laboratorio. Quizá te resulte difícil pronunciar, por ejemplo, algo como pirofosfato de tetrasodio, monoglicéridos acetilados o mononitrato de tiamina; es mucho más fácil decir "nuggets de pollo", "croissants" o "galletas Oreo".

El gobierno estadounidense por fin dio marcha atrás en cuanto a su postura de defender las dietas bajas en grasas y altas en carbohidratos; sin embargo, al subsidiar la producción de maíz (y otros productos agrícolas, como trigo y soya, que después se transforman en alimentos refinados altamente procesados), de forma indirecta sigue promoviendo que se añada jarabe de maíz alto en fructosa a todo, desde la carne hasta la salsa cátsup. Esto significa que los contribuyentes estadounidenses están pagando para que se agregue azúcar a sus alimentos (y volviendo a pagar por las enfermedades que el exceso de azúcar inevitablemente causará). Estos hechos por sí solos deberían hacer que nos preguntemos si las recomendaciones dietéticas del gobierno de verdad están considerando nuestros intereses.

Los aditivos alimentarios son una industria enorme. Según la Administración de Alimentos y Medicamentos de Estados Unidos (FDA, por sus siglas en inglés), un aditivo alimentario es "cualquier sustancia cuyo uso deliberado dé como resultado o se pueda esperar que dé como resultado (de forma directa o indirecta) un componente que se use en alimentos o que afecte de algún otro modo sus características".[4] El sitio web de la FDA explica las diversas maneras en las que los aditivos alimentarios, como los colorantes, se incorporan a nuestra dieta, y afirma que "en la actualidad se reconoce que los colorantes son parte importante de casi todos los alimentos procesados que ingerimos".[5] El resumen de su artículo concluye tranquilizando al lector y diciéndole que "los consumidores deben sentirse seguros con respecto a los alimentos que comen".

Qué enunciado tan maravilloso: el gobierno nos dice que lo que estamos comiendo es seguro. Por desgracia, los datos señalan algo diferente. Los alimentos que comemos no son necesariamente "seguros", al menos no desde la perspectiva de lo que la dieta estadounidense estándar le provoca al cuerpo a largo plazo. No tenemos la menor duda de que esta dieta estándar es una de las principales causas de enfermedades como diabetes, apoplejía, hipertensión, cáncer y demencia, y hasta Alzheimer. También sabemos que estas enfermedades están entre las principales causas de muerte en Estados Unidos.

La FDA sostiene que "los aditivos realizan una variedad de funciones útiles en los alimentos que los consumidores a menudo dan por sentadas".[6] El tiempo de caducidad y la frescura son útiles, pero ¿el dulzor? En 2016 investigadores de la Universidad de Carolina del Norte trataron de descubrir qué tan comunes son los edulcorantes añadidos en productos alimentarios.[7] Examinaron 1.2 millones de alimentos vendidos en Estados Unidos y descubrieron que un asombroso 68% tenía edulcorantes añadidos. En 2019 investigadores de la Escuela de Salud Pública T. H. Chan de la Universidad de Harvard publicaron un estudio a gran escala que mostraba que la gente que a diario bebe dos o más porciones de bebidas endulzadas con azúcar tiene un riesgo de muerte prematura por enfermedades cardiovasculares 31% mayor que quienes se lo permiten con menos frecuencia.[8] Ese aumento en el riesgo fue especialmente notable entre mujeres. Las bebidas dietéticas tampoco son una alternativa viable. En el mismo estudio, las mujeres que bebían a diario cuatro o más bebidas endulzadas de forma artificial también tenían un mayor riesgo de muerte prematura.

Las compañías alimentarias están añadiendo una sustancia tóxica y adictiva a casi toda la comida. Han logrado engancharnos. Sin embargo, tenemos la costumbre de culpar únicamente a los consumidores por no ser capaces de dejar de comer y beber esos productos. Para dar el primer paso para el cambio en la dieta, es necesario que entiendas qué es lo que de hecho estás comiendo, cómo te están manipulando para que comas las cosas equivocadas, y cómo esas elecciones dietéticas están afectando tu cerebro e impidiéndote usar la corteza prefrontal para tomar buenas decisiones con respecto a tu alimentación. Comencemos con lo que precipitó nuestra actual crisis alimentaria: la revolución agrícola.

El mayor fraude alimentario de la historia

El desarrollo de la agricultura (la domesticación de plantas y animales) ocurrió hace alrededor de 12 000 años y se desplegó de forma casi simultánea en muchas zonas del mundo, entre ellas Europa, África, Sudamérica y Asia. El cambio hacia la subsistencia basada en la agricultura, y el consiguiente alejamiento del estilo de vida del cazador-recolector, es en parte responsable de un marcado aumento en el crecimiento de la población. Pero si bien aumentamos en número, nuestra alimentación se vio perjudicada. Al aprender a cultivar y cosechar, empezamos a ingerir más calorías de las que necesitábamos, y la dieta humana de repente se volvió mucho menos variada. Esta reducción en la diversidad bien puede constituir el cambio dietético más drástico de la historia humana. La falta de diversidad conllevó una falta de nutrientes. Y mientras nuestras elecciones alimentarias se estrechaban, nosotros nos ensanchábamos.

La doctora Amanda Mummert, investigadora de IBM Watson Health, estudia la historia de la salud humana y los factores culturales en los procesos patológicos. En su opinión, "los estudios empíricos sobre sociedades que dejan de subsistir del forraje y pasan a la producción primaria de alimentos han arrojado pruebas de que la salud se ha deteriorado por un aumento en las infecciones y en las enfermedades dentales, así como un aumento de las deficiencias nutricionales".[9] Traduzcamos eso a un lenguaje llano:

Desarrollo de la agricultura → disminución de la diversidad alimentaria → aumento de enfermedades

Jared Diamond es uno de los mejores historiadores y geógrafos del mundo. Además de haber ganado el premio Pulitzer, ha escrito ampliamente sobre el impacto de la agricultura en la salud humana. En sus propias palabras, llama a la agricultura "el peor error en la historia de la humanidad".[10] Él argumenta que los cazadores-recolectores tenían una dieta muy variada en comparación con los primeros agricultores, cuyo sustento dependía sobre todo en apenas unas cuantas cosechas a base de carbohidratos. Diamond también señala que el comercio promovido por la revolución agrícola pudo haber causado la propagación de parásitos y enfermedades infecciosas. Llega incluso a afirmar que la adopción de la agricultura "fue en muchos sentidos una catástrofe de la que nunca nos hemos recuperado".[11] El historiador Yuval Noah Harari hizo eco de este sentimiento en su éxito de ventas *Sapiens*: "La revolución agrícola sin duda aumentó la suma total de comida a disposición de la humanidad, pero esa comida extra no se tradujo en una mejor dieta ni en más tiempo libre […] La revolución agrícola fue el fraude más grande de la historia".[12]

Los carbohidratos hablan otra lengua

Desde hace mucho sabemos que la comida es información. Los alimentos que consumimos mandan señales de nuestro entorno a nuestro ADN, el código de la vida. Cada bocado que consumimos cambia la expresión de nuestros genes, es decir, la manera en que nuestro ADN se convierte en mensajes y componentes básicos del cuerpo. Piénsalo: ¡tienes la capacidad de alterar, para bien o para mal, la actividad de tu ADN! A esta alteración, provocada por los efectos de las influencias extrínsecas, la llamamos *epigenética*, y resulta que más de 90% de los cambios genéticos de nuestro ADN que se asocian con la longevidad se ven influidos de forma significativa por nuestro estilo de vida y nuestras decisiones con respecto a lo que comemos. Por ejemplo, una dieta rica en carbohidratos refinados disminuye la actividad del gen que produce la sustancia protectora del cerebro llamada factor neurotrófico derivado del cerebro (FNDC).[13] Sin embargo, cuando comemos grasas saludables y proteínas (algo que era común entre nuestros ancestros preagrícolas), la actividad del gen aumenta la producción del FNDC.

Tiene sentido que nuestro ADN funcione mejor con una dieta antigua. Durante más de 99% del tiempo que llevamos en este planeta hemos comido una dieta mucho más baja en carbohidratos refinados, más alta en grasas saludables y fibra y, sobre todo, mucho más diversa de lo que nuestra dieta es ahora. De hecho, la dieta occidental moderna entorpece la capacidad del ADN para favorecer la salud y la longevidad. Y a diario sufrimos las consecuencias de esta discordancia.

> La importancia de la comida va mucho más allá de su contenido nutritivo. A cada instante, nuestras decisiones alimentarias nos permiten controlar la expresión de nuestros genes.

Los alimentos pueden atizar o reducir la inflamación. Los alimentos pueden fomentar o entorpecer la capacidad del cuerpo para desintoxicarse y crear importantes antioxidantes. Y debido a que nuestras elecciones dietéticas influyen en la estructura y el funcionamiento del cerebro, los alimentos también pueden ayudarnos a mantener el equilibrio o hacernos sentir amenazados, temerosos e impulsivos. Ahora bien, aquí es donde la ciencia está ganando terreno y las cosas se tornan emocionantes: la comida es quizá la herramienta más potente para cambiar nuestro comportamiento y forma de pensar.

Si bien hay alimentos saludables que pueden ser resultado de la agricultura moderna, en general la agricultura industrial produce muchos alimentos procesados (esta forma de agricultura, abreviada en inglés como *Big Ag*, alude a las prácticas agrícolas de las grandes empresas, no a las de los granjeros locales). La fuerza económica de este negocio ha impulsado a las naciones industrializadas hacia una dieta rica en carbohidratos refinados que provocan inflamación y enfermedad, un evidente peligro latente para nuestra capacidad de acceder al pensamiento sofisticado y aprovecharlo. Es probable que hayas oído que las dietas altas en carbohidratos refinados allanan el camino para el aumento de los niveles de glucosa en la sangre (si eres diabético, sin duda sabes por experiencia que esto es verdad). Los niveles altos de glucosa en la sangre se asocian no sólo con casi todas las enfermedades crónico-degenerativas que existen, sino también, incluso cuando sólo está un poco elevada, con un documentado aumento del riesgo de encogimiento cerebral y también de demencia. Como se explica en un informe publicado en el *Journal of Alzheimer's Disease*, tener niveles de glucosa en la sangre por encima del rango normal se asocia con un drástico aumento del riesgo de desarrollar demencia.[14] ¿Por qué la elevación de la glucosa en la sangre amenaza al cerebro? En una palabra: inflamación.

> Gran industria agrícola + gran industria alimentaria = gran problema. Estamos comiendo una gran cantidad de calorías provenientes de carbohidratos refinados, sobre todo azúcar. Y en cuanto a nuestro presupuesto alimentario, casi se ha duplicado lo que gastamos en alimentos procesados y dulces (de 11.6 a 22.9% en 30 años).[15] Según investigadores de la Universidad Tufts, "recetar" frutas y verduras ahorraría cien mil millones de dólares en gastos médicos tan sólo en Estados Unidos.[16]

La manipulación empieza temprano

Piensa en tu infancia. ¿Recuerdas tu cereal favorito? ¿Puedes traer a la memoria su comercial de televisión o la caja en que venía, quizá incluso el personaje de caricatura relacionado con esa marca? Es probable que tus recuerdos de ese alimento sean placenteros y haya en ellos un tinte de nostalgia. Estás condicionado a asociar la comida con emociones positivas. Hay investigaciones que demuestran que este sentimiento positivo crea un sesgo hacia el producto que persiste hasta la edad adulta. Ese mismo sesgo se les inculca a nuestros hijos a través de la publicidad. Pero ¿qué importancia tiene?

La industria de la publicidad alimentaria quiere que tomemos decisiones poco saludables y ha concentrado sus esfuerzos en los objetivos más fáciles y vulnerables: los niños. Esto no significa que los adultos sean inmunes, pero el ciclo de consumo vitalicio de comida chatarra empieza cuando los anuncios de estos productos tóxicos se destinan a la generación más joven. Gracias a múltiples estudios realizados alrededor del mundo, vemos que los anuncios de comida para niños se concentran en alimentos poco saludables como galletas, papas fritas, cajas de jugo, botanas azucaradas y "cajitas felices".

Es evidente cuál es la finalidad. Se trata de un multifacético y multimillonario programa de marketing diseñado para capturar la mente de nuestros hijos y convertir a los más jóvenes en clientes de por vida. Las estrategias para conseguir ese fin parecen no respetar límites. Los comerciales de productos alimenticios llegan incluso hasta los programas escolares cuando las compañías patrocinan las lecciones. Los restaurantes de comida rápida regalan alimentos y bebidas a estudiantes con buenas calificaciones, lo que fomenta la asociación entre éxito académico y comida chatarra en las mentes jóvenes. Y los comerciales televisivos de alimentos poco saludable se transmiten con demasiada frecuencia. Lo que más miedo da es que la comida misma puede cambiar el desarrollo cerebral de los niños.

Esto no es sólo un problema en Estados Unidos. Estudios realizados en el mundo entero empiezan a exigir una mejor regulación de la publicidad de estos productos. Un estudio canadiense descubrió que los canadienses "no lograban proteger a los niños de la publicidad televisiva de alimentos altos en grasas, azúcares y sodio",[17] y un estudio mexicano descubrió que "la mayoría de los alimentos y bebidas que se anuncian en la televisión mexicana no cumple con ninguna norma de calidad nutricional y, por lo tanto, no debe estar dirigida a los niños".[18] Un estudio de revisión de comerciales televisivos en España reveló que "más de la mitad de los comerciales eran de productos poco saludables".[19] De forma muy sintética, un reciente estudio iraní sobre los comerciales televisivos de comida para niños concluye: "Los comerciales de comida en la televisión no alientan una alimentación saludable".[20]

El principal problema con estos anuncios es que promueven un aumento de la ingesta calórica, sobre todo de alimentos y bebidas de baja calidad. En un estudio de 2009 los menores expuestos a comerciales televisivos de comida consumieron 45% más alimentos en general,[21] y un metaanálisis más reciente confirma que los niños que están expuestos a los anuncios "comen bastante más que quienes no".[22] En 2019 los medios dieron difusión a un artículo escrito por investigadores de Dartmouth College que argumentaba que los comerciales televisivos de cereales con mucha azúcar dirigidos a niños aumentaban la cantidad de cereal que los niños comían. Por supuesto que de eso se trata la publicidad, pero ¿está bien manipular a preescolares y hacer que se enganchen con estos productos dañinos? Los autores del estudio afirman: "Los hallazgos indican que la influencia de la publicidad dirigida a niños empieza antes y dura más de lo que antes se había demostrado, y subraya las limitaciones de las actuales directrices industriales en lo que respecta a publicitar alimentos altos en azúcar a niños menores de seis años".[23]

Están manipulando a nuestros niños para que den preferencia a comidas adictivas y poco saludables. Las consecuencias que esto tiene en su cuerpo y su cerebro durarán para toda la vida. Así es como se arraiga el síndrome de desconexión.

Conforme esta población crezca, le resultará cada vez más difícil evitar los resultados de sus malas decisiones alimentarias. La obesidad puede ser para ellos una condena a perpetuidad. Y en cuanto a su cerebro, la obesidad se asocia en gran medida con una mayor impulsividad y con inflamación crónica. Nos hacemos adictos de jóvenes y permanecemos enfermos toda la vida.

Las empresas hacen todo lo posible por asociar la comida con emociones como la felicidad y actividades como el esparcimiento y las relaciones sexuales para influir en nuestros hábitos de compras. Por ejemplo, un estudio a cargo de investigadores de la Universidad de Nueva York, Harvard, la Universidad de Pensilvania, la Universidad Duke y la Universidad de Cincinnati descubrió que 76% de los alimentos anunciados durante encuentros deportivos era poco saludable.[24] La doctora Marie Bragg, principal autora de este estudio, también investigó la publicidad de alimentos y bebidas en la que figuraban atletas famosos. Junto con su equipo descubrió que las celebridades deportivas tienden a recomendar, en su mayoría, malas decisiones alimentarias: al menos 79% de la comida que promueven puede considerarse muy calórica y poco nutritiva. Por si fuera poco, casi todas las calorías de las bebidas que anuncian vienen directamente del azúcar añadida. Y estos famosos atletas son modelos a seguir para nuestra juventud. El artículo de la doctora Bragg incluso traza paralelismos entre el patrocinio de atletas por parte de la industria alimentaria y las tácticas que usaba antaño la industria del tabaco.

Las gratificaciones equivocadas

Es importante entender que la neurociencia de la adicción implica activar vías específicas en el cerebro. Escribimos al respecto en el capítulo 3, cuando explicamos que los aumentos de dopamina nos hacen volver siempre por más. En general, la comida afecta nuestros pensamientos y decisiones de dos maneras: 1) la comida afecta las vías inflamatorias que llegan al cerebro y cambian su cableado y 2) la comida afecta los circuitos de la adicción. Estos dos procesos van de la mano.

Hemos ido aprendiendo que las ansias de azúcar, por ejemplo, no empiezan sólo en el cerebro. De hecho, parece haber un vínculo entre el exceso de grasa abdominal (visceral) inflamatoria y la activación del sistema de gratificaciones basado en la dopamina.[25] La grasa de la barriga parece tener su propio plan: ¡mantenernos gordos!

> No engordamos porque comamos en exceso: comemos en exceso porque estamos engordando.
>
> GARY TAUBES,
> *¿Por qué engordamos? Y qué hacer al respecto*

Las malas decisiones alimentarias traen consigo un aumento en la grasa abdominal, lo que genera inflamación y nos vuelve impulsivos, con lo que aumentan las probabilidades de que comamos aquello que nos engorda. Esto podría explicar los altos niveles de conducta impulsiva documentados en gente obesa.[26] La inflamación asociada con la obesidad también ha permitido predecir deterioro en la función ejecutiva tanto en adolescentes como en adultos.[27] ¿Qué tanto influye la comida en nuestros circuitos adictivos? Un estudio realizado en 2013 en la Universidad del Sur de California reveló que tan sólo ver alimentos muy calóricos e inflamatorios puede promover que se coma en exceso al estimular el apetito y las vías de la gratificación en el cerebro.[28] Los circuitos de la gratificación se encendían cuando las participantes veían las opciones poco saludables. Y es la activación de estos circuitos de la gratificación lo que hace que parar sea tan difícil. Este estudio es singular porque los investigadores relacionaron el volumen de grasa abdominal y la fuerza con que se activaban las vías de la gratificación en el cerebro. El hallazgo más inquietante fue que mientras más amplia es la circunferencia de la cintura, con más fuerza se activan los circuitos de la adicción en el cerebro. *Nuestras células adiposas son cómplices de mantenernos enganchados y, en última instancia, obstaculizar la conexión con la corteza prefrontal, lo que nos impide tomar buenas decisiones alimentarias.*

Una forma en que los científicos estudian la obesidad abdominal es midiendo el índice cintura/cadera (ICC). Por lo general, un alto ICC es indicador de la presencia de niveles elevados de grasa abdominal.

En 2012 un grupo de investigación observó que las mujeres con alto ICC mostraban menos empatía que las que tenían un bajo ICC; además, "las mujeres con bajos ICC sobresalían a la hora de identificar los estados emocionales de otras personas".[29] Que no quepa duda: la grasa abdominal podría estar determinando para mal tus pensamientos y tu capacidad de toma de decisiones. Nuestro objetivo es romper este círculo vicioso.

Investigaciones recientes muestran cómo la ingesta de carbohidratos refinados en alimentos poco saludables puede cambiar nuestras preferencias. Un ensayo observó la diferencia entre comidas altas y bajas en carbohidratos refinados, y descubrió que la gente que ingería comidas altas en carbohidratos exhibía más activación del núcleo *accumbens*, componente básico de la vía de la gratificación.[30] El consumo persistente de carbohidratos refinados puede entonces hacer que el cerebro vea estos alimentos como gratificaciones, lo que refuerza este vínculo patológico. Al fortalecerse estas conexiones se vuelve más difícil rechazar esa dulce tentación rica en almidón.

¿Es posible que los notorios índices de obesidad sean resultado de una sobreactivación del sistema de gratificaciones y la subactivación de la corteza prefrontal, lo cual afecta la capacidad de rechazar los alimentos poco saludables? En un esclarecedor estudio de 2018 un equipo de investigación internacional desarrolló un marco para entender el consumo problemático de comida.[31] Los investigadores sostenían que la activación excesiva del sistema de gratificaciones y la falta de actividad del sistema de control podrían ser dos de los principales factores que determinan si ingerimos alimentos saludables o poco saludables. Su conclusión fue: "La pérdida del control de lo que comemos puede explicar, aunque sólo en parte, que desarrollemos sobrepeso y contribuyamos a la epidemia de obesidad".

Otra investigación publicada hace poco contribuye a este panorama con un estudio del vínculo entre la amígdala activa y el riesgo de desarrollar diabetes tipo 2.[32] Sabemos que este tipo de diabetes es causada sobre todo por el estilo de vida, en especial una dieta alta en azúcar y carbohidratos refinados. Sabemos también que la diabetes está estrechamente relacionada con la inflamación. En ese estudio, los investigadores mostraron que la activación de la amígdala se elevaba cuando había mayor inflamación. Lo más sobresaliente es que demostraron (por primera vez) que la gente con amígdalas más activas era, por mucho, la que con más probabilidad desarrollaría diabetes tipo 2, sin importar si era obesa o no.

Hemos visto los efectos de una mala alimentación en el cerebro. Pero ¿qué hay de los efectos de una dieta saludable? Un estudio realizado con 672 adultos (con una edad promedio de 79.8 años) comparó los hábitos alimenticios de los participantes con el grosor de su corteza cerebral.[33] Descubrió que los adultos que llevaban dietas estilo mediterráneo (bajas en carbohidratos refinados y carne roja, y altas en grasas saludables) tenían cortezas más gruesas, así como también una corteza prefrontal más gruesa. En otras palabras, lo que comes puede determinar qué tan bien piensas.

Hablando de grasas saludables, debemos señalar que los ácidos grasos omega-3 son buenos para la dieta por dos razones. En primer lugar, están entre los antiinflamatorios más poderosos que consumimos y, en segundo lugar, se ha demostrado que tienen un impacto en el pensamiento sofisticado del cerebro. Un estudio de 2013 demostró que los altos niveles de omega-3 en la sangre se relacionaban específicamente con la conservación de la función ejecutiva durante el envejecimiento,[34] mientras que otro experimento descubrió que el ácido graso omega-3 EPA podía mejorar la oxigenación de la corteza prefrontal.[35] Durante los 10 días del programa Purifica tu cerebro consumirás muchas de estas grasas saludables.

La comida no te habla nada más a ti

Todos hemos oído que las mujeres embarazadas tienen que vigilar lo que comen porque están "comiendo por dos", pero cuando piensas que las decisiones alimentarias que tomamos afectan también a nuestros microbios residentes, todos estamos "comiendo por billones". La comida no sólo proporciona nutrientes a nuestras células, sino que también alimenta a los billones de bacterias de nuestra flora intestinal y cambia así su expresión genética. ¿Por qué esto es importante? Desviémonos un poco para analizarlo.

La flora bacteriana es clave para nuestra supervivencia. En conjunto, nuestros camaradas microbianos se conocen como microbioma y participan en muchas funciones fisiológicas: fabrican neurotransmisores y vitaminas que de otro modo no produciríamos, promueven una función gastrointestinal normal, ofrecen protección contra infecciones, regulan el metabolismo y la absorción de comida, y ayudan a equilibrar la glucosa en la sangre. Incluso afectan si somos gordos o delgados, si tenemos hambre o estamos saciados. Como la salud del microbioma tiene que ver con la función del sistema inmunológico y los niveles de inflamación, esos microbios pueden en última instancia guardar relación con el riesgo de adquirir enfermedades tan diversas como la depresión, la obesidad, trastornos intestinales, diabetes, esclerosis múltiple, asma, autismo, Alzheimer, enfermedad de Parkinson e incluso cáncer. También ayudan a controlar la permeabilidad intestinal: la integridad de las paredes intestinales, que actúan como una especie de portero. Una ruptura en las paredes intestinales permite que las toxinas y patógenos de los alimentos pasen al torrente sanguíneo, lo que desencadena una respuesta inmune agresiva y a menudo prolongada. Esta fisura no sólo afecta el intestino, sino también otros órganos y tejidos, como el sistema musculoesquelético, la piel, los riñones, el páncreas, el hígado y el cerebro.

En el libro *Alimenta tu cerebro,* David abordó en profundidad la ciencia del microbioma, así que recomendamos que lo leas para aprender más.[36] El programa Purifica tu cerebro está diseñado para cultivar un microbioma saludable, lo cual contribuirá a optimizar la función cerebral. Tú puedes controlar los factores de riesgo que enferman al microbioma. Entre ellos están las dietas altas en carbohidratos refinados, el azúcar, los edulcorantes artificiales, la falta de ejercicio, el estrés y hasta la falta de sueño reparador. Y, por el contrario, hay mucho que puedes hacer para fomentar la salud de tu microbioma; por ejemplo, comer alimentos fermentados ricos en probióticos, como el kimchi y los búlgaros, o añadir a tu plato alimentos ricos en prebióticos. Los prebióticos son como fertilizante para tus microbios: les ayudan a crecer y reproducirse. Se encuentran en alimentos comunes como el ajo, la cebolla, el puerro y los espárragos. También puedes apoyar a tus bichos intestinales si evitas los organismos transgénicos (modificados genéticamente) e ingieres comida orgánica siempre que sea posible. En estudios con animales se ha demostrado que los herbicidas usados en cosechas de transgénicos alteran de forma negativa el microbioma.

> Los plaguicidas, los herbicidas, las hormonas y los antibióticos que consumimos han modificado en parte nuestros alimentos. Comer alimentos orgánicos, aunque es más costoso que la comida de cultivo convencional, es una manera de recuperar el control de los mensajes químicos que entran en el cuerpo. Cuando se trata de gastos, puedes pagar más por comida saludable ahora o después gastar mucho más para tratar las enfermedades resultantes.

Cómo te desanima la comida

¿Cuál es el vínculo entre la comida y la depresión? Una vez más, volvemos al papel de la inflamación. Cuando piensas en depresión, es posible que te vengan a la mente desequilibrios químicos. Sigue creyéndose que la depresión es causada por desequilibrios químicos en el cerebro, pero esta explicación simplificada es cada vez menos popular en la bibliografía científica. La depresión es una enfermedad mental compleja, y entran en juego múltiples factores. Por ejemplo, algunas investigaciones han demostrado que la depresión es un trastorno inflamatorio. Los mismos marcadores inflamatorios que se encuentran elevados en personas con cardiopatías están elevados también en gente que sufre de depresión. Apenas estamos empezando a entender la profundidad de esta relación, gracias a mejores tecnologías y estudios longitudinales. Los altos niveles de inflamación se asocian con un drástico aumento del riesgo de desarrollar depresión. Y mientras más altos sean los niveles de los marcadores inflamatorios (en particular la proteína C reactiva), peor es la depresión. Un metaanálisis de esta hipótesis realizado en 2013 reafirmó la relación entre inflamación y depresión.[37] De hecho, en 2019 se están realizando varios estudios para determinar si la depresión puede tratarse con antiinflamatorios. Esto pone a la depresión en la misma categoría que otros trastornos inflamatorios, como la diabetes, la esclerosis múltiple, la enfermedad de Alzheimer y la obesidad. Si bien estas afecciones son distintas, tienen un común denominador: la inflamación galopante.

Cualquier cosa que pueda causar inflamación crónica y sistémica aumentará nuestro riesgo de desarrollar una depresión, además de que avivará la enfermedad si ésta ya existe. Y ya sabes hacia dónde vamos con esto: el gran culpable es el azúcar. Cada vez está documentado con más claridad el vínculo entre el azúcar y la depresión. Un estudio de 2002 encontró "una correlación muy considerable entre el consumo de azúcar y el índice anual de depresión".[38] Un estudio de 2018 realizado con más de 15 000 adultos observó que un alto consumo de azucar se asociaba con un aumento de 35% en el riesgo de desarrollar una depresión.[39] Sin embargo, no es sólo el azúcar. También los carbohidratos refinados son culpables. Un estudio de 2015 reveló un mayor riesgo de depresión en mujeres posmenopáusicas que llevaban una dieta alta en carbohidratos refinados de rápida digestión.[40] En el lado contrario del espectro, la dieta mediterránea (baja en carbohidratos y rica en aceite de oliva, nueces y semillas) se correlacionaba con un riesgo 30% menor de depresión, según un artículo de revisión de 2018 basado en varios estudios grandes.[41]

La flora bacteriana también influye en el estado de ánimo y la estabilidad emocional. Se trata de un campo de investigación activo y fascinante, el cual ha descrito la dinámica carretera de comunicación entre el cerebro y el sistema digestivo. Mediante esta conexión de dos vías el cerebro recibe información sobre lo que está pasando en los intestinos y manda información de vuelta al vientre para garantizar un óptimo funcionamiento. Toda esta transmisión de ida y vuelta ayuda a controlar la conducta alimenticia y la digestión. Los intestinos también mandan señales hormonales que desencadenan las sensaciones de saciedad, apetito e incluso dolor por la distensión intestinal.

Los médicos vemos esto con claridad en enfermedades que afectan a los intestinos. Afecciones como la enfermedad celiaca descontrolada, el síndrome de intestino irritable y la enfermedad intestinal inflamatoria influyen muchísimo en el bienestar porque cambian cómo se siente la gente y qué tan bien duerme, sus niveles de energía e incluso su manera de pensar. Aunque no padezcas una de estas enfermedades, el intestino sigue influyendo en la salud mental. Un intestino sano es, literalmente, una barrera contra la inflamación. Además, fomentar los tipos correctos de bacterias en el intestino contiene la inflamación al tiempo que mantiene la integridad de las paredes intestinales; dado que la elevación de la inflamación se vincula con la depresión y también con un menor control de la corteza prefrontal, esto no puede pasarse por alto. En resumen: *cómo piensas y cómo te sientes, y a la vez experimentas y respondes al mundo a tu alrededor, se ve influido en grandísima medida por tu salud intestinal. Y eso es un reflejo de tus decisiones alimentarias.*

La sustancia química feliz: la serotonina

La hormona que ocupa el lugar central en las conversaciones sobre los estados de ánimo y la depresión es la serotonina. Sabemos que participa en la regulación del estado de ánimo, y se piensa que muchos antidepresivos funcionan en parte porque aumentan los niveles de serotonina en el cerebro. La serotonina tiene muchas funciones en el cuerpo y puede desempeñar también un papel en otros trastornos neurológicos y psiquiátricos, como la ansiedad, el trastorno obsesivo-compulsivo (TOC), el trastorno por estrés postraumático (TEPT), las fobias y hasta la epilepsia. Está involucrada en el apetito y la digestión, en la salud ósea, las relaciones sexuales, el sueño e incluso las experiencias psicodélicas. Como se mencionó, la flora intestinal nos ayuda a producir serotonina, y la mayor parte del suministro de serotonina del cuerpo (como 90%) puede encontrarse en el revestimiento del estómago y los intestinos. El 9% de la serotonina se encuentra en las plaquetas sanguíneas, donde participa en la coagulación. ¡Eso significa que sólo 1% de la serotonina del cuerpo humano se encuentra en el cerebro! Pero no te dejes engañar por esa estadística: la serotonina es sumamente importante para un sano funcionamiento cognitivo.

Hay al menos 14 diferentes receptores de serotonina en el cerebro, todos los cuales cumplen diferentes propósitos. El receptor de serotonina 1-A ha sido el más estudiado y se ha relacionado estrechamente con las enfermedades psiquiátricas: en especial, ansiedad y depresión. Por ejemplo, el ansiolítico buspirona y el antidepresivo viladozona estimulan específicamente a este receptor.

Por lo regular, los receptores químicos se hacen menos sensibles con la estimulación reiterada y por lo tanto requieren niveles cada vez más altos de estimulación para ser efectivos. Sabemos que es así con el receptor de insulina, por ejemplo. Los niveles crónicamente altos de insulina reducen la funcionalidad del receptor y conducen a la diabetes tipo 2. Este fenómeno también ocurre con el receptor de dopamina. Por eso la gente necesita niveles cada vez más altos del estimulante que provoca la sensación de bienestar. Pero cuando se trata del receptor de serotonina 1-A, seguimos tratando de entender exactamente cómo funcionan las cosas.

La serotonina se fabrica con el aminoácido triptófano. El triptófano se considera un aminoácido esencial (el cuerpo no puede crearlo por sí solo). Esto significa que todo el triptófano del cuerpo tiene que provenir de los alimentos. Y ahí radica una clara conexión entre la dieta y el estado de ánimo. Aunque todavía es indispensable que se confirme en estudios a gran escala, se ha observado que una dieta alta en triptófano mejora el estado de ánimo y también genera una menor liberación de cortisol en respuesta al estrés agudo.

ALIMENTOS RICOS EN TRIPTÓFANO	
Ajonjolí	Pavo
Semillas de girasol	Espinaca
Linaza	Pollo
Pistaches	Atún
Nuez de la India	Cangrejo
Queso mozzarella	Avena
Cordero	Lentejas
Res	Huevo

Sin embargo, cuando circulan por nuestro cuerpo grandes cantidades de sustancias químicas inflamatorias, el camino que convierte el triptófano en serotonina está bloqueado. Es decir, la inflamación interfiere con la producción de serotonina. El estrés y los niveles elevados de cortisol interfieren del mismo modo. El triptófano se desvía de la producción de serotonina, y, para compensar, nuestro cuerpo produce una sustancia química llamada quinurenina. En fechas recientes se ha sugerido que un aumento de la activación de esta vía de la quinurenina es un vínculo fundamental entre la inflamación y la depresión.[42] Esto puede explicar la fuerte correlación entre afecciones inflamatorias como el síndrome metabólico, la diabetes y la obesidad y el aumento en el riesgo de depresión, así como entre el estrés y los problemas de salud mental.

Como se ilustró antes, aunque los niveles de triptófano permanezcan constantes, en presencia de inflamación o cortisol se produce menos serotonina. Muchos estudios han demostrado que, en efecto, la activación de la vía de la quinurenina se ve afectada en gente que sufre de depresión.[43] Y la disminución de la producción de serotonina resultante puede no ser el único problema. Los efectos colaterales de la vía de la quinurenina bien podrían ser una gran pieza del rompecabezas y causar efectos negativos en el estado de ánimo. Si bien se sabe que la depresión está relacionada con anormalidades en la corteza prefrontal, investigaciones recientes sugieren que los metabolitos de la vía de la quinurenina se correlacionan de forma significativa con un menor grosor de esta parte del cerebro en gente con depresión.[44] Datos recientes también sugieren que la activación de la vía de la quinurenina se vincula con problemas cognitivos en mujeres con depresión.[45] Seguimos buscando el modo de aprovechar esta información para promover una mejor salud mental, pero la investigación que está llevándose a cabo sobre la vía de la quinurenina, la inflamación y su relación con la depresión es fascinante.

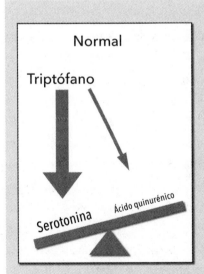
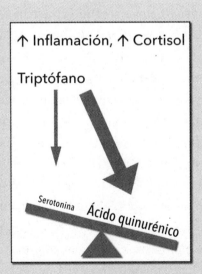

La inflamación y el cortisol reducen con eficacia la serotonina disponible.

La melancolía de la glicación

Las pruebas para determinar si hay metabolitos de la vía de la quinurenina es una forma en la que los científicos han podido vincular la inflamación con la depresión. Sin embargo, en pruebas de laboratorio llevamos mucho tiempo vinculando la inflamación con el estado de ánimo. Uno de los marcadores inflamatorios más conocidos es la proteína C-reactiva (PCR). Los altos niveles de PCR se correlacionan no sólo con la intensidad de la depresión, sino también con un debilitamiento de la conexión entre el circuito de la gratificación y la corteza prefrontal.[46] Tomando en cuenta que los niveles de PCR también están muy elevados en personas con obesidad,[47] deducimos que una mala alimentación, la inflamación y el síndrome de la desconexión están muy entrelazados.

También queremos hablar de la hemoglobina A1c (también llamada hemoglobina glicosilada), un marcador de los niveles promedio de glucosa en la sangre a lo largo de varios meses, algo muy importante para los diabéticos. La A1c revela específicamente cuánta glucosa está adherida a una proteína llamada hemoglobina, la cual transporta oxígeno en los glóbulos rojos. Mientras más alta la glucosa, más alta la A1c. El proceso de que la glucosa se una a la hemoglobina tiene el nombre técnico de glicación, y esto importa porque la glicación trae consigo un aumento en la inflamación. De hecho, hay una correlación directa entre la prueba de sangre para conocer la presencia de A1c y la inflamación. Así, cuando mires tus resultados de A1c estarás viendo muchísimo más que tus niveles de glucosa en la sangre promedio: estarás obteniendo indicios del nivel de inflamación de tu cuerpo. Esperamos que sea evidente entonces cuál es el problema.

Examinemos más de cerca cómo afecta la inflamación al cerebro. Un influyente estudio longitudinal que documenta la relación entre la inflamación sistémica y la neurodegeneración ha surgido del llamado estudio ARIC (estudio de riesgo de aterosclerosis en comunidades), un ensayo aún en curso en el que participan más de 15 000 individuos a quienes se les ha dado seguimiento desde 1987. Se diseñó para analizar

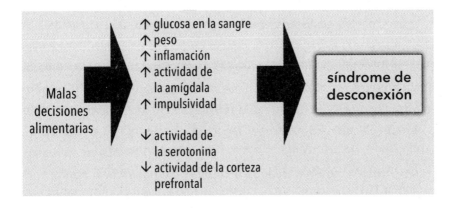

los factores de riesgo de aterosclerosis al dar seguimiento a gente de cuatro diferentes comunidades a lo largo de los años. Sobre la marcha, ha permitido a los investigadores realizar otros tipos de investigaciones que aprovechan la información proveniente de los participantes del estudio. Uno de ellos lo publicó en 2017 un gran grupo de investigadores de múltiples instituciones, entre ellas la Universidad John Hopkins, la Universidad Baylor, la Universidad de Minnesota y la Clínica Mayo.[48] Los investigadores midieron marcadores inflamatorios en un grupo de 1 633 individuos cuya edad promedio era de 53 años al principio del estudio. Siguieron a los participantes a lo largo de 24 años y, con el paso del tiempo, iban evaluando la memoria y el volumen cerebral. Los que al principio tenían los más altos niveles de marcadores inflamatorios exhibían un riesgo considerablemente mayor de encogimiento cerebral. De hecho, su centro de memoria era 5% más pequeño en comparación con quienes tenían menores marcadores inflamatorios al principio. Y si tenían altos niveles de marcadores inflamatorios, su cerebro no sólo era más chico, sino que su función cerebral también se iba reduciendo. De hecho, al cabo de 24 años, el grupo que tenía altos marcadores inflamatorios al principio del estudio era el que menos palabras recordaba durante una prueba de memoria. Estos hallazgos transmiten un poderoso mensaje para la gente más joven que no dimensiona cómo sus hábitos (entre ellos, cosas tan simples como sus decisiones alimentarias) podrían estar afectando su salud cerebral a largo plazo.

La dieta Purifica tu cerebro

Dada la información que hemos detallado en este capítulo, es evidente que reducir la inflamación mediante la dieta es una importante estrategia para reconectarte con tu corteza prefrontal. Limpiarás la mesa y servirás en ella alimentos de verdad que fortalezcan tu capacidad intelectual y contribuyan a un pensamiento óptimo.

El protocolo de dieta descrito en el plan de 10 días que empieza en la página 194 y las recetas que empiezan en la página 218 hacen honor a nuestras raíces ancestrales, a nuestro genoma, nuestro microbioma y a la necesidad que tiene nuestro cuerpo de recibir alimentos integrales ricos en nutrientes y diversos. El plan te ayudará a reducir los carbohidratos refinados y los azúcares añadidos, e impulsará a tu cuerpo a quemar grasas. Al mismo tiempo, aumentarás tu ingesta de grasas dietéticas saludables. Te plantearás una "alimentación con restricción de tiempo" (en lo que ahondaremos más adelante) y consumir al menos una comida 100% de origen vegetal al día, lo que disminuirá tu ingesta de alimentos que propician la inflamación, además de contribuir a la sostenibilidad del planeta. Comerás:

- alimentos bajos en azúcares y carbohidratos refinados
- nada de transgénicos (en la medida de lo posible)
- alimentos orgánicos, siempre que sea posible
- productos alimenticios coloridos y ricos en fibra (que abarquen la mayor parte del plato)
- pescados silvestres
- carne (si eliges comerla) de animales de pastoreo y huevos de gallinas de pastoreo (a las que se les permite deambular en el exterior, donde pueden comer lo que naturalmente comerían en su hábitat natural, como insectos, gusanos y pasto)
- cantidades modestas de cereales o semillas no refinados y sin gluten (por ejemplo, arroz salvaje, quinoa,* trigo sarraceno y mijo)

* En sentido estricto, la quinoa y el trigo sarraceno son seudocereales.

- grasas saludables, como aceite de oliva extra virgen, aceite de aguacate y frutos secos
- alimentos fermentados ricos en probióticos
- alimentos ricos en fibra prebiótica, como hojas de diente de león, ajo, cebolla, puerro y jícama (véase la lista en la página 206)
- alimentos de cultivo o crianza local
- más comida casera

También añadirás a tu régimen complementos alimenticios clave que describiremos en el protocolo de 10 días. Hemos creado un delicioso plan alimenticio lleno de recetas que te ayudarán a arrancar.

Por último, te animamos a plantar un jardín o incluso considerar cultivar hierbas o brotes en una maceta en el alféizar de una ventana. La jardinería nos reconecta con la tierra y con nuestros alimentos, y, como es de esperarse, se ha vinculado con una amplia gama de efectos positivos, como menos síntomas de depresión y ansiedad. Como podrás imaginar, los jardineros consumen más verduras que quienes no hacen jardinería. Y cuando se hace en un escenario comunitario, la gente puede compartir ideas y, en general, entablar conexiones entre sí. De hecho, combinar la jardinería con la comunidad es una excelente manera de congregar múltiples pasos positivos para protegerte del síndrome de desconexión.

La comida es una manera de proporcionarle a tu cuerpo la información que necesita para reestructurarse: desde las conexiones neuronales hasta la expresión genética. Sin embargo, hay otros modos de efectuar el cambio. Lo que haces en las horas de sueño es otro poderoso factor que discutiremos a continuación.

Capítulo 8

Dulces sueños

El hábito al que vale la pena hacerse adicto

El sueño es la cadena de oro que liga nuestra salud con nuestro corazón.

Thomas Dekker, dramaturgo isabelino

Thomas Dekker tenía razón: el sueño establece un vínculo entre el cuerpo y la salud duradera. De hecho, mucha gente a lo largo de los siglos ha alabado el sueño por sus propiedades curativas. Estos autores apreciaban los beneficios del sueño mucho antes de que supiéramos bien a bien qué pasa durante la noche y por qué dormir es tan importante.

¿Cómo dormiste anoche? ¿Pudiste dormir de un tirón sin despertar? ¿Soñaste? ¿Recuerdas la última vez que abriste los ojos por la mañana sin necesidad de alarma y te sentiste como nuevo? Si sientes que no duermes bien, no estás solo. Al menos una tercera parte de los adultos estadounidenses duerme menos de las siete horas diarias recomendadas.[1] Es mucha gente. Decenas de millones. Es una deuda nacional que necesitamos atender.

Con tantas cosas compitiendo por nuestra atención consciente, no es de extrañar que batallemos para dormir bien de forma regular. El brillo electrónico de las pantallas digitales ilumina nuestra casa mucho después del ocaso. En lugar de luz natural, al despertar lo que vemos son las pantallas LED de los despertadores o el resplandor de nuestros teléfonos inteligentes. Nuestro ritmo circadiano se ve sometido a toda clase de agresiones, lo que provoca fatiga y pone en peligro nuestra salud. Como médicos, estamos muy familiarizados con la falta de sueño. Los estudiantes de medicina y los médicos practicantes se enorgullecen de su capacidad para trabajar más de 24 horas sin parar sin dormir, aunque siempre con ayuda de la cafeína y las siestas reconstituyentes. Ostentamos nuestro déficit de sueño como si fuera una insignia de honor, a pesar de que en realidad contribuye a múltiples problemas de memoria y estado de ánimo, así como a enfermedades tan diversas como la diabetes, el sobrepeso y la demencia. Incluso contribuye a una muerte prematura. Y como exploraremos en este capítulo, la falta de sueño reparador afecta nuestra capacidad de conectar con la corteza prefrontal y nos hace más impulsivos y propensos a reacciones irreflexivas.

Hoy en día los científicos reconocen la importancia del sueño más que nunca antes. Estudios clínicos y de laboratorio han demostrado que prácticamente todos los sistemas del cuerpo, sobre todo el cerebro,[2] se ven afectados por cuánto y cómo dormimos. El sueño puede influir sobre cuánto comemos, qué comemos y qué tan rápido marcha nuestro metabolismo. Influye en cuánto engordamos o adelgazamos, que tan bien podemos combatir las infecciones, cuán creativos y perspicaces podemos ser, con cuánta facilidad lidiamos con el estrés, qué tan rápido procesamos la información y aprendemos cosas nuevas, y qué tan bien podemos organizar y almacenar recuerdos. La mayoría de la gente no valora qué tanto el ritmo inherente del cuerpo depende de los hábitos de sueño y es controlado por el cerebro. En el cuerpo humano el ciclo natural día-noche (su ritmo circadiano) influye en el control de todo lo que tiene que ver con el organismo, incluyendo la producción de hormonas y el microbioma del intestino. Hasta la flora intestinal sabe si es de día o de noche, e influye sobre nuestra calidad de sueño.

Al igual que nuestras decisiones alimentarias, dormir bien y duran-te suficiente tiempo, lo que para la inmensa mayoría de las personas significa al menos siete horas diarias, influye de forma directa sobre la expresión del ADN. A principios de 2012 científicos británicos descu-brieron que una semana de privación de sueño alteraba la función de 711 genes, entre ellos algunos que participan en el estrés, la inflama-ción, la inmunidad y el metabolismo.[3] Cualquier cosa que afecte de forma negativa estas importantes funciones del cuerpo altera también al cerebro. Dependemos de esos genes para producir un constante su-ministro de proteínas que reemplazan o reparan los tejidos dañados, así que es fundamental que funcionen de manera adecuada. Aunque quizá no notemos a simple vista los efectos secundarios en el plano genético, sin duda podemos experimentar los efectos observables: confusión, pérdida de memoria, neblina mental, baja inmunidad, obe-sidad, enfermedad cardiovascular, diabetes y depresión. Todas estas afecciones están relacionadas con el cerebro de manera singular.

> Los problemas de sueño desempeñan un papel importantísimo en los comportamientos adictivos, las emociones negativas, la mala memoria y la mala toma de decisiones. Dañan la salud y nos impiden hacer buen uso del pensamiento sofisticado. Por otro lado, un buen sueño es una de las herramientas más poderosas y subestimadas para escapar del síndrome de desconexión. Está entre las estrategias más sencillas y naturales para reconectar con la corteza prefrontal. Y es gratis.

El sueño y la razón de su existencia fueron un misterio hasta el si-glo XXI. Antes de saber lo importante que es, era fácil desdeñarlo como si fuera un lujo innecesario. Mucha gente todavía asegura no necesi-tar más que unas pocas horas de sueño por noche, aunque cada vez está más claro que, por lo general, esta gente está equivocada. A pesar de lo que dice la ciencia, nos aferramos a la idea de que dormir menos sig-nifica que podremos maximizar nuestra productividad y hacer más cosas. Se nos alienta a darnos prisa, levantarnos temprano y trabajar incesantemente hasta bien entrada la noche. Esta mentalidad ha relegado el sueño a un segundo lugar en el escalafón.

Una vez que entiendas de qué forma el sueño te afecta a ti y tu biología, esperamos que lo conviertas en una prioridad. (No entraremos en la ciencia del sueño desde la perspectiva de sus etapas y "arquitectura" a lo largo de la noche; eso va más allá de los alcances de este libro. No obstante, si deseas consultar un análisis del sueño a fondo te recomendamos leer *Why We Sleep*, del doctor Matthew Walker.)[4]

Por qué dormir es fundamental para la salud

Los científicos llevan ya un tiempo estudiando la manera en que el sueño afecta el cerebro. En 1924 John G. Jenkins y Karl M. Dallenbach, psicólogos de la Universidad Cornell, observaron que conservamos mucho mejor los recuerdos después de una noche de sueño reparador.[5] Sostienen que "se olvida poco durante el sueño y, al despertar, el aprendiz puede comenzar la tarea descansado y con vigor renovado". Desde esa época, los experimentos se han vuelto más sofisticados, pero los resultados no son menos atractivos. El sueño es esencial para almacenar los recuerdos, aunque ahora también sabemos que el sueño desempeña múltiples y diversos papeles en el funcionamiento del cerebro.

Por ejemplo, resulta que un déficit de sueño impide procesar información en general. No sólo reduce la capacidad de recordar cosas, sino que también amenaza la capacidad de interpretar la información. La pérdida de sueño podría estar sentando las bases de problemas de memoria irreversibles, que a su vez afectan los procesos mentales y la capacidad de tomar decisiones. Un alarmante estudio de 2013 descubrió que "la fragmentación del sueño en adultos mayores se asocia con Alzheimer y aceleración del deterioro cognitivo". Aunque desde hace tiempo sabemos que la perturbación del sueño es una constante de enfermedades neurodegenerativas como el Alzheimer, datos recientes muestran que este trastorno del sueño puede estar presente muchos años antes del diagnósitco, lo que sugiere que los problemas de sueño pueden ser un marcador temprano de riesgo de demencia.[6] En otras palabras, los problemas de sueño pueden ser la primera señal de que algo anda mal en el cerebro.

Los déficits de sueño provocan problemas en todo el cuerpo. Un artículo de 2017 publicado por la Asociación Estadounidense del Corazón mostró que, en pacientes con historial de cardiopatías, dormir menos de seis horas por noche se asociaba con un aumento de 29% en el riesgo de episodios cardiacos graves (como la muerte o un infarto).[7] Un estudio de 2017 en el que participaron 18000 adultos mostró que, entre los prediabéticos, dormir menos de seis horas diarias se asociaba con un aumento de 44% en el riesgo de desarrollar diabetes avanzada, mientras que dormir menos de cinco horas cada noche aumentaba el riesgo en 68%.[8] El estudio concluía que "dormir el tiempo suficiente es importante para retrasar o prevenir la progresión de prediabetes a diabetes". Recuerda que las cardiopatías, la prediabetes y la diabetes son afecciones inflamatorias. Esas enfermedades se asocian en gran medida con un deterioro de la función cerebral y un mayor riesgo de desarrollar deterioro cognitivo permanente.

Además (y esto es esencial), un sueño inadecuado desencadena la producción de sustancias químicas inflamatorias,[9] que, a través de la vía de la quinurenina descrita en el capítulo anterior, se asocian con depresión y una corteza prefrontal relativamente más delgada.[10] En prediabéticos y diabéticos es un triple golpe al cerebro, porque un sueño disminuido, en combinación con niveles elevados de glucosa en la sangre, desata con más fuerza la glicación de proteínas y la tormenta inflamatoria que en última instancia engendra la enfermedad crónica, la depresión y la desconexión de la corteza prefrontal (haciendo que la felicidad sea todavía más escurridiza).

Cualquier conversación sobre privación del sueño conduce a una discusión sobre la obesidad. La cantidad de estudios que documentan la relación entre falta de sueño y aumento de peso y obesidad podrían llenar este libro y hasta más. La comunidad médica está de acuerdo con que acarrear un déficit de sueño se traduce en kilos de más. Pero ¿cómo es eso? Varios efectos conspiran para incrementar el peso corporal, desde complejos cambios hormonales en el cuerpo que producen más apetito hasta un fuerte antojo de comida chatarra. Según un estudio sobre personas privadas de sueño, "los cambios neuronales se asociaron con un considerable incremento del apetito de alimentos (de alto valor calórico) que promueven el aumento de peso tras la pérdida de sueño, cuya magnitud era proporcional a la gravedad subjetiva de pérdida de sueño en todos los participantes".[11] En otras palabras, el consumo de alimentos que promueven el aumento de peso es directamente proporcional a la cantidad de privación de sueño que uno padezca. En 2011 el *American Journal of Clinical Nutrition* determinó la cifra de calorías extra que se consumen como resultado de la privación del sueño: 300 calorías extra al día.[12] Y esas calorías se reflejan en el cuerpo.

¿Cómo afecta la falta de sueño a los circuitos cerebrales? Resulta que, al parecer, no dormir causa un exceso de actividad en la amígdala y una menor activación de la corteza prefrontal, con lo que aumentan las probabilidades de hacer malas elecciones alimentarias de forma impulsiva.

En 2019 llevaron este estudio un paso más adelante, pues los investigadores obtuvieron imágenes de los cerebros de gente privada de sueño y los compararon con los de gente que había dormido la cantidad recomendada de horas.[13] En el grupo privado de sueño la amígdala se comunicaba de forma más activa con el hipotálamo, la parte del cerebro que regula el apetito.

Hace tiempo que reconocimos la fuerte asociación entre falta de sueño, sueño no reparador y obesidad, pero ahora entendemos por qué: la privación de sueño entorpece la capacidad de hacer buenas elecciones alimentarias. Casi todos sabemos lo que eso significa. Piensa en la última vez que no dormiste suficiente. Es probable que al día siguiente se te hayan antojado alimentos muy azucarados. Son exactamente esas malas elecciones alimentarias lo que amenaza la conexión con la corteza prefrontal. La relación entre un sueño inadecuado y el síndrome de desconexión está clara.

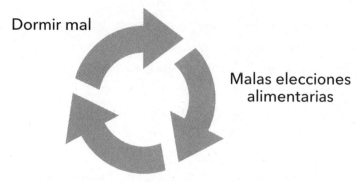

Dormir mal

Malas elecciones alimentarias

Sobrepeso / obesidad

Si tener mejor control de tus elecciones alimentarias y tu peso no basta para inspirarte a dormir mejor, piensa en lo que la carencia de sueño le hace al sistema inmune. ¿Alguna vez te has contagiado de gripe después de no dormir lo suficiente? Recordarás que a uno de nosotros (David) le dio varicela, paperas y disentería en su residencia médica, un tiempo de excesiva privación del sueño (véase la página 32). Y es que la falta de sueño te vuelve susceptible a infecciones porque afecta el sistema inmune. El mecanismo es doble: hay una importante disminución de las células del sistema inmune que combaten infecciones y aumentan las moléculas inflamatorias. No es la situación en la que quieres estar en la temporada de frío y gripe. De hecho, hay pruebas de que una seria privación del sueño puede ser letal. Las ratas a las que no se deja dormir terminan por morir: su sistema está comprometido al grado de que, si padecen una infección oportunista, sucumben a ella.[14] Y si la falta de sueño aumenta tus probabilidades de desarrollar una infección, imagínate el efecto que tiene en el riesgo de desarrollo de otro tipo de enfermedades.

De hecho, la falta de sueño aumenta el riesgo de todos los siguientes problemas mediante diversas vías biológicas:

- Exceso de peso y obesidad
- Resistencia a la insulina, síndrome metabólico y diabetes
- Pérdida de memoria, confusión y neblina mental

- Demencia y Alzheimer
- Función inmunitaria disminuida
- Episodios cardiovasculares, incluyendo infartos
- Cáncer
- Baja libido y disfunción sexual
- Decaimiento emocional y depresión
- Susceptibilidad a infecciones
- Impulsividad
- Adicción
- Síndrome de desconexión
- Reducción en la esperanza de vida

Una verdadera purificación del cerebro

En 2012 el doctor Jeffrey J. Iliff y su equipo de la Universidad de Salud y Ciencia de Oregón publicaron un artículo donde describían un fascinante hallazgo: el cerebro tiene una función de autolavado.[15] Esta investigación suscitó un nuevo campo de exploración del drenaje cerebral que llegó a conocerse como el sistema glinfático: básicamente un mecanismo de limpieza dentro del sistema nervioso central que se ha comparado con un "shampoo para el cerebro" porque es responsable de eliminar los cacharros moleculares que se acumulan durante la vigilia como parte del metabolismo normal del cerebro. En 2013 otro artículo escrito por el doctor Iliff y sus colegas, entre ellos la doctora Lulu Xie, del departamento de neurocirugía del Centro de Neuromedicina Traslacional de la Universidad de Rochester, proponía algo igual de interesante: el sistema glinfático está mucho más activo de noche que de día.[16] Por lo visto, el sueño proporciona una "purificación del cerebro" físico. No sólo nos ayuda a consolidar nuestros recuerdos y descansar el cuerpo, sino que parece ser clave para los quehaceres cerebrales y permite que el equipo de limpieza del turno nocturno haga su trabajo. Quizá por eso pasamos dormidos una tercera parte de nuestra vida.

¿Qué pasa cuando dejamos que esos residuos se acumulen? Una cantidad creciente de evidencias señala que esta basura cerebral puede relacionarse con mayor riesgo de demencia. De hecho, se ha demostrado que hasta una noche de privación de sueño en los seres humanos se asocia con la acumulación de una clase particular de basura cerebral llamada beta-amiloide, la proteína cerebral característica del Alzheimer.[17] Es más, las investigaciones han mostrado una relación entre altos niveles de acumulación de beta-amiloide y la depresión, sobre todo en quienes tienen un trastorno depresivo mayor y no responden al tratamiento.[18] También resulta que una de las zonas del cerebro donde primero se acumula el amiloide es la corteza prefrontal. En los ratones se ha demostrado que esto altera la actividad de la corteza prefrontal y obstaculiza su capacidad de comunicarse con otras partes del cerebro.[19] Podemos estar de acuerdo con que la acumulación de residuos donde sea (el cerebro, el cuerpo, la casa, la comunidad) no crea un ambiente saludable. Necesitamos un sueño adecuado para sacar la basura.

Por desgracia, con la edad este proceso de limpieza puede ser más difícil de llevar a cabo. Un artículo de 2014 analizó las maneras en que el sistema glinfático se deteriora con los años.[20] En los ratones se mostró que había una disminución de 40% en el ritmo de drenaje de ratones mayores en comparación con los más jóvenes. La implicación para los seres humanos es que, si bien no podemos revertir los efectos del envejecimiento, podemos concentrarnos en otras maneras de mejorar este proceso. Tratar las alteraciones del sueño que son tan comunes entre los ancianos es un buen lugar por el cual empezar.

> Es difícil imaginar cualquier otro estado, natural o médicamente manipulado, que ofrezca una restauración más poderosa de la salud física y mental en todo nivel de análisis.
>
> DOCTOR MATTHEW WALKER, *Why We Sleep*

El regulador de humor del sueño

Todos hemos padecido el horror del día siguiente a una noche de mal sueño. Sentirse cansado no es fácil. Quizá has observado que es más probable que les hables mal a los demás y te irrites o andes con los nervios de punta por dificultades cotidianas que en otro momento habrías manejado sin problemas. No es coincidencia.

El sueño es fundamental para la capacidad de manejar estresores emocionales. Al estudiar las ondas cerebrales características del sueño a lo largo de sus diversas etapas, los científicos han demostrado que una etapa en particular, el sueño REM, es un promotor clave de la regulación emocional saludable. Hasta una rápida siesta con abundante REM puede favorecer este proceso. Algunos investigadores han dado pasos agigantados para tratar de entender por qué: el sueño mantiene a la amígdala bajo control. En 2007 el doctor Seung-Schik Yoo y su equipo evaluaron a 26 personas sanas de entre 18 y 30 años.[21] Un grupo pudo dormir de manera normal, mientras que el otro grupo, menos afortunado, permaneció privado de sueño una noche entera. Un día después, mientras les realizaban una resonancia magnética funcional del cerebro, se les mostraron a estos grupos imágenes muy negativas, pensadas para estimular la amígdala. La gente que no durmió experimentó una activación en la amígdala 60% mayor en comparación con quienes habían dormido de forma normal. Por si fuera poco, los investigadores pudieron demostrar que el grupo al que no se le impidió dormir exhibía una conexión mucho más fuerte entre la amígdala y la corteza prefrontal. La siguiente figura muestra que perder una o dos noches de sueño basta para quitarle el control a la corteza prefrontal y dárselo a la amígdala, la cual reacciona al miedo.

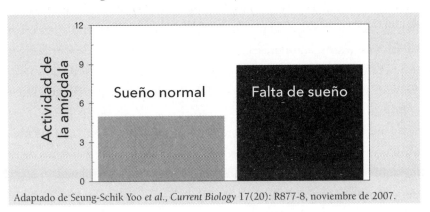

Adaptado de Seung-Schik Yoo *et al.*, *Current Biology* 17(20): R877-8, noviembre de 2007.

En resumidas cuentas, dormir mal puede provocar que nos dejemos llevar por las emociones y nos apartemos de la capacidad para tomar decisiones racionales y óptimas. Y ¿qué efectos tiene esto a la larga? Probablemente estrés y una dieta que favorezca la obesidad, dos cosas que a su vez nos impiden dormir bien.

En 2009 un grupo de investigación propuso una teoría central sobre la manera en que el sueño cambia la activación cerebral para favorecer la baja reactividad emocional y explica que "una noche de sueño puede 'resetear' el tipo de reacción cerebral afectiva correcta para enfrentar las dificultades emocionales del día siguiente". ¿Cómo lo hace? Permitiendo que la corteza prefrontal reprima a la amígdala.[22] En efecto, como declararon el doctor Matthew Walker y la doctora Andrea N. Goldstein en un artículo de 2014, "sin sueño, la capacidad de regular de forma adecuada las emociones y expresarlas se ve comprometida a nivel cerebral y conductual".[23]

Esto significa más que volverse impulsivo, irritarse por nada o enojarse. Un estudio de 2017 descubrió que privar a hombres de sueño durante dos días provocó peores síntomas de ansiedad que los de hombres que durmieron bien, y los que no durmieron mostraron una desconexión entre la amígdala y la corteza prefrontal. Como era de esperarse, los autores concluyeron que "tener un adecuado sueño REM puede ser importante para el mantenimiento de la salud mental".[24]

Uno de los fundamentos de este hallazgo puede estribar en la manera en que el sueño cambia nuestras interacciones con otras personas. Un estudio de 2018, encabezado por el doctor Walker y la doctora Eti Ben Simon, mostró que la privación de sueño se traducía en alienación social. Plantearon la hipótesis de que eso podía aumentar la soledad. Su inquietante artículo propone "un modelo en el que la pérdida de sueño provoca un ciclo de separación social y alejamiento que se refuerza a sí mismo y se propaga".[25]

La moraleja es simple. Si queremos enfrentar el mundo con las mejores probabilidades de éxito, y sobre todo si queremos liberarnos de la inestabilidad emocional del síndrome de desconexión, dormir mejor tiene que ser parte del plan.

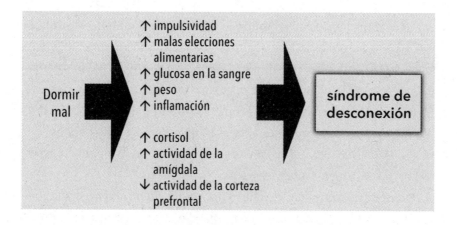

Sueño y adicción

Dado lo que hemos discutido sobre los efectos del sueño en el cerebro, es de esperarse que la falta de sueño influya en el riesgo de adicción, y los hallazgos científicos lo respaldan. Un artículo de 2010 se enfocó en la asociación entre problemas de sueño y recaída entre adictos al alcohol y las drogas, y concluyó que "la [alteración] del sueño es un factor de riesgo universal para las recaídas".[26] Dado que la impulsividad incrementa con la falta de sueño, esto tiene mucho sentido. Incluso entre quienes no tienen una adicción particular al alcohol o las drogas, pero sí problemas con el consumo de alimentos y bebidas poco saludables, e incluso con el uso mesurado de redes sociales, la falta de sueño dificulta aún más romper ese círculo vicioso.

Fármacos para dormir

A los estadounidenses nos encantan las salidas fáciles. Tanto los proveedores de servicios de salud como los pacientes comprenden bien la carga que representa el insomnio para quienes lo padecen, y la industria farmacéutica ha decidido intervenir cuanto antes para solucionar el problema. El informe más reciente reportó que el mercado de fármacos para el insomnio a nivel mundial valía 2.18 mil millones de dólares en 2016, y se predecía que seguiría creciendo anualmente al menos hasta 2025. Casi todo este dinero —99%— provenía de ventas de fármacos, y sólo 1% de la venta de dispositivos médicos.[27] Cada mes, casi 10 millones de estadounidenses toman algún tipo de pastilla para dormir.[28] La gente está dispuesta a hacer lo que sea necesario para dormir mejor. Dado que muchos usamos estos fármacos, es razonable preguntarnos si funcionan y si son seguros.

Para empezar, no hay razones para tomar medicamentos a menos que funcionen. Quizá suene obvio, pero piénsalo así: un artículo de revisión de 2012 comparó algunos de los medicamentos para dormir más comunes con placebos, y concluyó que "[las diferencias entre] el efecto de los fármacos y el del placebo fueron mínimas y su importancia clínica es cuestionable".[29] Parecería que no estamos recibiendo valor por nuestro dinero. Pero espera; eso no es todo.

Los medicamentos para dormir más populares pueden tener efectos negativos en la salud que trascienden la noche en la que se tomaron. Estas pastillas dificultan la productividad al día siguiente. Asimismo, pueden incrementar el riesgo de cáncer, depresión, infecciones y demencia. Por si fuera poco, estos fármacos parecen incrementar el riesgo de muerte prematura. Al dar seguimiento a más de 30 000 adultos en el transcurso de dos años y medio, quienes tomaban hipnóticos (medicamentos para dormir de prescripción médica) tenían un riesgo 530% mayor de morir de forma prematura que quienes no los tomaban.[30] De hecho, se ha vinculado el consumo de medicamentos para dormir con alrededor de 400 000 muertes anuales en Estados Unidos.[31] El doctor Daniel Kripke, de la Universidad de California en San Diego, fue uno de los primeros en estudiar a profundidad el lado oscuro de las pastillas para dormir y descubrió que "la cantidad de muertes asociadas con los hipnóticos casi son comparables con la cantidad de muertes atribuibles al tabaquismo, el cáncer y las cardiopatías".[32]

Dicho lo anterior, tomar una pastilla puede hacerte creer que has dormido más o que al menos has descansado mejor. Sin embargo, no hay un solo medicamento para dormir, ya sea de venta libre o de prescripción médica, que induzca sueño de forma natural. Estar sedado no es lo mismo que dormir. Es verdad que puede traer ciertos beneficios tomar un fármaco prescrito para dormir durante un periodo breve y bajo supervisión médica, y hay momentos y lugares sensatos para promover complementos promotores del sueño como la melatonina y la raíz de valeriana, la cual se deriva de una hierba. Sin embargo, las estrategias no farmacológicas para mejorar la higiene del sueño probablemente te darán mejores resultados a largo plazo que cualquier otra cosa.

¿TIENES SUEÑO?

Quizá no estés al tanto de la calidad de tu sueño. Si percibes que, a pesar de dormir suficiente, sigues cansado durante el día (en especial si eres hombre, tienes sobrepeso o hipertensión, o te han dicho que roncas), habla con tu médico acerca de tus problemas de sueño. Es posible que te sugiera someterte a un estudio de sueño conocido como polisomnografía. Se trata de un procedimiento indoloro y no invasivo en el cual pasas la noche en una clínica del sueño. Mientras duermes, un técnico registra las distintas funciones biológicas para determinar si padeces algún trastorno como apnea del sueño o síndrome de piernas inquietas. Al tratar estos problemas, tu sueño, tu salud y la calidad de tu vida mejorarán de forma sustancial. Es importante que busques un médico o clínica del sueño certificadas. Otra excelente fuente de información relacionada con el sueño es la Fundación del Sueño de Estados Unidos (www.sleepfoundation.org, en inglés).

La tristeza de la luz azul

¿Por qué tenemos dificultades para dormir? En el siglo XIX la invención de la luz eléctrica dio inicio a una nueva era para el sueño humano. La noche ya no necesariamente era sinónimo de oscuridad. En estos tiempos, la diferencia entre el día y la noche se ha vuelto borrosa, casi invisible, gracias a la ubicuidad inescapable de la iluminación artificial. Lejos han quedado los días en los que dependíamos de las velas, y ahora hablamos de contaminación lumínica y su efecto en los ciclos naturales. Y no sólo la cantidad influye, sino también el color. Las pantallas LED enriquecidas con luz azul que estamos mirando con frecuencia sin duda tienen un impacto en cómo y cuánto dormimos. La luz azul no es azul, como tal; el nombre hace alusión a un tipo de longitud de onda lumínica en el espectro de la luz visible que tiene efecto en nosotros a través de la vista. Este tipo de luz nos estimula y fomenta la atención y los tiempos de reacción. Es benéfica durante el día, cuando queremos estar despiertos y alertas, pero puede sabotearnos durante la noche.

Una de las principales formas en las que la luz azul afecta la calidad del sueño tiene que ver con la melatonina, una hormona que desempeña un papel crucial para ayudar al cuerpo a prepararse para dormir. Esta hormona le comunica al cuerpo que es hora de cerrar los ojos y ayuda a regular los ritmos circadianos. Por desgracia, la producción de melatonina se ve afectada en gran medida por la exposición nocturna a luces. Esto explica por qué ver un lector de libros electrónicos —o la pantalla de cualquier dispositivo electrónico— antes de dormir disminuye la calidad del sueño y la capacidad de permanecer alerta al día siguiente.[33] Un estudio demostró que exponerse incluso a pequeñas cantidades de luz durante la noche puede suprimir la producción de melatonina en el cuerpo y afectar el ritmo circadiano.[34] (La melatonina se puede adquirir como complemento, como ya mencionamos. Sin embargo, tomar una pastilla de melatonina no equivale a promover que el cuerpo la produzca de forma natural.)

La luz hace más que afectar la calidad del sueño. Investigaciones recientes indican que exponerse a luz durante la noche puede incrementar el riesgo de desarrollar ciertos tipos de cáncer. En un ensayo, los hombres que durmieron en habitaciones iluminadas tenían tres veces más riesgo de desarrollar cáncer de próstata que quienes dormían en habitaciones oscuras.[35] La exposición nocturna al tipo de luz azul que emana de las tabletas, los celulares y las pantallas también se ha asociado con mayores índices de cáncer de mama en mujeres.[36] En experimentos hechos con animales, la exposición a luces durante la noche parece inducir síntomas de depresión y menor expresión del FNDC, una proteína crucial para proteger el cerebro.[37]

Con todo lo anterior en mente, es importante examinar de forma crítica a qué le prestamos atención antes de dormir. Cerca de la mitad de los niños estadounidenses usa pantallas en la hora previa a irse a dormir.[38] Una encuesta realizada en 2006 a adolescentes estadounidenses reveló que 97% de los encuestados tenía al menos un dispositivo electrónico en su habitación (ya fuera TV, celular, reproductor de música), mientras que los adolescentes que están concluyendo su educación secundaria tienen alrededor de cuatro de estos dispositivos.[39] Los celulares, las tabletas, las televisiones y las pantallas de computadora son fuentes de luz azul.

TERAPIA DE LUZ: UNA CUESTIÓN DE TIEMPO

Aunque es importante limitar la exposición a luz azul antes de irte a dormir reduciendo el tiempo que pasas viendo pantallas y dejando los dispositivos electrónicos fuera de la habitación (o usar gafas bloqueadoras de luz azul si es indispensable que estés frente a una pantalla), también es importante dejar entrar la luz del sol (la cual contiene luz azul) en las mañanas. La luz natural en las primeras horas de la mañana reiniciará tu reloj corporal de forma natural al entrar por los ojos y llegar al núcleo supraquiasmático, una parte diminuta del cerebro que funge como el marcapasos del ritmo circadiano.

Por el lado positivo, varias empresas han empezado a desarrollar tecnologías que ayuden a mitigar algunos de los daños causados por la exposición a luces durante la noche. Por ejemplo, ahora muchos dispositivos traen incluido un "modo nocturno", el cual reduce la producción de luz azul. Un estudio de 2018 demuestra que usar lentes bloqueadores de luz solar en las tardes en lugar de lentes transparentes puede mejorar la calidad del sueño.[40] Algunos datos incluso sugieren que los efectos negativos de la luz antes de dormir se pueden reducir por medio de la exposición a luz brillante en la mañana.[41] Como parte del programa Purifica tu cerebro de 10 días, te daremos las herramientas necesarias para controlar la exposición nocturna a luces. También te daremos consejos que te ayuden a dormir mejor, así como herramientas para abordar trastornos relacionados con el sueño, como la apnea del sueño, una enfermedad común pero tratable que se caracteriza por pausas en la respiración mientras se duerme que alteran el ciclo del sueño. Los niveles altos de azúcar en la sangre también pueden robarte el sueño, pero a través de la dieta Purifica tu cerebro recobrarás el control de este importante aspecto de tu salud. El sueño de buena calidad es esencial para tener un cerebro saludable y feliz, y es momento de que lo reconozcamos y hagamos algo al respecto.

Capítulo 9

En cuerpo alegre, cerebro feliz

El cuerpo que se pone en marcha se mantiene en marcha

Si estás de mal humor, sal a dar un paseo. Si sigues de mal humor, sigue paseando.

HIPÓCRATES

No es ningún secreto: todos sabemos que debemos ejercitarnos más. Sabemos que el ejercicio ayuda a controlar el peso, fortalece los músculos y los huesos, disminuye el riesgo de enfermedades, incrementa la confianza en uno mismo y mejora nuestra forma de ver la vida. Estos beneficios ya no son noticia de último momento.

No obstante, de lo que rara vez se habla en los medios tradicionales es que *el ejercicio reconfigura el cableado cerebral, con lo cual mejora el funcionamiento cerebral y el pensamiento sofisticado.* Pocas personas reflexionan sobre el efecto que el ejercicio tiene en la forma en que pensamos, tomamos decisiones y nos relacionamos con los demás. Es momento de que eso cambie.

La ciencia ha revolucionado la forma en que entendemos por qué el cuerpo —y, sobre todo, el cerebro— requiere ejercicio para prosperar. En este capítulo explicaremos de qué forma mantenerte en movimiento te ayudará a retomar el control de tus circuitos cognitivos para obtener salud y felicidad duraderas. El ejercicio y el movimiento en general son componentes fundamentales del programa Purifica tu cerebro porque, al igual que el sueño y la alimentación, manipula de forma directa la expresión del ADN, al tiempo que restablece la conexión con la corteza prefrontal.

Durante milenios, el ejercicio y el movimiento eran componentes intrínsecos y cruciales de la vida diaria. Los cazadores-recolectores no tenían más alternativa que recolectar o cazar sus alimentos, y dependían de sus propios pies para trasladarse. Entre más nos movemos, más se fortalece y crece el cerebro. El ejercicio promueve, además, la unión dentro de la comunidad, la mejor distribución de recursos y la dependencia mutua en situaciones sociales varias.

En el pasado, a los científicos evolutivos les gustaba establecer paralelos entre nuestras habilidades de recolección y la capacidad para participar en interacciones sociales complejas, pues ambas actividades requerían patrones de pensamiento complejo. No obstante, ahora la ciencia propone que la actividad física por sí sola moldeó nuestro cerebro para convertirlo en una máquina de pensamiento avanzado. Los antropólogos han estudiado las conexiones entre el tamaño del cerebro y la capacidad de resistencia en animales.[1] Observaron toda clase de especies, desde cuyos y ratones, hasta lobos y ovejas, y hallaron que los animales con la mayor capacidad de resistencia innata también tenían mayores volúmenes cerebrales en relación con el tamaño de su cuerpo. Luego, los investigadores observaron a ratones y ratas criados de forma intencional para correr largas distancias. Los niveles de FNDC y de otras sustancias que promueven el crecimiento de tejidos y la salud eran mayores en estos animales específicos, lo que llevó a los científicos a concluir que la actividad física puede habernos ayudado a evolucionar en seres inteligentes e ingeniosos con un cerebro grande de varias capas. *La excepcionalmente compleja y especialmente grande corteza prefrontal humana —y, por ende, nuestra capacidad de ser empáticos, amar, generar conciencia, establecer intenciones reflexivas, sentir compasión, y existir como seres con un desempeño excepcional— puede ser en gran medida resultado de nuestras proezas físicas.*

Eso plantea la siguiente interrogante: ¿qué nos ocurre cuando nos volvemos seres sedentarios? Los estudios demuestran que la corteza prefrontal se activa de modo preferencial por medio del ejercicio.[2] Si renuncias al ejercicio, renuncias también a las virtudes de la corteza prefrontal y, por ende, te vuelves más egoísta, inestable, solitario, ansioso y depresivo. Sin ejercicio, perdemos tanto la forma física como la mental y fomentamos el síndrome de desconexión.

Aunque nos hayamos trasladado de las planicies africanas a las ciudades industrializadas, las necesidades del cuerpo siguen siendo las mismas. Para tener un funcionamiento saludable, el cerebro requiere actividad física regular sin importar nuestra edad. El simple acto de mover el cuerpo ayuda más al cerebro que cualquier crucigrama, ecuación matemática o relato de misterio. Desde hace décadas y hasta la fecha, las investigaciones han demostrado que el ejercicio mejora el funcionamiento cerebral, la cognición y la plasticidad, que es la capacidad del cerebro de establecer nuevas conexiones y reorganizarse. El ejercicio funciona incluso como un "kit de primeros auxilios" para las neuronas dañadas. No existe una sola píldora que tenga ese mismo efecto. Además, el ejercicio disminuye la inflamación[3] y la resistencia a la insulina,[4] y a niveles moderados y bien balanceados ayuda a mantener el cortisol a raya[5] (a menos que vayas a participar en un Ironman, pero ésa es otra historia). En conjunto, estos efectos positivos ayudan a la corteza prefrontal a modular la reacción de la amígdala a la información sensorial. En pocas palabras, el ejercicio ayuda a restablecer conexiones importantes en el cerebro.

Sin embargo, ya no necesitamos buscar comida en el bosque ni migrar a prados más verdes cuando escasea y, conforme el cuerpo se acomoda en las sillas de escritorio, los sofás reclinables y los sillones de felpa, los estresores metabólicos y las exigencias físicas que nos mantenían sanos se han esfumado. La tecnología moderna nos ha brindado el privilegio de una vida sedentaria y relativamente aislada; en estos tiempos, casi cualquier cosa que necesitemos está a nuestro alcance sin que tengamos que hacer un gran esfuerzo o salir siquiera de la cama. No nos acercamos ni un poco a la cantidad de ejercicio diaria recomendada. Si lo piensas bien, no es extraño que sintamos aversión al ejercicio porque, como argumenta Daniel Lieberman, biólogo evolucionista de la Universidad de Harvard, "los humanos evolucionaron para adaptarse a cantidades moderadas y regulares de actividad física de resistencia de camino a la vejez", pero "la selección natural los llevó también a evitar el agotamiento innecesario".[6] En resumen, nuestro cuerpo está diseñado para ejercitarse de forma regular, pero el sistema de conservación de energía está diseñado para ahorrar calorías. Llamémosle "la paradoja del ejercicio": estamos configurados para movernos, pero también para evitar gastar demasiada energía.

Esto ha desencadenado una crisis de salud en el mundo actual. El ejercicio revitaliza el cerebro más que cualquier otra cosa, promueve el crecimiento y tiene el potencial de desviar la marea de enfermedades neurodegenerativas y trastornos afectivos.

Podríamos escribir cientos de páginas acerca de los beneficios del ejercicio, pero, antes de eso, examinaremos algunos de los efectos menos conocidos que tiene el movimiento en el cuerpo.

Así se ve tu cerebro cuando te ejercitas

En Estados Unidos, alrededor de 8% de los adolescentes realiza a diario los 60 minutos de ejercicio recomendados, y sólo 5% de los adultos cumple con la media hora recomendada.[7] De hecho, los estadounidenses pasan más de la mitad del día siendo sedentarios. Estamos muy lejos de nuestro promedio ancestral: datos obtenidos de tribus modernas de cazadores-recolectores, como los hazda de Tanzania, demuestran que un viaje diario de recolección equivale a caminar alrededor de 5.5 kilómetros para las mujeres y de 8.3 kilómetros para los hombres.[8] ¿Cuáles son los efectos de esta inactividad?

Muchos medios esbozan el argumento de que "el sedentarismo es el nuevo tabaquismo" y se entiende por qué: un metaanálisis y artículo de revisión sistemática de 2015, publicado en *Annals of Internal Medicine*, reveló que el sedentarismo se vincula con muerte prematura por cualquier causa.[9] Asimismo, se ha demostrado que el movimiento por sí solo previene enfermedades y la muerte. Por ejemplo, un estudio de 2015 que dio seguimiento a los participantes durante varios años reveló que ponerse de pie y realizar actividad ligera durante dos minutos por cada hora se asocia con una disminución de 33% del riesgo de muerte prematura por cualquier causa.[10] Y en muchos análisis a gran escala se ha observado que la actividad física disminuye el riesgo de desarrollar varios tipos de cáncer, incluyendo cáncer de colon, de mama, endometrial y meningioma (un tipo de tumor cerebral).[11] ¿Cómo lo logra? En parte a través de su maravillosa capacidad para controlar la inflamación. Cuando tienes menos inflamación crónica disminuye la probabilidad de que las células se rebelen y se tornen cancerígenas.

Ejercicio y función ejecutiva

Si los beneficios generales que tiene el ejercicio en la salud no te resultan lo suficientemente emocionantes, prepárate para esto: el ejercicio mejora la cognición. Como ya mencionamos, la función ejecutiva nos permite convertir los pensamientos conscientes en acciones deliberadas, es decir, aprovechar las experiencias del pasado para la toma de decisiones en el presente, encontrar un propósito y emociones profundas en el presente, y enmarcar las acciones del día en términos de sus posibles consecuencias futuras. La solidez de la función ejecutiva es un reflejo de la salud de la corteza prefrontal, la cual requiere ejercicio para estar sana.

Un metaanálisis de estudios sobre la relación entre ejercicio y cognición en los adultos mayores, publicado en 2003, mostró que "se observó que el acondicionamiento físico tenía beneficios selectos en la cognición, y que los mayores beneficios inducidos por el acondicionamiento físico se reflejaban en los procesos de control ejecutivo".[12] El ejercicio nos brinda la oportunidad de tomar control de nuestras acciones y, en última instancia, tomar mejores decisiones, como qué comemos, cuándo apagamos la televisión por la noche, cuándo salir a empaparnos de la naturaleza, dónde enfocar nuestra atención y cuándo ejercitarnos.

Un ensayo aleatorizado de 2011 observó los efectos del ejercicio en el funcionamiento cerebral de niños con sobrepeso.[13] Se seleccionó a un total de 171 niños de entre siete y 11 años para el estudio; los que se ejercitaron de forma regular salieron mejor evaluados en pruebas de función ejecutiva, planeación y matemáticas. También exhibieron un aumento significativo del flujo sanguíneo en la corteza prefrontal. Un estudio similar, realizado en 2017, prestó atención en especial a la forma en que el entrenamiento de alta intensidad afectaba la cognición en niños.[14] El entrenamiento de alta intensidad implica ráfagas breves de ejercicio intenso, por lo regular cardiovascular. En este estudio, 310 niños de entre 7 y 13 años realizaron entrenamientos de alta intensidad de 10 minutos, 5 días a la semana, durante 6 semanas, o se dedicaron a jugar juegos de mesa y de computadora, y contestar cuestionarios. Los niños que hicieron ejercicio mostraron mejorías cognitivas significativas, sobre todo en la memoria. Otro estudio de 2017 observó a adultos con deterioro cognitivo leve, el cual se suele considerar precursor de la demencia, y les pidió que hicieran actividad aeróbica o estiramientos durante 6 meses.[15] Las tomografías de seguimiento revelaron que el grupo que realizó ejercicio aeróbico exhibía actividad más coordinada a lo largo de la corteza prefrontal. Dicho de otro modo, la corteza prefrontal se activa. En 2019 otro estudio más, dirigido por un grupo de la Universidad Duke, llegó a una conclusión breve, pero informativa: "El ejercicio aeróbico promueve mejorías de la función ejecutiva en adultos con riesgo de deterioro cognitivo".[16] ¿No empiezas a sentir ganas de moverte?

En términos biológicos, el ejercicio parece incrementar el flujo sanguíneo a la corteza prefrontal, llevarle más nutrientes y fortalecerla. Mientras tanto, las conexiones con la corteza cerebral se vuelven más resistentes. Esto es la neuroplasticidad en su máxima expresión, y el mensaje que transmite es claro: si quieres afilar tu cognición, el ejercicio es esencial.

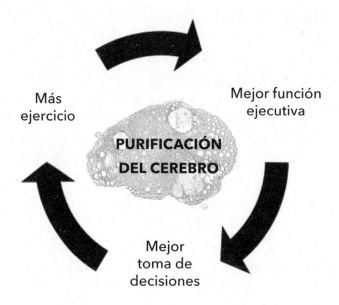

Movimiento social

Si el ejercicio nos ayuda a acceder a la corteza prefrontal y la fortalece, y si una sólida conexión con la corteza prefrontal es esencial para la empatía, lo lógico es considerar que el ejercicio puede ayudarnos a vincularnos con otros y mejorar nuestra capacidad de empatía. Las investigaciones aún no confirman esta hipótesis, pero es posible dilucidarla a partir de lo que ya sabemos. Y dependiendo de las circunstancias, el ejercicio puede ser una excelente forma de reconectarse con la naturaleza e incluso tomar más el sol. Ponerte al día con algún amigo o amiga durante una caminata vespertina puede mejorar tu salud en más de un sentido.

Se ha demostrado que ejercitar con una pareja favorece el apego a un régimen de ejercicio regular. Cuando la gente hace planes para ejercitarse junta, tanto el cuerpo como el cerebro cosechan los beneficios. En un estudio se les dio información a adultos mayores (hombres y mujeres de entre 60 y 95 años) sobre cómo incorporar ejercicio a su vida. Después de cuatro semanas se observó que, "en el caso de los participantes cuyas parejas participaron en la intervención, la actividad física incrementó de forma sustancial con el paso del tiempo, mientras que no cambió entre individuos cuyas parejas no se involucraron en la intervención ni en personas solteras".[17] Y cuando un metaanálisis de 19 estudios con alrededor de 4500 participantes observó si caminar con otras personas ayudaba a mejorar la práctica de ejercicio, descubrió que "las intervenciones que promovían la caminata en grupos eran eficaces para incrementar la realización de actividad física".[18]

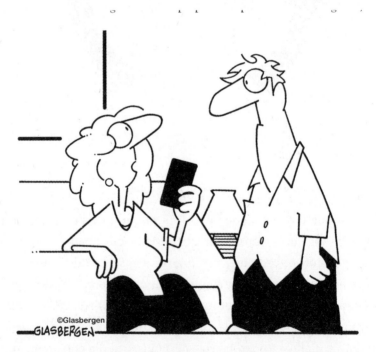

"Creo que debería volver a ejercitarme. Mi caminadora acaba de enviarme una solicitud de amistad."

Fortalecer el cerebro a través del ejercicio

El ejercicio no sólo cambia la reconfiguración del cableado cerebral y la actividad resultante, sino también su infraestructura física. Visualiza la materia gris del cerebro como la computadora, y la materia blanca como los cables que permiten la transmisión de señales eléctricas. La materia blanca transmite la información con rapidez de una parte del cerebro a otra; cuando incrementa y está más activa, las conexiones del cerebro se fortalecen.

Un ensayo de 2014 demostró que los niños que estaban en buena forma física exhibían un mejor desarrollo de las vías de comunicación de la materia blanca que los que estaban en mala forma física.[19] La resistencia cardiorrespiratoria también se correlacionó con un incremento de la actividad de la materia blanca en adultos de entre 55 y 82 años, lo que implica que estar en buena forma puede preservar el funcionamiento cerebral.[20] Si el ejercicio revitaliza el cerebro, ¿será posible que también ayude a prevenir la demencia y el deterioro asociado con las capacidades de toma de decisiones? Un estudio de 2018 examinó la frecuencia de hiperintensidades de la materia blanca (pequeñas manchas que se observan en tomografías cerebrales que pueden tener que ver con Alzheimer o demencia vascular) en personas con varios factores de riesgo de deterioro cognitivo.[21] Dicho estudio reveló que, aunque las hiperintensidades de la materia blanca incrementaban con la edad, este incremento se desvanecía con mayores niveles de resistencia cardiovascular.

Otro estudio publicado en 2018 examinó a pacientes con una alta predisposición genética a desarrollar Alzheimer y dio seguimiento a sus hábitos de ejercicio y a si desarrollaban la enfermedad.[22] Se observó que quienes realizaban altos niveles de actividad física salían 3.4 veces mejor evaluados en una prueba cognitiva y desarrollaban demencia más de 15 años después que quienes se ejercitaban menos. Los beneficios de 15 años más de claridad mental no son nada despreciables.

Los estudios de larga duración son los más reveladores, sobre todo cuando se extienden varias décadas y dan seguimiento a grandes grupos de personas. Un ensayo dio seguimiento a 1 400 mujeres que habían completado una prueba de resistencia cardiovascular más de 40 años antes.[23] Los índices de demencia se monitorearon en múltiples momentos durante el transcurso de los años. Y ¿cuáles fueron los resultados? Entre quienes tenían mejor condición física, en comparación con quienes tenían condición física media, el riesgo de desarrollar demencia era 88% menor. Entre personas con poca condición física, en comparación con quienes tenían condición física media, el riesgo era 41% mayor. Es algo sobre lo que vale la pena reflexionar.

El ejercicio como antidepresivo

Dado lo que sabemos ya sobre las consecuencias de la depresión sin tratar y la falta relativa de opciones efectivas de tratamiento farmacológico, es vital tomar en cuenta otras formas de manejar esta afección. El ejercicio por fin está recibiendo la atención que merece en este sentido. En 2013 los rigurosos revisores de la Biblioteca Cochrane, la cual hospeda una amplia colección de bases de datos sobre medicina y otras especialidades sanitarias, concluyeron que el ejercicio contribuye de forma eficaz a atenuar los síntomas de depresión.[24] En 2016 se publicó un artículo de revisión más actualizado sobre la bibliografía disponible acerca de la relación entre depresión y ejercicio en adultos mayores.[25] En él, se examinaron tres metaanálisis y se llegó a la conclusión de que "el ejercicio es seguro y eficaz para disminuir síntomas de depresión en adultos mayores. Dado que el ejercicio trae consigo muchos otros beneficios para la salud, se debe considerar una intervención clave en el tratamiento multidisciplinario de la depresión en adultos mayores". Cabe aclarar que no sólo la depresión por sí sola es debilitante, sino que la inflamación también se asocia en gran medida con el desarrollo de este trastorno.

Es bueno saber que el ejercicio puede ser un tratamiento seguro y efectivo para la depresión. No obstante, es más inspirador pensar que incluso puede prevenirla. Un artículo de 2017 describió un estudio que dio seguimiento durante 11 años a alrededor de 40 000 adultos que no tenían problemas de salud mental.[26] El estudio observó que el ejercicio como parte del tiempo de ocio regular se asociaba con menor riesgo de desarrollar depresión. Con base en lo estrecho de esta relación, los autores propusieron que incluso una hora de actividad física a la semana puede prevenir 12% de casos de depresión en el futuro. Sin duda alguna, es una terapia poderosa.

Este tipo de estudios muestran correlación, no causalidad. Esto significa que no podemos estar del todo seguros de si la gente deprimida tiende a evitar el ejercicio o si la gente que se ejercita de forma irregular tiene más probabilidades de deprimirse. Sin embargo, hay un estudio publicado en 2019 y realizado por investigadores de Harvard que sugiere que la realización de actividad física insuficiente causa depresión, lo cual escandalizó a los medios.[27] Este estudio, que involucró a cientos de miles de personas, concluyó que trotar 15 minutos al día (o caminar o hacer jardinería durante un periodo más prolongado) puede proteger a la gente de la depresión. Los científicos usaron una técnica de investigación de punta llamada aleatorización mendeliana, la cual provee evidencias sobre relaciones causales entre factores de riesgo modificables —en este caso, la cantidad de ejercicio— y un problema de salud como la depresión. No ahondaremos en los detalles de este tipo de estudio; sólo diremos que es útil para descubrir relaciones de causa y efecto en estudios médicos que de otro modo son difíciles de demostrar. Sin embargo, la conclusión de los investigadores de que "incrementar la actividad física puede ser una estrategia efectiva para prevenir la depresión" es revolucionaria.

Aunque muchos factores influyen en el desarrollo de la depresión, sin duda en el centro del escenario está la inflamación. Los efectos antiinflamatorios del ejercicio tienen un impacto profundo en el metabolismo, señales hormonales como los niveles de cortisol, y la función cerebral, incluyendo la función ejecutiva y la cognición, todo lo cual afecta el estado de ánimo. Cuando te mueves, pones a la corteza en el asiento del conductor. Pregúntales a personas que hacen ejercicio de forma regular si se sienten conectadas y en control de su cuerpo, y te aseguramos que la respuesta será un "sí" contundente. Y decidir ejercitarse de forma regular se vuelve mucho más sencillo cuando empiezas a reconectar la corteza prefrontal. Por lo tanto, deja que tu función ejecutiva marque la pauta.

Encuentra la motivación

Pero ¿qué hacer si detestas el ejercicio? ¿Cómo motivarte a hacerlo? No hay respuestas simples, pero tienes que encontrar tus propias motivaciones para levantarte del sofá. He aquí algunos consejos:

- Recluta a un amigo o amiga y planea hacer sesiones de ejercicio juntos (por ejemplo, ir a caminar o tomar una clase). De nueva cuenta, esto representa una doble dosis de medicina, ya que te ejercitas al mismo tiempo que te involucras en una conversación real con alguien. Y si lo haces en exteriores, la dosis es triple porque agregas la naturaleza a la ecuación.
- Únete a una clase por internet, descarga un video de ejercicios o descarga una app que lleve registro de tus hábitos de ejercicio.
- Prepara tu ropa deportiva antes de dormir y planea ejercitarte a primera hora del día.
- Agenda los entrenamientos con una semana de antelación y anótalos en tu calendario. Apégate al plan. Nunca encontrarás tiempo para ejercitarte si no haces el tiempo.
- Contempla la posibilidad de tomar un complemento de vitamina D (ahondaremos en esto al hablar del plan de 10 días). Las investigaciones demuestran que puede mejorar el desempeño durante el ejercicio, lo que puede inspirarte a apegarte al régimen.[28]

Al hablar del plan de 10 días te daremos más ideas para priorizar el ejercicio. Sin embargo, empieza poco a poco y ve incrementando el tiempo y la intensidad de forma gradual. Todas las investigaciones indican que no es indispensable ser un campeón del CrossFit ni un ultramaratonista para beneficiarte al hacer ejercicio. Como ya mencionamos, hasta el simple acto de ponerte de pie y caminar dos minutos cada hora puede ser útil.

Aunque un puñado de estudios han observado beneficios cognitivos entre adultos mayores que realizan entrenamiento de pesas, la mayoría de los estudios, así como todos los experimentos en animales, han involucrado correr o realizar otras actividades aeróbicas, como natación, ciclismo, senderismo y caminata durante al menos 20 minutos, cinco veces por semana. Estamos conscientes de que quizá el ejercicio no sea una de tus prioridades, pero esperamos que las evidencias que te hemos compartido en este capítulo te inspiren a reconsiderar tus actividades diarias. El ejercicio debe incluir una combinación de cardio, entrenamiento de fuerza y estiramientos. El entrenamiento de fuerza y el estiramiento te ayudará a evitar lesiones y a no interrumpir tu rutina. Si no tienes un régimen de entrenamiento regular, es hora de establecerlo. Si ya te ejercitas, concéntrate en incrementar la duración e intensidad de los entrenamientos, o prueba algo nuevo.

Recuerda que el cuerpo que se pone en marcha se mantiene en marcha. Una vez que el cuerpo está en marcha se desencadenan otros efectos biológicos: menos inflamación; menor estrés y niveles de cortisol; mejor control de los niveles de azúcar en la sangre, equilibrio de la insulina y control de peso; mejor calidad del sueño; mejor estado de ánimo y memoria; mayor actividad de serotonina; mayor actividad en la corteza prefrontal; mejoría del comportamiento empático; y reducción del síndrome de desconexión. Es una situación en la que todos salen ganando.

Capítulo 10

Momentos de tranquilidad

Llena tu conciencia

El silencio ayuda a sanar. Date permiso de bloquear de vez en vez los ruidos del mundo y escucha tu voz interior; ella te dirá qué necesitas.

Anónimo

¿Cuándo fue la última vez que te sentaste intencionalmente en silencio durante algunos minutos? Sin distracción alguna. Sin algo en las manos. Sin sonidos ni imágenes diseñados para captar tu atención. ¿Fue hoy? ¿Ayer? ¿Ya no te acuerdas? Si no lo recuerdas, no eres el único. Hagamos un experimento. Durante un minuto cierra los ojos y presta atención a los pensamientos que te vengan a la mente. Quizá parezcan del todo aleatorios y desorganizados. El caos de la mente moderna siempre está ahí para arruinar nuestros intentos por concentrarnos y mantenernos presentes. ¿Acaso te sorprende que todo el mundo esté tan atareado y distraído?

Como hemos explicado, a lo largo del día nuestro entorno está inundado de estímulos que muchas veces no deseamos. En varios sentidos, nuestro tiempo ya no nos pertenece. El espacio sagrado y apacible de la mente que está reservado para la reflexión es cada vez más pequeño. Necesitamos recuperarlo por el bien de nuestra salud, felicidad y bienestar mental. La calma interior es el antídoto para el frenesí del mundo moderno. La quietud está al alcance de tu mano ahora mismo, pero necesitas saber cómo recibirla. Eso te ayudará a recobrar el cerebro, purificarlo, reconfigurar sus conexiones y protegerte contra el síndrome de la desconexión.

Digamos que percibes que tu computadora se ha vuelto lenta. Como crees que algo no anda bien, recurres a alguien que se especialice en computación. Lo primero que te preguntará el servicio técnico es cuántos programas tienes abiertos y cuántos otros están operando en segundo plano. Vale la pena hacernos esa misma pregunta sobre nuestro cerebro, ya que, a diferencia de la computadora, no podemos operar varios programas al mismo tiempo de forma eficiente. De hecho, entre más intentes hacer múltiples tareas a la vez, más errores cometerás; un estudio demostró que los índices de equivocaciones se triplicaban cuando los participantes debían cumplir dos metas en lugar de una.[1] La persona de servicio técnico te dirá también que actualices tus programas y el sistema operativo, y que luego reinicies el sistema para hacer borrón y cuenta nueva. Nosotros queremos que hagas lo mismo. Ese reinicio restablecerá tu mente para que funcione mejor y de forma más eficiente.

Este capítulo te mostrará que el tiempo de tranquilidad y silencio te permitirá iniciar hoy mismo esta actualización. Cuando tomas la decisión de apartar tiempo de tranquilidad para ti mismo —y nos referimos a dedicar tiempo específico y no a esperar tener un rato libre de forma ocasional—, forjarás un espacio para el auténtico crecimiento personal. Te corresponde decidir si quieres que otros dicten cómo debe ser tu vida o si quieres tenerla bajo tu propio control. Las prácticas de *mindfulness* y de meditación se contraponen directamente a las influencias del exterior y te ponen a cargo de tus propios procesos mentales. Esto explica, en parte, por qué tanta gente ha adoptado estas prácticas: nos empoderan y nos brindan la capacidad de cambiar nuestro cerebro.

La creciente popularidad de las investigaciones acerca del *mindfulness* y la meditación es indicativa de que sirven para algo. Antes del año 2000 en el sitio web PubMed aparecían registrados menos de 10 estudios anuales sobre *mindfulness*. Para 2019 ese número ha ascendido a más de 6 000. Si se buscan estudios sobre meditación, la tendencia es la misma. Y cada vez es más común que la gente ordinaria adopte estas prácticas. A finales de 2018 los Centros de Control y Prevención de Enfermedades de Estados Unidos publicaron un informe sobre el incremento en la práctica de yoga y meditación entre adultos estadounidenses, pues hallaron que, de 2012 a 2017, la participación en clases de yoga incrementó 50%, mientras que la práctica de meditación aumentó más de tres veces, de 4.1 a 14.2%.[2] Estas prácticas comparten una finalidad: enfocar la conciencia en el ser. Por eso tanta gente recurre a estas prácticas: las necesitamos con desesperación, y la ciencia explica con claridad por qué.

> Los términos *mindfulness* y meditación se suelen usar como sinónimos, pero algunas de sus definiciones varían mucho entre sí. Para los fines de este libro, consideraremos que el *mindfulness* es una forma de meditación que consiste en dirigir la atención de forma deliberada a una única cosa y hacerse consciente del momento presente. Por ende, comer, caminar o hacer respiraciones profundas pueden convertirse en formas de practicar el *mindfulness*. Lo mismo ocurre con las plegarias, ciertos tipos de yoga y algunos ejercicios de relajación progresiva. Meditación es más bien un término abarcador que comprende actividades enfocadas en la reflexión interna y la tranquilidad mental. Hay muchos tipos de meditación. Sin embargo, tanto la meditación como el *mindfulness* tienen la misma finalidad: calmar la mente y abrir un espacio para reflexionar y poner los pies en la tierra.

La ciencia de la tranquilidad

El *mindfulness* y otras prácticas de meditación —como la respiración profunda— son herramientas con un efecto potente en el bienestar.

Cada vez entendemos mejor cómo este tipo de actividades enfocadas cambian la química y la fisiología del cuerpo. Por ejemplo, se ha demostrado que la meditación disminuye la tensión arterial.[3] Un artículo de 2017 que hizo una revisión de estudios sobre el efecto del *mindfulness* en el dolor crónico concluyó que: "Las intervenciones basadas en meditación del tipo *mindfulness* dieron como resultado mejorías significativas en materia de dolor crónico, depresión y calidad de vida",[4] mientras que otro artículo de revisión reveló que el *mindfulness*, un tipo de meditación específico que enfatiza la concentración en el presente interno y en las experiencias externas, podría mejorar la función inmune, en gran medida gracias a su efecto en las células del sistema inmune.[5]

Otras investigaciones en el campo han demostrado que el *mindfulness* en general puede disminuir los signos biológicos de la inflamación sistémica, la cual, como hemos discutido en este libro, se asocia con muchas enfermedades y, además, con la capacidad de pensar con claridad y emplear bien la corteza prefrontal.[6] La meditación puede incluso ayudar a prevenir los deterioros cognitivos propios del envejecimiento: un estudio de revisión afirma: "Las evidencias preliminares sugieren que la meditación puede contrarrestar el deterioro cognitivo relacionado con la edad".[7] También hay evidencia de que la práctica del *mindfulness* puede ser un tratamiento efectivo para el insomnio.[8] ¿Ya te convencimos de practicarlo?

Por lo regular, pensamos que las actividades enfocadas en la conciencia, como el yoga y la meditación, son métodos para combatir el estrés. Esta conexión está bien estudiada. En 2014, por ejemplo, un grupo de marines recibió entrenamiento en técnicas de *mindfulness* antes de someterse a los estímulos altamente estresantes de los simuladores de actividad militar.[9] Los investigadores observaron que la respiración y la frecuencia cardiaca de los marines que habían recibido el entrenamiento en *mindfulness* volvían a niveles basales normales más rápido que los marines que no habían recibido el entrenamiento. Asimismo, los que habían recibido el entrenamiento mostraban señales de mejoría de la función inmune. De hecho, las técnicas de *mindfulness* se usan cada vez más en la milicia. En 2019 soldados de infantería en Schofield Barracks, en Hawái, empezaron a usar el *mindfulness* para mejorar sus técnicas de tiro. Esta práctica puede ayudarlos a evitar distracciones en medio del caos y a concentrarse cuando tienen que jalar el gatillo, con lo cual se pueden evitar daños innecesarios a los civiles. En 2019 la OTAN llevó a cabo un simposio de dos días en Berlín para discutir los resultados del uso del *mindfulness* en la milicia. Por lo tanto, es posible predecir que se volverá indispensable en el entrenamiento de los soldados en el futuro.

Pero no hay que ser soldado para beneficiarse del *mindfulness* y de otras formas de meditación. Uno de los estudios más exhaustivos y mejor fundamentados en el tema, un metaanálisis publicado en el *Journal of the American Medical Association*, revisó todos los experimentos relevantes al respecto y observó que el *mindfulness* reduce de forma significativa la ansiedad, la depresión y el dolor.[10] Otro metaanálisis a gran escala se enfocó en el efecto de una práctica conocida como meditación trascendental en 1 295 personas a lo largo de 16 estudios.[11] Éste también observó que dicha práctica provocaba una disminución significativa de la ansiedad, la cual era mucho más pronunciada entre quienes tenían niveles altos de ansiedad de entrada.

¿Qué es lo que hace a nivel fisiológico para dar pie a estos efectos tan impresionantes?

Las formas en las que el mindfulness y otras formas de meditación cambian el cerebro

Las técnicas de *mindfulness* nos proveen técnicas para recobrar de forma consciente el control de nuestros pensamientos, con lo cual podemos reconfigurar el cableado cerebral para equilibrar el cerebro y ser felices, así como crear conexiones en donde más importan y tener las herramientas para lidiar con los estresores de la vida moderna. Nos permiten volver a ocupar el asiento del conductor de nuestra propia mente. Pero ¿de qué forma alteran el cerebro?

Un estudio de 2011 realizado en la Universidad de Harvard mostró cuánto influye el *mindfulness* en la estructura cerebral.[12] En este estudio se obtuvieron imágenes de los cerebros de los participantes por medio de resonancias magnéticas. Después, la mitad de los participantes completó un programa de entrenamiento de ocho semanas diseñado para reducir el estrés a través del *mindfulness*. En comparación con quienes no participaron en dicho entrenamiento, este grupo experimentó un aumento significativo de la concentración de materia gris en varias partes del cerebro después de terminar el curso. Las diferencias en su cerebro eran notorias y cuantificables.

Este estudio se basó en un artículo muy influyente de 2005, en el que investigadores del Hospital General de Massachusetts, hospital de enseñanza de la Facultad de Medicina de Harvard, publicaron algunas de las primeras resonancias que demuestran que la meditación se asocia con un aumento en el grosor de la corteza cerebral.[13] Desde entonces, incontables estudios han documentado que la gente con "cerebros gruesos" tiende a ser más inteligente y tener mucha mejor memoria que quienes tienen "cerebros delgados". Además, quienes meditan tienden a no padecer la pérdida de masa cerebral relacionada con el envejecimiento que se observa en gente que no medita. La meditación puede ayudar a preservar áreas del cerebro relacionadas con la atención, el procesamiento sensorial y la planeación de tareas complicadas y metas.

Lo más impresionante es que no se requiere una práctica prolongada de *mindfulness* para cambiar el cerebro. Un estudio de 2010 demostró que la práctica de 11 horas de *mindfulness* distribuidas en un periodo de un mes bastó para generar cambios medibles en tomografías cerebrales.[14] Y ¿cómo ocurre esta reconfiguración del cableado cerebral? Una primera respuesta es que la meditación incrementa los niveles de factor neurotrófico derivado del cerebro.

Por otro lado, ¿qué pasa cuando estas intervenciones se llevan al extremo? En 2011 investigadores de la Universidad de Yale convocaron a meditadores que habían reunido, en promedio, más de 10 000 horas de práctica en el transcurso de su vida.[15] Luego compararon tomografías de los meditadores expertos con los de voluntarios saludables que no hacían meditación. Los resultados indicaron que en los meditadores se observaba mucha menor activación de lo que se conoce como "red neuronal por defecto" —la región del cerebro que se cree que es responsable de las distracciones— que en personas que no meditaban. Dicho de otro modo, la meditación nos ayuda a mantenernos concentrados y presentes, y evitar evadirnos y distraernos durante el día.

Ésta es la conclusión clave: dado que la meditación refuerza zonas del cerebro que nos ayudan a concentrarnos y mantenernos presentes, *ayuda a reprogramar el cerebro para promover el bienestar, la empatía y la gratitud. También actúa como escudo protector contra los intentos constantes de secuestrar nuestro cerebro y refuerza nuestra capacidad de resistirse a ellos.*

Como ya mencionamos, la corteza prefrontal regula en gran medida las acciones y los comportamientos conscientes, además de que analiza la información que recibe del sistema límbico (que contiene la amígdala) y actúa en consecuencia. En 2007 el doctor Yi-Yuan Tang y sus colegas del Centro de Investigaciones sobre Compasión y Altruismo de la Universidad de Stanford examinaron si la meditación podía afectar esta importante señalización del cerebro,[16] y demostraron que cinco días de entrenamiento en meditación (durante apenas 20 minutos al día) mejoraban el desempeño de los participantes en una prueba de función ejecutiva. En fechas más recientes, en 2015, el doctor Tang demostró que el *mindfulness* podía mejorar la capacidad de controlar las emociones y disminuir los niveles de estrés.[17] Tales mejorías se vinculaban con una mayor actividad de la corteza prefrontal. Estos datos encajan a la perfección con otros experimentos que demuestran que la meditación agranda la corteza prefrontal de los meditadores, en comparación con la de quienes sólo hacen ejercicios de relajación.[18]

En tiempos tan solitarios como éstos vale la pena señalar que la meditación también es capaz de fortalecer la sensación de cercanía con otros. Un estudio observó que, en comparación con los sujetos control, la práctica de una meditación de benevolencia amorosa —un tipo particular de meditación diseñado para promover la compasión y cultivar el amor— incrementaba la sensación de conexión social.[19] Los autores del estudio sugieren que una técnica así de práctica puede promover el incremento de emociones sociales y disminuir el aislamiento social. Por ende, es de esperarse que en varios metaanálisis se haya observado que la meditación también mejora las emociones y los comportamientos sociales.

Otro grupo de investigación quería explorar si las regiones implicadas en la función ejecutiva también mostrarían mayor conectividad después de una intervención basada en *mindfulness*. Y en efecto, documentaron un aumento significativo de la conectividad funcional entre la corteza prefrontal y otras regiones del cerebro apenas tres días después de una práctica de *mindfulness*.[20] Quizá lo más fascinante es que un artículo de 2013 del autor principal del equipo demostró que el *mindfulness* se correlaciona con una amígdala más pequeña; los participantes del estudio que se comprometieron más con la práctica tenían amígdalas un tanto más pequeñas que otros miembros de ese mismo grupo.[21] Ocurrió lo mismo incluso después de que los investigadores establecieran criterios de edad, volumen total de materia gris, neurosis y depresión. Sin embargo, aunque es maravilloso sentirnos tranquilos y ecuánimes durante la meditación, ¿qué ocurre el resto del día?

Un estudio de 2012 mostró que muchos de los cambios positivos asociados con las prácticas de meditación tienen un efecto en la forma en que procesamos las emociones. Los autores observaron que ocho semanas de entrenamiento en dos tipos distintos de meditación "provocaron cambios notorios en la activación de la amígdala en respuesta a [imágenes con una fuerte carga emotiva] mientras los sujetos se encontraban en un estado ordinario no meditativo. El hallazgo sugiere que el entrenamiento en meditación puede afectar el procesamiento de las emociones en la vida cotidiana y no sólo durante la meditación".[22] Dicho de otro modo, meditar con regularidad puede, en esencia, reestructurar el cerebro de forma permanente y permitirle lidiar mejor con los sucesos estresantes de la vida diaria.

Una de las metas principales del *mindfulness* y la meditación es restablecer las conexiones neurológicas para que podamos utilizar las funciones más elevadas del cerebro para transitar por la vida y evitar los baches provocados por una visión recurrente del mundo como un lugar aterrador y peligroso. Esto nos permite reconectarnos con otras personas, con el bienestar y con la noción de un significado profundo de la vida. También tiene el potencial de proveernos lo que se conoce como conciencia ecológica. La ciencia respalda la idea de que la meditación nos inspira a emprender desafíos ambientales y de sustentabilidad complejos, como el cambio climático. Incluso puede motivarnos a contribuir a la justicia social y a ser activistas. En términos generales, al comparar a gente que medita con gente que no medita, los primeros tienden no sólo a preocuparse más por los demás, sino también por la sociedad y por el planeta. Los autores de un artículo de 2018 publicado en la revista *Sustainability Science* lo expresan en los siguientes términos: "Se concluye que el *mindfulness* puede contribuir a entender y fomentar la sustentabilidad, no sólo a nivel individual, sino a cualquier escala".[23]

Dado que el *mindfulness* trae consigo tantos beneficios, ¿qué estás esperando para empezar a practicarlo?

LA PRÁCTICA DE MEDITACIÓN DE AUSTIN

Cuando empecé a practicar la meditación me sorprendió el caos que había en mi cabeza. Fue un auténtico desafío obligarme a sentarme y observar la locura y desorganización de mi mente al cerrar los ojos. Era casi como si mi cerebro se esmerara por mantenerme distraído. Pero entendí que este desajuste interno era un reflejo de la forma en que mi cerebro procesaba el mundo. Era el programa que corría en segundo plano todo el tiempo en mi cotidianidad. Con la práctica y el paso del tiempo, los pensamientos intrusivos me distraían cada vez menos, y me resultaba más sencillo concentrarme.

Meditar a diario, cosa que hago todas las mañanas al despertar, se ha vuelto una herramienta esencial para mí. Sobre todo me ayuda a evaluar el estado de mi mente a diario: si está equilibrada y concentrada, o distraída y temperamental. Esta información me permite ajustar y corregir mis pensamientos, mi toma de decisiones y, a su vez, mi calidad de vida en general.

Todo empieza con la relajación

La reacción de relajación innata del cuerpo también influye en el efecto que tiene el *mindfulness* en nuestra salud. Tomemos la respiración profunda como ejemplo. Como mencionamos en el capítulo 6, cuando percibimos el estrés, el sistema nervioso simpático entra en acción y provoca la liberación de cortisol y adrenalina, las hormonas del estrés. Por otro lado, el sistema nervioso parasimpático ayuda a detonar la reacción de relajación. La respiración profunda es una de las formas más rápidas de inducir una respuesta parasimpática que mueve el interruptor de "alerta máxima" a "paz relativa" en cuestión de segundos, mientras el cuerpo se tranquiliza en múltiples niveles. Según el doctor Herbert Benson, fundador del Instituto Benson-Henry de Medicina Mente-Cuerpo del Hospital General de Massachusetts y un colega muy apreciado que fue uno de los primeros en documentar el engrosamiento de las regiones corticales de los meditadores, la reacción de relajación es "un estado físico de descanso profundo que cambia las reacciones físicas y emocionales al estrés". Este estado se caracteriza por:

- Latidos más lentos
- Músculos relajados
- Respiración más lenta
- Disminución de la tensión arterial

El instituto del doctor Benson es pionero en el campo de la medicina mente-cuerpo y, sobre todo, del estudio de la reacción de relajación, término acuñado por él.[24] Su equipo incluso ha cuantificado los efectos de la reacción de relajación en la expresión de los genes antes, durante y después de rutinas de meditación a largo plazo. Sus investigaciones son prolíficas y profundas. Por ejemplo, un artículo de 2013 escrito por el doctor Benson y su equipo demostró que la reacción de relajación se vinculaba con una menor expresión de genes implicados en la inflamación, así como de vías relacionadas con el estrés.[25] Además, pareciera que la relación entre la expresión óptima de los genes y la reacción de relajación depende de la dosis: más relajación implica mayores beneficios. También vale la pena señalar que los cambios benéficos en la expresión de los genes se observaron en cuestión de minutos, apenas después de una sesión. Los científicos del Instituto Benson tienen la teoría de que los sucesos biológicos que tienen lugar durante la meditación previenen que el cuerpo traduzca la inquietud psicológica en inflamación física. Esto explicaría por qué se ha demostrado que las prácticas basadas en *mindfulness* mejoran los síntomas de depresión en pacientes con dolor crónico[26] y tienen efectos ansiolíticos duraderos[27] apenas después de ocho semanas de práctica grupal.

BENEFICIOS ASOCIADOS A LA MEDITACIÓN

- Mejor conexión con la corteza prefrontal
- Mayor capacidad para tomar buenas decisiones
- Mayor sensación de conectividad y empatía
- Mejoría de las relaciones sociales
- Niveles más elevados de FNDC
- Mejoría de la memoria
- Menos inflamación
- Menores niveles de cortisol
- Menos estrés
- Más creatividad
- Mejor salud cardiovascular

- Mejoría de la función inmune
- Mejor control de los niveles de azúcar en la sangre
- Mejoría de la calidad del sueño
- Mayor implicación en la salud del planeta

Doce minutos al día

El doctor Andrew Newberg es director de investigación del Instituto Marcus de Salud Integrativa – Centro Myrna Brind, y se desempeña como médico en el Hospital Universitario Thomas Jefferson.[28] Ha publicado más de cien artículos y ensayos. Su investigación ha incluido el estudio de la meditación y de las experiencias y actitudes espirituales de la gente. Cuando lo contactamos para hacerle preguntas sobre su investigación acerca de la meditación y la memoria tuvo la generosidad de enviarnos varias publicaciones interesantes escritas por miembros de su equipo. En uno de sus artículos muestra que plantearles a los participantes problemas de memoria durante un programa de meditación de ocho semanas dio como resultado un aumento significativo de flujo sanguíneo a la corteza prefrontal y a otras zonas del cerebro.[29] También mejoró la memoria de los participantes. En otro estudio se convocó a 15 individuos con pérdida de memoria (cuya edad promedio era 62 años) para participar en un programa de meditación de ocho semanas.[30] Tras completarlo se sometieron a una prueba neuropsicológica que exhibió "mejorías notables en términos de estado de ánimo, ansiedad, tensión y fatiga", siendo las más significativas el alivio de la tensión y la fatiga. Estas tendencias se correlacionaron con cambios en el flujo sanguíneo al cerebro. Y he aquí la mejor parte: la práctica de meditación requería apenas doce minutos al día.

Si te resistes a la idea de aprender a meditar, puedes empezar practicando momentos de silencio. De hecho, un fascinante artículo de 2013 observó el crecimiento de nuevas neuronas en el hipocampo —el centro de memoria— en condiciones de silencio.[31] En comparación con ratones expuestos a ruidos, los ratones expuestos a condiciones de silencio durante dos horas al día exhibieron un mayor crecimiento de neuronas en el hipocampo. En humanos, un estudio demostró que cuando los investigadores ponían pausa a la canción que estaban reproduciendo, el periodo de silencio resultante provocaba una disminución sustancial de la frecuencia cardiaca y la tensión arterial de los participantes.[32] Si no recuerdas cuándo fue la última vez que te sentaste en absoluto silencio, sin distracciones, quizá sea hora de incorporar algunos momentos así a tu rutina. Con el tiempo irás avanzando hacia la meditación o una práctica de *mindfulness*.

Como incentivo final, queremos enfatizar que estas prácticas nos ayudan a observar nuestros pensamientos y comportamientos, y nos enseñan sobre nosotros mismos al exponernos a nuestras tendencias impulsivas y reactivas. Esto, a su vez, nos permite reconocer cómo, cuándo y por qué estas reacciones se apoderan de nuestras acciones y las determinan. La conciencia resultante de este aprendizaje es una de las principales metas del programa Purifica tu cerebro y es un resultado fundamental del involucramiento de la corteza prefrontal.

Al igual que muchas de las sugerencias que hacemos en este libro, las prácticas de meditación son gratuitas y no requieren ningún tipo de equipo especial. No es necesario llevarlas a cabo de forma tradicional —digamos, sentado en flor de loto y repitiendo mantras—, ni necesitas concentrarte en un objeto hasta que se te sequen los ojos. Casi cualquier tradición religiosa practica una forma de meditación, y las plegarias son una de ellas. Hay muchas otras formas sencillas de practicar el *mindfulness* y otras formas de meditación que te darán resultados muy impresionantes sin necesidad de que pases el resto de tu vida en una cueva. Puedes tomar una clase o descargar aplicaciones como Headspace o Calm, o simplemente practicar la conciencia del presente en casa. Empieza con algo tan sencillo como escuchar una meditación guiada durante unos cuantos minutos al día hasta que poco a poco llegues a doce minutos dos veces al día. Hay una amplia gama de estilos y métodos de meditación para la vida moderna a nuestro alcance, así que no hay pretextos. A continuación, encontrarás un ejercicio que puedes realizar en este mismo instante.

RESPIRACIÓN PROFUNDA

La respiración profunda se puede practicar en cualquier momento y en cualquier lugar. Si nunca antes has meditado, realizar esta práctica de respiración profunda dos veces al día será un buen comienzo.

Siéntate en una silla cómoda o en el suelo. Cierra los ojos y asegúrate de que tu cuerpo esté lo más relajado posible y de liberar la tensión del cuello, los brazos, las piernas y la espalda. Inhala por la nariz tan profundo como puedas, mientras sientes cómo se expanden el diafragma y el abdomen al tiempo que se infla el vientre. Inhala un poquito más de aire cuando sientas que ya no te cabe más. Luego, exhala poco a poco mientras cuentas hasta 20, intentando expulsar todo el aire de los pulmones. Repite al menos cinco veces.

Recuerda que la finalidad de la meditación no es alcanzar la iluminación absoluta. El proceso (y los desafíos que conlleva) favorece el autoconocimiento y la toma de perspectiva. Todos tenemos pensamientos intrusivos a lo largo del día, incluso cuando meditamos, pues es parte de la experiencia humana. No te desanimes si al principio se te dificulta; ¡es un desafío para cualquiera!

Capítulo 11

Purifica tu cerebro en 10 días

Conjugar todo lo aprendido

> El secreto para avanzar es empezar.
> Atribuido a Mark Twain

Te damos la bienvenida al programa Purifica tu cerebro de 10 días para hacer una limpieza que te permita recalibrar la mente y el cuerpo. El propósito de esta purificación cerebral es que te reapropies de tu salud y felicidad al devolverte el control de tu pensamiento, tu capacidad de toma de decisiones y tu comportamiento. Transformarás tus hábitos, tus relaciones y la forma en que experimentas la vida. Se trata de empezar apenas con 10 días de esfuerzo concentrado. ¡Tú puedes!

Comencemos con algunos principios centrales. En primer lugar, debes querer cambiar para que esto funcione. Si estás satisfecho siendo una persona impulsiva con un estilo de vida desconectado y no te molestan los efectos dañinos que ello tiene en tu salud física y mental, este programa no es para ti. En segundo lugar, no esperes que esto resuelva todos tus problemas de inmediato. No es un remedio rápido. Lo que aquí te brindamos es un plano para el éxito a largo plazo y el recalibrado permanente de tu maquinaria cerebral.

El plan de 10 días está diseñado para ser lo más práctico posible sin sacrificar los beneficios ni poner a prueba tu fuerza de voluntad o llevarla a un extremo poco realista. No es un llamado a la perfección, sino más bien el primer paso para hacer cambios sustanciales en tu vida. Sabemos que eres una persona con poco tiempo y muchas responsabilidades, pero queremos que hagas lo mejor posible para sacar tanto provecho como se pueda de estas ideas y que comiences el plan de 10 días cuando sepas que te comprometerás de lleno a completarlo.

Cada uno de los elementos del plan trabaja en conjunto con los otros para ayudarle al cerebro a librarse del síndrome de desconexión al tiempo que genera resiliencia corporal y resistencia a las enfermedades.

Al final de los 10 días deberás darles seguimiento de forma indefinida a los fundamentos del programa, pero en tus manos estará elegir cuáles de los componentes adicionales te serán más útiles para seguir adelante. Éste es apenas el comienzo, no el fin. Para cuando termines el décimo día habrás establecido un nuevo ritmo que podrás seguir remodelando día tras día.

Tres reglas básicas

Estás a punto de emprender un viaje que transformará tu vida. Queremos asegurarnos de que estés preparado para lo que se avecina, así que los siguientes parámetros deberán prepararte para tener éxito.

1. **Sé honesto:** Para tener éxito en el programa debes ser sincero. Eso incluye examinar a profundidad el estado de tu salud, tus hábitos tecnológicos y tu alimentación. También tendrás que ser franco con respecto a tus antojos, tus relaciones y tu calidad de vida en general. Aunque la vida es complicada, impredecible y desafiante, eres completamente capaz de hacer los cambios necesarios para desarrollar el cuerpo, la mente y la vida que ansías.

2. **Comprométete:** No le restaremos importancia al hecho de que este plan representa un auténtico desafío. ¡Las transformaciones monumentales tienen que ser difíciles! Quizá enfrentes dificultades con aspectos específicos del programa. Lo entendemos. Sin importar qué otros compromisos tengas, puedes incorporar esto a tu vida. Recuerda que, en última instancia, estos cambios tienen el potencial de mejorar tu bienestar a largo plazo. Este plan trae consigo la libertad: libertad de los problemas de peso, de la inflamación crónica, del dolor, de la ansiedad, de la falta de energía y de las sensaciones de soledad, impotencia y falta de control. Libertad del síndrome de desconexión. Cada uno de los primeros ocho días se enfoca en un área específica de tu vida.

- **Día 1:** Interacciones digitales
- **Día 2:** Empatía
- **Día 3:** Exposición a la naturaleza
- **Día 4:** Alimentación
- **Día 5:** Sueño
- **Día 6:** Ejercicio
- **Día 7:** Meditación
- **Día 8:** Relaciones

Durante los días 9 y 10 evaluarás tu progreso y harás un plan para el futuro. Para entonces, poco a poco habrás ido agregando a tu rutina diaria ocho hábitos nuevos y alcanzarás el punto en el que te comprometas a:

- Someter toda tu actividad digital a la "prueba del tiempo" (véase el capítulo 4)
- Practicar la empatía entre tres y cinco minutos al día
- Dedicar media hora, una vez por semana, a entrar en contacto con la naturaleza

- Seguir la dieta Purifica tu cerebro (véase el capítulo 7)
- Seguir los lineamientos Purifica tu cerebro para dormir bien (véase el capítulo 8)
- Ejercitarte 30 minutos al día
- Meditar 12 minutos al día
- Dedicar 10 minutos al día a las conexiones interpersonales

Si no puedes comprometerte a todo esto, este plan no es para ti. Vuelve a él cuando estés listo. Debemos mencionar que puedes modificarlo para que se ajuste a tus necesidades o ir más despacio de ser necesario. Por ejemplo, si necesitas más de un día para incorporar el componente de la alimentación (día 4), no hay problema. No obstante, lo importante es que, una vez que empieces, sigas los pasos establecidos hasta terminar. Asimismo, puedes intercambiar los días 1 a 8 entre sí, aunque es preferible que sólo lo hagas en circunstancias apremiantes.

3. **Encuentra lo que te funcione:** Los componentes centrales son una generalización de lo que le funciona a la mayoría de los lectores. Dicho eso, es clave para que entiendas tus propias necesidades antes, durante y después del plan de 10 días. Quizá, por ejemplo, no tengas problemas para limitar tu uso de redes sociales ni para entrar en contacto con la naturaleza, pero se te dificulte disminuir el consumo de carbohidratos refinados, alimentos ultraprocesados y refrescos. Lo importante es reconocer en qué aspectos necesitas más ayuda. Para eso recomendamos llevar un diario tanto de las cosas que te resulten fáciles como de las que te resulten difíciles. Dale seguimiento a tu progreso y documéntalo tanto como puedas. Después usarás esa información para diseñar un plan personalizado a largo plazo. En nuestro sitio web, BrainWashBook.com (en inglés), también te ofrecemos apoyo adicional para resolver desafíos específicos (y las partes del plan con las que nosotros tuvimos más dificultades).

Día 1: Desintoxicación digital

Antes que nada, necesitas establecer barreras entre tu cerebro y la influencia incesante de las distracciones digitales. Esto requiere encontrar un nuevo equilibrio. No se trata de eliminar todas las tecnologías de tu vida, sino de revolucionar el uso que haces de los dispositivos digitales. Con ello obtendrás de la tecnología lo que necesitas al tiempo que limitas su capacidad de secuestrar tu tiempo y tu cerebro. He aquí donde entra en juego la "prueba del tiempo" descrita en el capítulo 4. En el día 1 del programa realiza las siguientes acciones:

1. Revisa y desactiva las notificaciones no esenciales (notificaciones de apps de uso ocasional, notificaciones de correo electrónico, entre otras) del celular y la computadora. Esto liberará tu mente y te permitirá concentrarte en tareas más significativas.
2. Revisa y borra las aplicaciones innecesarias del celular.
3. Activa de forma predeterminada la función de "no molestar" del celular y la computadora.
4. Comienza a usar el "modo avión" durante las comidas y las conversaciones importantes, así como mientras duermes.
5. Configura tus dispositivos para impedir que interfieran con tu sueño. Activa la función de "modo nocturno" para reducir la exposición a la luz azul en las noches; si tu celular no tiene esa función, descarga una app de modo nocturno que ayude a disminuir la luz azul en las noches.
6. Determina si las redes sociales son esenciales para tu negocio y tu vida personal. Si no lo son, planea abstenerte de usarlas o limita de forma sustancial el tiempo que dedicas a esas plataformas. Si es indispensable que tengas presencia en redes sociales, determina cuál es la cantidad mínima de tiempo que necesitas para cumplir tus objetivos digitales y prográmala como parte de tu día.
7. De ser posible, aparta periodos específicos de tiempo cada día para responder mensajes de texto, correos electrónicos y llama-

das telefónicas, y apégate a ellos. Respeta estos límites a toda costa (véase el recordatorio de la "prueba del tiempo" en la siguiente página).

8. Empieza a reducir el tiempo que pasas viendo televisión. Es una excelente oportunidad para ponerte al día con libros, conversaciones e incluso con tecnología como audiolibros y podcasts que fomenten el *mindfulness* y el crecimiento cognitivo.

9. Elimina cualquier compra por internet que no sea esencial.

RECUERDA SOMETER TODO A "LA PRUEBA DEL TIEMPO"

Recomendamos ampliamente emplear el marco de referencia de la prueba del tiempo para evaluar tu uso de redes sociales, el tiempo que pasas frente a la televisión, las búsquedas que haces por internet, lo que compras en línea, lo que haces en el celular, los correos electrónicos que envías y hasta lo que respondes por mensaje de texto.

Para manejar tu exposición digital, recuerda las cuatro características de la actividad digital saludable (véase el capítulo 4 para más detalles):

- Poner un límite de tiempo
- Hacerlo de forma deliberada
- Actuar de manera consciente
- Procurar que sea enriquecedor

Día 2: Practica la empatía a través de la gratitud

Reflexionar acerca de los aspectos positivos de tu vida y tus seres queridos es una forma de practicar el *mindfulness* y la empatía, y los estudios demuestran que, a mayor gratitud, mayor empatía.[1] El día 2, escribe cinco cosas por las que estés agradecido. Pueden ser específicas, como una comida deliciosa o una conversación con una amistad, o generales, como la buena salud. Pon un diario o cuaderno, o en una hoja de papel cualquiera, junto con un bolígrafo o un lápiz, en tu mesa de noche.

La idea es que, a partir de ahora, todos los días dediques unos cuantos minutos en la mañana o en la noche a escribir cinco puntos de gratitud. Asimismo, hazte el propósito diario de agradecerle a alguien en persona algo específico que haya hecho. Este tipo de comportamiento prosocial les ayudará a ambos. Como paso opcional, dedica tiempo a diario a hacer una pausa para reflexionar por qué alguien que sostiene una postura distinta a la tuya piensa y se siente de esa forma. Esto fortalecerá aún más tu empatía.

Día 3: Terapia en la naturaleza

Entendemos que la mayoría de la gente no vive cerca de un bosque inmenso, y eso está bien. De hecho, la idea es hacer lo posible en la medida de tus circunstancias particulares. Los investigadores siguen intentando determinar exactamente cuánto tiempo necesitamos pasar en contacto con la naturaleza para beneficiarnos de ella, pero, mientras tanto, te pediremos que hoy pases al menos media hora en algún lugar que te permita entrar en contacto con ella. No es necesario hacer algo radical; empieza por ubicar los parques y espacios verdes cercanos a ti. La naturaleza está al alcance de todos si hacemos el esfuerzo de salir al aire libre. Incluso en entornos urbanos es posible disfrutar de sus beneficios. Si no tienes otra opción, basta con que salgas de la oficina o de casa y des una caminata mientras observas el paisaje. Consulta los siguientes recursos (además de los que encontrarás en BrainWashBook.com):

- The Outbound Collective (TheOutbound.com, en inglés) ofrece una increíble colección de recomendaciones para exteriores.
- NatureFind.com (en inglés) ofrece una amplia gama de destinos naturales cercanos, y te permite hacer búsquedas según el tipo de actividad que te gustaría hacer (por ejemplo, andar en bicicleta, ir de pesca, etcétera).

- RootsRated.com (en inglés), al igual que NatureFind, ofrece opciones de experiencias en exteriores.

Una vez que encuentres la forma de tener contacto con la naturaleza, quizá no sepas muy bien cómo proceder. No hay una forma correcta de darse baños de bosque; lo importante es que te relaciones de forma consciente con la naturaleza. No te preocupes por alcanzar una meta específica. En vez de eso sólo intenta registrar con todos los sentidos los sonidos, los paisajes y los aromas de las plantas que te rodean. También puedes dar una caminata lenta en la que dediques tiempo a apreciar la diversidad y la complejidad de la naturaleza, ya sea que estés en la playa, en un parque o dando una vuelta por el vecindario. Encuentra una parte específica de algún parque que te atraiga y dedica algo de tiempo extra a disfrutarla.

La terapia en la naturaleza se puede combinar con otras recomendaciones del programa Purifica tu cerebro porque hay muchas cosas que se pueden hacer en exteriores. Piensa que puedes meditar en el parque o invitar a un amigo para que conversen durante un picnic. Incluso puedes llevar un libro, un cuaderno para dibujar o un diario. En algunos parques dan clases de prácticas basadas en *mindfulness* como tai chi y yoga. La idea es estar presente en el momento y abrirte a los múltiples beneficios de estar cerca de la naturaleza. Eso implica silenciar el celular o ponerlo en modo avión (o de preferencia dejarlo en el auto), y prestarle toda tu atención a la belleza del mundo natural a tu alrededor.

Como paso adicional, contempla la posibilidad de comprar plantas para el hogar que mejoren el entorno interno. Para la mayoría de la gente esto implica poner una planta junto a una ventana en su casa u oficina. Ponlas en un lugar donde puedas disfrutarlas durante el día y procura que sean plantas fáciles de cuidar, como suculentas. Con eso le abrirás las puertas de tu hogar a la naturaleza.

Día 4: Conoce tus alimentos

Los cambios en la alimentación deben empezar por aquello que más controlas: tu cocina y alacena. Éste es el momento de examinar de cerca lo que sueles comer y deshacerte de todo lo que daña tu salud. Aunque es fácil hacer excepciones (como guardar las galletas y latas de refresco para los invitados, o guardar el cereal "por si acaso"), es momento de blandir la palabra *no*. Los alimentos procesados y los carbohidratos refinados amenazan directamente la capacidad de usar la corteza prefrontal.

Recuerda que la comida es información para el cuerpo que se transmite a través de las redes neuronales, las conexiones celulares y la expresión de los genes. Necesitas alimentos de la mejor calidad posible para favorecer la claridad mental.

Lineamientos generales

Básate en las normas que planteamos en el capítulo 7 (página 148) para empezar a diseñar tus comidas según el programa Purifica tu cerebro. Como recordatorio general, procura comer más alimentos de origen vegetal y con un único ingrediente. Si vas a optar por alimentos empacados, evita consumir productos que tengan más de cinco ingredientes. Esto no significa que no puedas cocinar con más de cinco ingredientes, sino que debes evitar usar o consumir ingredientes artificiales o procesados que por lo regular no incluirías en la comida casera.

Si decides consumir carne, procura que sea un condimento y no el ingrediente principal. Y cuida que al menos una de las comidas del día sea 100% de origen vegetal (sin carne ni otros productos de origen animal). También aspira a incorporar más alimentos ricos en probióticos y en prebióticos a tu dieta habitual.

Qué comer

Si deseas consultar la lista completa de alimentos a desechar o conservar, visita nuestro sitio web: BrainWashBook.com. A continuación, encontrarás una lista abreviada.

Desechar

- Todo tipo de carbohidratos, azúcares y almidones procesados o refinados, como frituras, galletas, panes, pizzas, pasteles, donas, refrigerios dulces, barras energéticas, dulces, helados, yogurt congelado, helados y nieves, mermeladas y jaleas, conservas, jugos, bebidas energéticas, refrescos, azúcar de mesa y jarabe de maíz.
- Todos los endulzantes artificiales y productos elaborados con endulzantes artificiales. Desecha incluso los sustitutos de azúcar que afirmen ser "naturales". Éstos incluyen los siguientes: acesulfamo de potasio, aspartame, sacarina, sacarosa y neotame.
- Sé cauteloso con los alcoholes de azúcar que se anuncian como alternativas saludables a los azúcares naturales o artificiales. Éstos incluyen ingredientes como sorbitol, manitol, xilitol, maltitol, eritritol e isomaltosa. Aún no sabemos qué efecto tienen en el microbioma y, a su vez, en el cerebro, pero se sabe que se suelen asociar con problemas intestinales como diarrea y distensión.
- Carnes procesadas como tocino, salchichas, jamón, salami, carnes ahumadas, carnes enlatadas, carnes deshidratadas, ternera salmuerizada y carnes frías. La mayoría de las carnes procesadas contiene aditivos que provocan inflamación.
- Margarina, manteca vegetal y casi cualquier aceite de origen vegetal de marcas comerciales (es decir, de soya, maíz, semilla de algodón, canola, cacahuate, semilla de uva, girasol y arroz), aunque sean orgánicos. Si bien estos aceites suelen provenir de

plantas, suelen estar refinados y alterados químicamente. Su peor atributo es su alto contenido de ácidos grasos omega-6 que promueven la inflamación.

- Productos de soya no fermentados (es decir, tofu y leche de soya), así como alimentos procesados que contengan soya (busca cosas como "proteína aislada de soya" en la lista de ingredientes, y evita el queso de soya, las hamburguesas de soya, las salchichas de soya, el helado de soya y el yogurt de soya). Toma en cuenta que los productos de soya fermentados —como el natto, el miso y el tempeh— son aceptables, pues son una buena fuente de proteína para los vegetarianos y son adecuados para las comidas 100% de origen vegetal. El principal problema de la soya no fermentada es el ácido fítico, el cual reduce la absorción de nutrientes como calcio, hierro, magnesio y manganeso. También contiene lecitinas, las cuales incrementan la inflamación y el riesgo de desarrollar alergias alimenticias. La fermentación disminuye estos problemas. Lo ideal es elegir productos que en la etiqueta tengan un sello que certifique que no contienen soya transgénica.
- Alimentos que contienen ingredientes que suenen a sustancias químicas raras o desconocidas, como maltodextrina, nitrito de sodio y benzoato de sodio.
- Alimentos empacados que en la etiqueta digan "bajo en grasa" o "libre de grasa". Con frecuencia los alimentos que presumen su bajo contenido de grasa para atraer a los consumidores contienen una cantidad significativa de azúcar añadida.

Conservar

En lugar de estos productos tóxicos, adquiere alimentos saludables de verdad (que en su mayoría no vienen con una etiqueta de información nutricional). Recuerda elegir versiones orgánicas, no transgénicas y de origen local siempre que sea posible; también está bien si vienen congelados. Haz una lista de compras que incluya verduras coloridas y grasas saludables como aguacates, aceite de oliva extra virgen, frutos secos y semillas; y, si decides consumir productos de origen animal, opta por comprar sardinas, caballas, anchoas, salmón o arenque para incrementar tu ingesta de omega-3. (En BrainWashBook.com encontrarás una lista de compras de muestra que puedes descargar [en inglés].) Consulta las recetas del capítulo 12 y señala aquellas que te gustaría probar; después añade los ingredientes a tu lista de compras. A continuación, encontrarás un resumen de los alimentos más importantes.

- **Grasas saludables:** aceite de oliva extra virgen, aceite de ajonjolí, aceite de coco, aceite de aguacate, cebo orgánico y mantequilla de vacas de pastoreo, ghee, coco, aceitunas, frutos secos y mantequillas de frutos secos, y semillas (linaza, girasol, calabaza, ajonjolí y chía).
- **Frutas con bajo contenido de azúcar:** aguacate, pimientos, pepino, tomate, calabacín, calabazas de verano, berenjena, limón verde y limón amarillo.
- **Proteínas:** proteínas de origen vegetal, como legumbres cocidas (por ejemplo, frijoles de cualquier tipo, lentejas, chícharos y garbanzos) y productos de soya no transgénica como tempeh y miso. Toma en cuenta que para disminuir la cantidad de ácido fítico y de lecitinas de las legumbres, cocer es más efectivo que remojar. Las fuentes de proteína de origen animal incluyen huevos enteros de gallinas de pastoreo, pescados silvestres (sardinas, caballa, anchoas, salmón y arenque), crustáceos y moluscos (camarón, cangrejo, langosta, mejillones, almejas y ostiones), carne roja de animales de pastoreo, aves de crianza al aire libre y animales de caza. Recuerda que la carne debe ser un condimento y no el elemento central de la comida.
- **Verduras:** hortalizas de hoja verde, incluyendo lechuga, acelga, espinaca y kale; también brócoli, col, cebolla, champiñones, coliflor, coles de Bruselas, alcachofa, germen de alfalfa, ejotes, apio,

bok choy, rábano, berros, nabos, espárragos, ajo, puerro, hinojo, chalotes, cebollines, jengibre, jícama, perejil, castañas de agua, apionabo, colinabo y rábano blanco.

- **Alimentos fermentados ricos en probióticos:** kimchi, kéfir, condimentos fermentados y yogurt con cultivos vivos.
- **Alimentos ricos en prebióticos:** hojas de diente de león, ajo, espárrago, puerro, jícama y tupinambo.

Los siguientes alimentos puedes consumirlos con moderación (lo que implica comer cantidades pequeñas de estos ingredientes no más de una vez al día).

- **Verduras amiláceas:** betabel, maíz, papa, camote y batata.
- **Cereales sin gluten:** amaranto, trigo sarraceno, arroz (integral, blanco y silvestre), mijo, sorgo, teff, avena y quinoa. Toma en cuenta que aunque no tienen gluten, su contenido de carbohidratos es elevado.
- Queso, queso cottage, yogurt sin cultivos vivos.
- **Leche y crema de vaca (enteras):** úsalas de forma esporádica en recetas o en tu té o café.
- **Endulzantes:** stevia natural granulada y chocolate amargo (al menos 80% cacao).
- **Frutas dulces integrales:** las mejores son las moras; ten mucho cuidado con frutas con alto contenido de azúcar como chabacano, mango, melón, papaya, plátano, piña y frutas deshidratadas.
- **Vino:** si decides tomar vino, que no sea más de una copa al día, de preferencia tinto, con bajo contenido de alcohol (12.5% o menos) y orgánico.

Practica estar presente cuando comes. Deshazte de las distracciones y enfócate en la comida, en su sabor y en las sensaciones que experimentas al consumirla. Por último, cambia tus horarios de comida. Las investigaciones acerca de la alimentación en periodos restringidos y el metabolismo indican que limitar el consumo de alimentos a una ventana de doce horas al día puede mejorar la sensibilidad a la insulina, la tensión arterial y la función inmune. Y, sobre todo, disminuye la inflamación. La alimentación en periodos de tiempo restringidos también favorece la salud del ritmo circadiano del cuerpo (si quieres aprender más al respecto, consulta nuestra página web y el increíble libro del doctor Satchin Panda *Activa tu ritmo biológico*). Además, las investigaciones demuestran que es mejor evitar consumir cualquier cosa que no sea agua durante las tres horas previas a irse a dormir.

Prepárate para los inevitables desafíos que plantea la comida. Aunque puedas controlar tus elecciones dietéticas en casa, las cosas se complican cuando estás lejos de tu propia cocina. Es esencial que estés preparado para estas situaciones. Una forma de planear por adelantado es siempre llevar contigo un refrigerio de alta calidad (una gran opción es una bolsa de frutos secos). También habrá ocasiones en las que la gente a tu alrededor esté comiendo o bebiendo cosas excluidas del programa Purifica tu cerebro. Las cafeterías y comedores de las oficinas, por ejemplo, suelen estar llenas de comida chatarra y otras tentaciones poco saludables. Tendrás que decidir si te permites ceder a la tentación o permanecer comprometido con el plan. Recuerda que una de las razones por las que decidiste emprender este plan fue para contrarrestar las ansias de autoboicotearte. Ceder implica darle a tu centro de recompensas exactamente lo que necesita para seguir estando al volante.

Hacer cambios dietéticos duraderos es uno de los aspectos más desafiantes y significativos de los 10 días del programa Purifica tu cerebro. Sin duda estás en buena compañía si tienes dificultades para mantener hábitos alimenticios saludables. No olvides también planear tus comidas con amigos. Ponte al día con tus seres queridos con un desayuno saludable o invítalos a una cena en la que cada quien lleve un platillo diferente. Sin embargo, recuerda hacer la tarea y asegurarte de que las opciones de comida formen parte del programa Purifica tu cerebro. A continuación, encontrarás un menú de muestra para un día, seguido de complementos alimenticios que te pueden beneficiar.

MENÚ DE MUESTRA DEL PROGRAMA PURIFICA TU CEREBRO

Al despertar: Vaso grande de agua con unas gotas de limón o una rebanada de jengibre (opcional).

Desayuno: Pan tostado con aguacate (página 230) y café potente (opcional, página 278).

Almuerzo: Lasaña de verduras (página 257) con agua de jamaica (página 276).

Refrigerio: Batido de matcha (página 275) o palitos de verduras frescas como apio y pimiento cortado en juliana con hummus de coliflor (página 237).

Cena: Salmón entero al horno con tupinambo y puerro (página 255) y una copa de vino tinto (opcional).

Postre: Biscotti de almendra y coco (página 273) y una taza de té de manzanilla.

Recuerda no consumir nada más que agua en las tres horas previas a irte a dormir.

Cuatro complementos alimenticios a considerar

No hemos hablado de complementos alimenticios porque preferimos que todo lo que necesitas lo obtengas de la "naturaleza"; es decir, de los alimentos que consumes. Sin embargo, hay unas cuantas joyas que queremos resaltar porque pueden ser benéficas para el cuerpo y el cerebro durante y después del programa Purifica tu cerebro. Si quieres saber más detalles acerca de estos complementos, visita nuestra página web: BrainWashBook.com.

- **Vitamina D:** El cuerpo la produce de forma natural cuando exponemos la piel al sol, pero mucha gente padece deficiencia de vitamina D por falta de una exposición adecuada al sol (ya sea porque viven en latitudes altas, pasan mucho tiempo en interiores o usan protector solar que bloquea los rayos UV indispensables para producir esta vitamina esencial). Además, la gente con sobrepeso tiende a necesitar más vitamina D que otras personas para tener niveles saludables en la sangre (entre 40 y 60 nanogramos por mililitro). Un punto de partida es tomar un complemento que contenga 2000 UI (unidades internacionales) de vitamina D_3 al día, pero debes hacerlo bajo supervisión médica para determinar cuál es la dosis adecuada para ti.

- DHA (ácido docosahexaenoico, un ácido graso omega-e): Quizá ninguna otra molécula benéfica para el cerebro ha recibido tanta atención como el ácido docosahexaenoico. El DHA es uno de los componentes esenciales de las membranas que rodean las neuronas, sobre todo de las sinapsis, las cuales determinan la eficiencia de las funciones cerebrales. Además, ayuda a disminuir la inflamación tanto en el cerebro como en el resto del cuerpo, y parece incrementar los niveles de FNDC. Toma una dosis de 1000 miligramos al día. Está bien comprar DHA combinado con EPA (ácido eicosapentaenoico), el cual también ayuda a disminuir la inflamación. Sin embargo, asegúrate de que la cantidad de DHA en cada cápsula sea suficiente. Opta por suplementos de aceite de pescado o DHA derivado de algas marinas.
- Cúrcuma: La curcumina, el principal ingrediente activo de la cúrcuma, es objeto de múltiples investigaciones científicas, sobre todo relacionadas con su efecto en el cerebro. Se usa en las medicinas tradicionales china e india (ayurveda) desde hace miles de años. Aunque es famosa por sus propiedades antioxidantes, antiinflamatorias, antimicóticas y antibacterianas, su capacidad de incrementar los niveles de FNDC ha atraído la atención de muchos neurocientíficos de todo el mundo. Toma una dosis de 500 miligramos una vez al día.
- Aceite MCT (triglicéridos de cadena media): El aceite MCT suele provenir del coco. Es una forma de ácidos grasos saturados que sirve como supercombustible para el cerebro, además de que dis-

minuye la inflamación. Empieza con 1 cucharada al día de aceite MCT (de preferencia orgánico) o 1-2 cucharadas de aceite de coco puro. Y no dudes en usar ninguno de los dos para cocinar o para agregárselo a tu café o té.

Día 5: Duerme como se debe

¿Quién habría pensado que aquellas horas de semiinconsciencia nocturna serían tan valiosas? Las investigaciones sobre los beneficios que provee dormir a la salud han hallado cosas extraordinarias (véase el capítulo 8). Necesitas aprovechar el sueño para contribuir a recalibrar el cerebro y para empoderar a la corteza prefrontal. Hay tres estrategias para lograr un sueño exitoso en las que tendrás que concentrarte.

- **Crea un santuario para dormir:** haz que tu habitación sea tan silenciosa, apacible y reconfortante como sea posible. Esto implica eliminar distracciones (como televisiones, computadoras, teléfonos, tabletas, etcétera). Identifica y expulsa de tu santuario cualquier aparato eléctrico que estimule la vista y el cerebro.
- **Prepárate para dormir:** no consumas cafeína después de las dos de la tarde. Establece una rutina para ir a la cama que le comunique al cuerpo que es hora de dormir. Aunque no estés en tu habitación, limita la exposición a luces brillantes al menos una hora antes de irte a dormir y usa gafas bloqueadoras de luz azul si es indispensable que estés frente a una pantalla en las noches. Atenúa las luces de tu casa antes de dormir, sobre todo en la habitación, y procura que la temperatura de ésta esté entre 18 y 21 °C.
- **Relájate:** justo antes de irte a dormir contempla la posibilidad de darte un baño caliente, escuchar música relajante o leer un libro. También puedes escribir en tu diario de gratitud y meditar antes de acostarte.

El sueño regular y de buena calidad puede ser un desafío, y es posible que te tome tiempo adaptarte a esta nueva rutina. No esperes tener un descanso perfecto desde el inicio, y recuerda que una mejoría en la calidad del sueño, por pequeña que sea, le hace un gran favor a la salud y al cerebro.

Día 6: Adopta el ejercicio

Ejercitarse de forma regular puede parecer intimidante. La idea es no obligarte a hacer algo que te desagrade, sino que concibas el ejercicio como una especie de medicina que mantiene sanos el cuerpo y el cerebro, al tiempo que mejora el estado de ánimo y la capacidad de toma de decisiones. Usa el día 6 para enfocarte en el desarrollo e incorporación de este hábito a tu rutina diaria: realiza cualquier tipo de ejercicio durante al menos 20 minutos. Conforme avances en el programa, ponte la meta de llegar hasta 30 minutos al día. A continuación, te compartimos las cuatro claves para lograr que el ejercicio sea disfrutable:

- **Sé realista con respecto a tu punto de partida:** si tienes muchos años sin hacer ejercicio, no empieces con una carrera de 10 km. La meta es el movimiento sostenible.
- **Elimina las barreras:** planea cómo y cuándo te ejercitarás. No busques el tiempo; apártalo. Para ello, prepara tu ropa y zapatos de ejercicio desde la noche anterior.
- **Diviértete:** obligarte a realizar ciertos ejercicios será mucho menos efectivo a la larga que encontrar actividades que te emocionen y te llenen de energía. Cambia de rutina si algo no te está funcionando. Prueba nuevas actividades si eso te ayuda a mantenerte motivado y en marcha.
- **Ejercítate con otros:** realizar actividades físicas en compañía de otras personas promueve la regularidad. Intenta encontrar un amigo o amiga que se una a tu rutina de ejercicio al menos una

vez por semana, o contempla la posibilidad de unirte a un grupo de corredores o de caminata. Pregúntale a algún colega si le interesaría salir a dar una vuelta en el almuerzo. Active.com (en inglés) ofrece una gran variedad de grupos y actividades locales (carreras de 5 km, senderismo y otras sugerencias), así como una amplia gama de artículos útiles para quienes se inician en el acondicionamiento físico. Meetup.com (en inglés) también ofrece una lista de grupos cercanos que se reúnen a caminar o hacer senderismo. ¡No hay pretextos! Haz aquello que les venga bien a tu cuerpo y a ti.

Una vez que alcances tu meta —un mínimo de 30 minutos al menos cinco veces por semana—, verás que el ejercicio no tiene por qué ser una tarea engorrosa ni detestable; en vez de eso se volverá parte indispensable y agradable de tu vida. Incluso en días en los que no realices una rutina de ejercicio regular, contempla la posibilidad de incorporar más movimiento a tu día por medio de pequeños cambios, como tomar las escaleras en lugar del elevador o salir a caminar después del almuerzo. Si tu trabajo es relativamente sedentario, ponte de pie y camina cuando menos un par de minutos cada hora; no te permitas permanecer incontables horas sentado. Con el tiempo, incrementa la intensidad y duración del ejercicio para obtener todos los beneficios neurológicos del FNDC y un mejor funcionamiento de la corteza prefrontal. Sólo recuerda que moverse, como sea que lo hagas, hace maravillas por la mente y el cuerpo.

Día 7: Medícate con meditación

Como explicamos en el capítulo 9, la meditación es la mejor forma de depurar la mente. No recomendamos ningún tipo de meditación en particular porque la idea es simplemente que la incorpores a tu vida diaria, como el ejercicio. En internet encontrarás tutoriales para aprender diversos estilos de meditación, así como libros y apps recomendables como las que mencionamos en la página 192. Si quieres comenzar con una técnica básica que no requiere tecnología, basta con que te sientes y te concentres en tu respiración durante doce minutos. Aprovecha el día 7 para poner a prueba alguna forma de meditación y continúa practicándola a partir de entonces.

Es de esperarse que esta parte del plan represente un desafío significativo. Antes de empezar, recuerda que es de lo más normal que la mente se distraiga cuando intentamos meditar. ¡De eso se trata! ¡De identificar cuando la mente divaga! Por lo tanto, si de pronto te distraes no creas que lo estás haciendo mal. Necesitas encontrar un momento del día en el que tengas doce minutos ininterrumpidos para meditar en un lugar donde nadie te moleste o distraiga. Algunos buenos momentos son al despertar y antes de irte a dormir. Puedes también invertir en un cojín de meditación, aunque cualquier silla, sillón o hasta alfombra sirve.

Asimismo, pon el celular en modo avión o apágalo durante tu meditación diaria, pues las intrusiones digitales anulan los posibles beneficios de esta actividad.

Día 8: Vínculos sólidos

Las interacciones con otras personas son clave para curarte del síndrome de desconexión. Te beneficiarás de esta actividad si pasas al menos diez minutos ininterrumpidos conectándote con alguien más todos los días. La clave está en que dicha conexión tiene que ser en persona o por teléfono (o videollamada), y debe implicar una conversación dedicada a aprender algo nuevo sobre la otra persona. Durante el día 8, idea formas de hacerlo que no requieran esfuerzo y asegúrate de que la conversación dure al menos diez minutos. Por ejemplo, puedes sentarte a la mesa para cenar con tu familia y tomar turnos para compartir cuál fue la mejor parte de su día y qué aprendieron de ella. También es buena idea llamarle a alguna vieja amistad con la que no hayas conversado en un buen rato.

Día 9: Haz un repaso

¿Cómo vas? Quizá sientas que apenas estás empezando, pero éste es el mejor momento para evaluar cómo te ha ido en los ocho días anteriores y hacia dónde quieres ir. Revisa cualquier nota que hayas tomado. ¿Qué partes del programa te resultan más desafiantes? ¿Cuáles no requieren un gran esfuerzo? ¿Ya entraste en contacto con la naturaleza? ¿Se te dificulta seguir las recomendaciones de desintoxicación digital? Es probable que tengas que esforzarte más en algunos aspectos, lo cual no tiene nada de malo.

Échale un vistazo a la siguiente tabla y marca la opción que mejor describa qué tan desafiante te ha resultado cada día. Esto será un mapa que te guíe hacia lo que requiere más empeño de tu parte.

Día 1: digital	Día 2: empatía	Día 3: naturaleza	Día 4: alimentación
Fácil Normal Difícil	Fácil Normal Difícil	Fácil Normal Difícil	Fácil Normal Difícil
Día 5: sueño	Día 6: ejercicio	Día 7: meditación	Día 8: relaciones
Fácil Normal Difícil	Fácil Normal Difícil	Fácil Normal Difícil	Fácil Normal Difícil

Date tiempo para pensar cuáles de tus defensas mentales son más vulnerables. ¿Sientes que quieres saltarte el ejercicio después de un día estresante? ¿Ansiaste comerte uno de los bagels que ofrecieron en la junta matutina en el trabajo? Pregúntate qué cosas contribuyen a estas sensaciones e idea formas de prepararte para situaciones así (por ejemplo, apúntate a una clase de baile después del trabajo y desayuna antes de la junta). Esta planeación te ayudará a proteger tanto la mente como el cuerpo.

También examina si te están manipulando para que inviertas tu tiempo, dinero y esfuerzo en algo que no te beneficia. Antes de comer algo poco saludable, perder la tarde viendo tus redes sociales o hacer otra compra impulsiva, por ejemplo, pregúntate si lo estás haciendo por tu bien o por el de alguien más. ¿Quién se beneficia cuando tomas estas malas decisiones? Usa la respuesta como motivación para cambiar.

Por último, queremos hacerte una sugerencia más para el día 9: escribe una carta para ti mismo en la que describas las razones por las cuales quieres transformar tu vida y léela en voz alta cada mañana y cada noche. Identifica qué es lo que más te motiva y repite cuantas veces sea necesario por qué decidiste hacer esta inversión en tu futuro. Quizá quieres seguirles el ritmo a tus hijos, atenuar un problema de salud grave, bajar de peso, tener una relación más íntima con tu pareja, tener más energía y estar más descansado, o ser más eficiente y productivo en el trabajo. Cuando escribimos nuestras intenciones y las articulamos es más probable que mantengamos los hábitos que, en última instancia, nos permitirán alcanzar nuestras metas.

Día 10: Sigue adelante

¡Bravo! ¡Vas camino a una vida mejor! Has empezado a hacer cambios significativos que influyen de inmediato en muchos aspectos, incluyendo el estado de ánimo, el metabolismo y la función cerebral. Pero lo más importante es que has emprendido el camino que te permitirá recuperar tus pensamientos y acciones y te permitirá librarte del síndrome de desconexión.

Presta atención a cualquier cambio positivo; por ejemplo, si has dormido mejor, si tienes menos problemas gástricos, si se te antoja menos el azúcar y la comida chatarra, si tienes más energía, si te causa menos malestar alguna afección crónica o si simplemente sientes mayor bienestar en general. Toma nota de estas observaciones, por pequeñas que sean, y úsalas como motivación para seguir adelante.

El último paso del plan consiste en crear un marco de referencia que te permita seguirte beneficiando de las lecciones de este libro de aquí en adelante. Estos 10 días están pensados para que te concentres en una técnica a la vez, pero es indispensable que te comprometas a adoptarlas de por vida si de verdad quieres reconfigurar el cableado de tu cerebro y tener salud y felicidad duraderas. Quizá parezca imposible por momentos, pero recuerda que incorporar aunque sea una sola de estas recomendaciones a tu rutina diaria es, por sí solo, un paso muy significativo.

Mientras te preparas para adoptar estas recomendaciones apóyate en los siguientes tres pasos:

1. Revisa la tabla del día 9 y concéntrate específicamente en las actividades que te parecieron más difíciles (aquellas en las que marcaste la palabra "difícil"). Repasa las secciones del libro correspondientes para discernir si hay formas de hacer más fáciles estas actividades. Asimismo, visita nuestra página web (BrainWashBook.com) para conocer más estrategias para sobreponerte a los obstáculos más comunes.

2. Examina las partes del programa que te hayan resultado más significativas. Resalta aquello que te haya llenado de energía, emocionado y motivado, y priorízalo mientras creas un plan sostenible para el futuro. Si de pronto te aburres o deja de interesarte algún componente específico, intenta mezclar un poco las cosas (por ejemplo, probar un ejercicio nuevo, cocinar algo distinto, explorar un parque nuevo, experimentar con una nueva forma de meditación).

3. El programa Purifica tu cerebro de 10 días exige hacer varios cambios. Quizá no todos te resulten relevantes o no sean viables.

Si decides no seguir todas nuestras recomendaciones, sugerimos que priorices la mayor cantidad posible de componentes centrales del programa.

- Someter toda tu actividad digital a la "prueba del tiempo"
- Establecer una práctica diaria de empatía
- Pasar 30 minutos a la semana en contacto con la naturaleza
- Apegarte a la dieta Purifica tu cerebro
- Ejercitarte media hora, cinco días a la semana
- Priorizar dormir al menos siete horas cada noche
- Meditar al menos 12 minutos al día
- Dedicar al menos 10 minutos al día a mejorar tus relaciones interpersonales

Esperamos que sigas practicando los fundamentos centrales de este programa a diario y confiamos en que encontrarás la forma de adaptar sus fundamentos a tu propia vida.

Capítulo 12

Recetas para la purificación de tu cerebro

Buscar la conexión en la cocina

Una de las decisiones más importantes que tomamos a diario es qué comemos y bebemos. La comida es la puerta hacia la remodelación cerebral y corporal. Es un boleto hacia una vida de buena salud y bienestar. Hemos creado recetas originales y muy satisfactorias que te permitirán seguir el programa Purifica tu cerebro, entre las cuales se incluyen platillos básicos como: desayunos, aperitivos, sopas, ensaladas y tapas, guarniciones, entradas, postres y bebidas. Estas deliciosas opciones antiinflamatorias le brindarán a tu cuerpo la información que requiere para optimizar su funcionamiento general al servir de apoyo para todo: desde los microorganismos del intestino hasta las neuronas cerebrales. Muchas de estas recetas están diseñadas para compartir, así que tómate la libertad de duplicarlas o triplicarlas cuando tengas reuniones sociales.

Aunque no encontrarás ningún tipo de pan, pasta o pastel tradicional en el menú, hay muchas alternativas deliciosas que no te provocarán antojos de azúcar y otros carbohidratos adictivos. Recuerda que se trata de cocinar con ingredientes frescos e integrales que estén lo más cerca posible a la naturaleza. Todas las recetas de este libro las probamos usando frutas y verduras orgánicas, carnes de animales de pastoreo o alimentados con pasto, y huevos de gallinas de pastoreo. También usamos con frecuencia aceite de oliva extra virgen, aceite de coco, aceite de aguacate, leches vegetales sin endulzar y hierbas y especias frescas. Si no hay un mercado de productores locales cerca de tu hogar, es posible que encuentres todos los ingredientes necesarios en grandes cadenas de supermercados y en tiendas de alimentos especializados, así como también en internet.

¡Diviértete cocinando! Modifica las recetas según tus preferencias, pero siempre apegándote al programa Purifica tu cerebro. Y si quieres aún más recetas, encontrarás muchas más en nuestra página web: Brain WashBook.com.

Básicos

Caldo de verduras

Rinde alrededor de 6 tazas
Tiempo de preparación: 1 hora aprox.

No hay nada mejor que un caldo o consomé hecho en casa con ingredientes naturales, aunque también es posible comprar caldos de excelente calidad en algunas tiendas. Para preparar este caldo de verduras puedes añadir o quitar las verduras que quieras; lo importante es darle prioridad a verduras con sabor intenso, como la col y el brócoli, pues éstas le darán un toque notorio al producto final. En lo personal, siempre agregamos un trozo de jengibre por los beneficios que aporta a la salud.

3 cebollas orgánicas medianas, peladas y picadas
3 puerros orgánicos grandes, incluyendo un poco de la parte verde, bien lavados y picados
2 zanahorias orgánicas peladas y picadas
2 dientes de ajo orgánicos, pelados y picados
1 bulbo de hinojo orgánico, recortado y picado
2 tazas de champiñones orgánicos frescos
3-6 ramas de perejil orgánico
2 hojas de laurel orgánicas
2 cm de jengibre orgánico, pelado
1 cucharadita de granos de pimienta negra orgánica
Sal de mar fina al gusto

En una olla grande y profunda combina la cebolla, el puerro, la zanahoria, el hinojo y los champiñones. Añade 7 tazas de agua y revuelve.

Agrega el perejil, las hojas de laurel, el jengibre, los granos de pimienta y la sal. Calienta a fuego alto hasta que hierva. Luego tapa la olla y deja que hierva a fuego medio-bajo. Hierve durante 30 minutos o hasta que el líquido adquiera el sabor de las verduras.

Saca la olla del fuego y, con ayuda de un colador, vierte el líquido en un contenedor limpio. Sirve al momento o déjalo enfriar y guárdalo en un recipiente tapado en el refrigerador hasta tres días o en el congelador hasta tres meses.

VARIACIONES: Para hacer caldo de hongos agrega 200 gramos de hongos secos a la receta anterior junto con la cebolla y las otras verduras, y deja hervir durante unos 45 minutos o hasta que el caldo adquiera un distintivo sabor a hongos. Cuélalo y guárdalo de la misma manera.

Para hacer caldo de ave o de carne roja, hornea espinazos y alas de pollo o pavo de pastoreo a unos 170° durante 30 minutos o hasta que se doren bien. También puedes hornear huesos con algo de carne de estofado de animales de pastoreo a la misma temperatura durante 40 minutos o hasta que se doren bien. Agrega el pollo o la carne dorada a la receta anterior junto con las hierbas, y sigue las mismas instrucciones a partir de ahí.

Vinagreta básica de Leize

Rinde alrededor de 2 tazas
Tiempo de preparación: alrededor de 15 minutos

Leize, esposa de David y madre de Austin, ha preparado esta vinagreta desde que la aprendió de una maravillosa francesa con quien vivió en Francia hace muchos años. Ahora calcula visualmente las cantidades y prepara el aderezo directamente en un tazón de ensalada de madera. Es buena idea tenerlo a la mano para aderezar ensaladas o rociarlo sobre pescado a la parrilla, mariscos, cerdo o aves. También se puede preparar con aceite de aguacate, de coco o de otros frutos secos.

1 diente de ajo orgánico pequeño, pelado y picado

2 cucharadas de vinagre de vino tinto o blanco orgánico

¼ de cucharadita de sal de mar fina, o más, según el gusto

1½ cucharaditas de mostaza Dijon orgánica

½ taza de aceite de oliva extra virgen orgánico

Pimienta negra orgánica y recién molida, al gusto

1 cucharada de hierbas orgánicas frescas y picadas, como albahaca, estragón, perejil o cebollín (opcional)

Mezcla el ajo, el vinagre y la sal en un tazón pequeño. Deja macerar unos 10 minutos.

Con un batidor de mano, revuelve la mostaza y poco a poco vierte el aceite mientras sigues revolviendo para que la mezcla se emulsione. Quizá no sea necesario usar todo el aceite, dependiendo de qué tan ácido te guste el aderezo. Después incorpora la mezcla de vinagre, ajo y sal, y revuelve.

Pruébalo y sazónalo con sal extra, si es necesario, y pimienta negra molida. Si agregarás hierbas a la mezcla, hazlo antes de servir. Puedes guardar el aderezo en el refrigerador; sólo sácalo antes de usarlo para que adquiera la temperatura del ambiente y agita el contenedor para revolver los ingredientes antes de usarlo.

VARIACIONES: Agrega 1 chalote pequeño, pelado y picado, a la mostaza. Para hacer vinagreta balsámica cambia el vinagre orgánico de vino tinto o blanco por vinagre balsámico orgánico.

Alioli

Rinde alrededor de 2 tazas

Tiempo de preparación: alrededor de 12 minutos

El alioli parece una mayonesa gourmet, pero simplemente está sazonada con bastante ajo. Les da un toque increíble a las verduras al vapor o a la parrilla, al pollo o pescado pochado y frío, o a los huevos duros o pochados.

Dado que es un tipo de mayonesa, también se puede usar para preparar otras salsas que le darán variedad a tu repertorio.

2-3 tiras de azafrán

1 cucharada de vinagre de champaña orgánico o jugo de limón
   amarillo orgánico recién exprimido

3 yemas grandes de huevos de gallina de pastoreo, a temperatura
   ambiente

1 cucharadita de ajo orgánico triturado

½ cucharadita de sal de mar fina

¼ de cucharadita de polvo de mostaza orgánica

1½-2 tazas de aceite de oliva extra virgen orgánico o aceite
   de aguacate

Pon las tiras de azafrán en el vinagre y deja reposar durante al menos 30 minutos. Cuando vayas a preparar la mayonesa llena el recipiente de cristal de una licuadora con agua hirviendo y déjalo reposar un par de minutos. La idea es calentar el recipiente para ayudar a que las yemas de huevo se espesen. Luego descarta el agua y seca rápidamente el recipiente.

Vierte en el recipiente las yemas de huevo y licúa a velocidad media hasta que estén muy espesas. Agrega el ajo, la sal y la mostaza, e incorpora de inmediato. Añade el vinagre y licúa. (Puedes quitar el azafrán o dejarlo. Si lo dejas le dará un distintivo color amarillo al producto final.)

Con la licuadora encendida, empieza a agregar el aceite lo más despacio posible. Entre más lento lo hagas, más homogénea será la emulsión. Una vez que hayas agregado la mitad del aceite tendrás una salsa con la consistencia de crema espesa, así que puedes empezar a agregar el aceite un poco más rápido, pues ya no hay riesgo de que la mezcla se cuaje. En caso de que obtengas un alioli demasiado espeso —lo que buscamos es una mezcla cremosa y tersa—, agrega un chorrito adicional de vinagre. Sigue incorporando el aceite hasta que la mezcla de huevos lo absorba por completo. Después, en caso de ser necesario, vierte un poco de agua caliente para homogeneizar la mezcla; suele bastar con una cucharada nada más.

Con una espátula transfiere el alioli a un contenedor limpio con tapa. Ciérralo y guárdalo en el refrigerador, y consume el alioli en los siguientes cinco días.

VARIACIONES: Agrega 2 cucharadas de hierbas frescas picadas, chiles rojos o verdes picados, jengibre rallado, rábano picante rallado o pimientos picados a la mezcla final. Las especias molidas también le pueden dar un sabor distintivo; mis favoritas son comino, pimienta cayena y pimienta negra triturada. La cúrcuma y el curry en polvo le darán un toque asiático.

Para hacer alioli de aguacate, agrega ½ taza de aguacate orgánico machacado junto con la mostaza, y cambia el vinagre de champaña o jugo de limón amarillo por jugo de limón verde orgánico recién exprimido.

Marinado Purifica tu cerebro para carnes, aves y pescados

Rinde alrededor de 2 tazas
Tiempo de preparación: alrededor de 15 minutos

Este marinado sencillo es una forma excelente de incorporar nuestras especias saludables a la preparación de comida cotidiana. Es muy potente, pero le da el toque ideal a carnes rojas y aves de pastoreo, y a pescados grasos silvestres como salmón, en especial cuando se cocinan a la parrilla o al horno.

8 vainas de cardamomo orgánico
3 piezas de anís estrella orgánico
3 ramas de canela de unos 4 cm de longitud

Un trozo de 4 cm de raíz de jengibre orgánico deshidratado
  (véase la nota)
½ taza de semillas de cilantro orgánicas
¼ de taza de semillas de comino orgánicas
¼ de taza de granos de pimienta negra o blanca
1 cucharada de pimienta gorda orgánica
1 cucharadita de clavos enteros orgánicos
1 cucharadita de hojuelas de chile rojo orgánico triturado
  (opcional)

Combina el cardamomo, el anís estrella, las ramas de canela, la raíz de jengibre, las semillas de cilantro y de comino, los granos de pimienta, la pimienta gorda y los clavos en una sartén mediana, y cuece la mezcla a fuego medio-bajo. Revuélvela con frecuencia, ya sea con una espátula o agitando la sartén, durante unos 3 minutos o hasta que las especias suelten su fragancia y empiecen a dorarse. Este paso es importante, pues si se quedan estáticas se pueden quemar.

Saca la sartén del fuego y aparta la mezcla para que se enfríe. Una vez fría, viértela en un molino de especias, procesador de alimentos o licuadora, junto con el chile triturado si eliges usarlo, y licúala hasta obtener un polvo fino.

Transfiere el marinado a un contenedor de cristal, tápalo y guárdalo en un lugar seco, fresco y oscuro. Úsalo en el transcurso de las siguientes seis semanas.

NOTA: El jengibre entero deshidratado se puede conseguir en tiendas especializadas, tiendas de complementos alimenticios, tiendas de productos asiáticos y en internet.

Queso ricotta

Rinde alrededor de 1½ tazas
Tiempo de preparación: alrededor de 2 horas

El queso ricotta hecho en casa tiene muchas utilidades. Se puede comer como postre, como pecadillo en el desayuno o agregar a diversos platillos para darles cierta cremosidad y estabilidad. También se puede untar o usar como aderezo en ensaladas. Si quieres comerlo sólo como postre, agrega una cucharadita de stevia al momento de calentar la leche.

2 tazas de leche entera orgánica de animales de pastoreo
1 taza de crema espesa de leche de animales de pastoreo
½ cucharadita de sal de mar fina (opcional)
1 cucharadita de gránulos de stevia orgánica o más, al gusto
    (opcional)
1½ cucharadas de jugo de limón amarillo orgánico recién
    exprimido

Recubre la parte interna de un colador de malla fina con dos capas de manta de cielo. Asegúrate de que sean piezas de tela lo suficientemente grandes como para que cuelguen un poco de las orillas del colador, de modo que la superficie entera quede recubierta. Coloca el colador encima de un contenedor no reactivo, como un recipiente de cristal o tazón de acero lo suficientemente profundo como para que haya unos cuantos centímetros entre el fondo del colador y el fondo del tazón. Aparta.

Mezcla la leche y la crema, y opcionalmente la sal o la stevia, en una olla de base gruesa, y calienta a fuego medio hasta que empiece a hervir. Deja hervir durante 1 minuto. Saca del fuego e incorpora el jugo de limón amarillo. Deja reposar unos 4 minutos o hasta que la mezcla tenga cuajos notorios. Vierte en el colador y tápalo con papel plástico para dejar reposar unas 2 horas o hasta que se haya colado el suero de leche y los cuajos tengan la consistencia deseada. Entre más tiempo dejes reposar la mezcla, más denso será el queso. No deseches el suero de leche; lo puedes consumir como bebida o usar en otra receta.

Quita el plástico, con una espátula despega el queso ricotta de la malla de cielo y colócalo en un contenedor no reactivo. Guárdalo en el refrigerador en un recipiente tapado durante no más de cinco días.

Pan rústico

Rinde 1 hogaza
Tiempo de preparación: alrededor de 1.5 horas

Hay variaciones de este tipo de pan en todo el mundo. Es fácil de preparar, sumamente nutritivo y una alternativa excelente para el pan blanco, además de que es muy llenador. Nosotros siempre lo tenemos a la mano y compartimos la receta con amigos y vecinos como una forma deliciosa de introducirlos al estilo alimenticio de Purifica tu cerebro.

Para prepararlo necesitarás una herramienta muy útil para todo tipo de recetas: una báscula de cocina. Son bastante asequibles y fáciles de conseguir en internet o en tiendas de artículos de cocina. No es necesario picar las semillas ni los frutos secos; úsalos enteros, de preferencia.

100 gramos de semillas de calabaza orgánicas sin sal
100 gramos de semillas de girasol orgánicas sin sal
100 gramos de semillas de linaza orgánicas sin sal
100 gramos de ajonjolí orgánico
100 gramos de almendras orgánicas crudas, ralladas y sin sal
100 gramos de trozos de nuez de Castilla cruda y sin sal
5 huevos orgánicos grandes de gallinas de pastoreo, a temperatura ambiente, ligeramente batidos

½ taza de aceite de oliva extra virgen orgánico
2 cucharaditas de sal de mar fina

Precalienta el horno a 160 °C.

Enmantequilla una charola para hornear pan de 18 × 10 × 6 cm y cubre la base con papel para hornear cortado a la medida. Enmantequilla la parte superior del papel para hornear. Mezcla todas las semillas y frutos secos en un tazón grande. Agrega los huevos, el aceite de oliva y la sal, y revuelve hasta mezclar todos los ingredientes.

Con ayuda de una espátula vierte la mezcla en la charola para hornear. Métela al horno y deja hornear durante 1 hora o hasta que tenga una consistencia firme.

Saca la charola del horno y deja reposar durante 15 minutos. Voltéala y extrae el pan sobre una rejilla, y déjalo enfriar un poco antes de cortarlo. Guárdalo en un contenedor hermético en el refrigerador.

Desayunos

Desayuno todo-en-uno

Rinde 2 porciones
Tiempo de preparación: alrededor de 7 minutos

Éste es un desayuno saludable, rápido y fácil de preparar. Las hortalizas de hoja verde, el aguacate, el jengibre y la cúrcuma te proveerán todo lo necesario para empezar el día con el pie derecho. Puedes juntar los ingredientes la noche anterior y echarlos a la licuadora en la mañana.

4 tallos de perejil de hoja plana orgánico
1 aguacate orgánico grande, pelado y sin semilla

1 manojo de kale orgánico de hoja grande, sin tallos y picado

1 taza de hojas de espinaca baby orgánica

2 cucharadas de hojas de menta orgánica

½ cucharadita de jengibre orgánico triturado

¼ de cucharadita de cúrcuma molida orgánica

2 tazas de agua de coco orgánica

Combina el perejil, el aguacate, el kale, la espinaca, la menta, el jengibre y la cúrcuma en la licuadora. Agrega el agua de coco y 4 cubos de hielo, y licúa hasta obtener un puré homogéneo.

Viértelo en dos vasos previamente enfriados y disfrútalo.

Cuasi muesli

Rinde 2 porciones
Tiempo de preparación: alrededor de 5 minutos

Esta mezcla es un poco más pesada que el muesli comercial y es bastante reconfortante en las mañanas frías. Es uno de los desayunos más saludables que podemos concebir para iniciar bien el día.

½ taza de almendras orgánicas crudas, sin sal y picadas

½ taza de semillas de cáñamo orgánicas

½ taza de hojuelas de coco orgánico sin endulzar

¼ de taza de hojuelas de avena orgánica (véase la nota)

2 cucharadas de semillas de chía orgánicas, crudas y sin sal

1 cucharada de semillas de linaza orgánicas, crudas y sin sal

¼ de cucharadita de canela orgánica molida

1/8 de cucharadita de jengibre orgánico molido

1 ½ tazas de leche de coco orgánico sin endulzar

1 cucharadita de aceite MCT (véase la página 209)

½ taza de moras azules orgánicas

Combina las almendras, las semillas de cáñamo, el coco, la avena, las semillas de chía, la linaza, la canela y el jengibre en una olla pequeña. Incorpora la leche de coco y el aceite, y calienta a fuego medio.

Cuando empiece a hervir, revuelve y deja cocer un par de minutos más, hasta que la mezcla espese.

Saca del fuego y, con una cuchara, sirve porciones iguales en dos tazones para cereal pequeños. Agrega las moras azules y sirve al momento.

NOTA: Es posible conseguir hojuelas de avena orgánica libre de gluten en tiendas de productos saludables o por internet. Busca marcas que no hayan sido empacadas en fábricas donde también se procesen productos de trigo.

Pan tostado con aguacate

Rinde 1 porción
Tiempo de preparación: alrededor de 25 minutos

Aunque al parecer el pan tostado con aguacate nació en Australia, ahora se sirve casi en cualquier parte del mundo. Hay tantas versiones del mismo que algunas llevan apenas aguacate, sal y pimienta, mientras que otras incorporan incontables ingredientes, como carne, hierbas frescas, queso, aceite y tomate. Es posible poner casi cualquier cosa encima del aguacate, incluyendo un huevo pochado, que es nuestra versión favorita. Es una forma fácil y deliciosa de empezar el día.

1 huevo grande de gallina de pastoreo a temperatura ambiente

1 cucharadita de vinagre blanco orgánico y destilado

1 aguacate orgánico pequeño y maduro

1 cucharadita de cilantro orgánico y, picado

Jugo de ½ limón orgánico

Sal de mar fina al gusto

1 rebanada de pan rústico (véase página 227) tostado

Hojuelas de chile rojo orgánico, trituradas y al gusto

Hojas de cilantro o menta orgánicos, o rebanada de limón para adornar (opcional)

Llena una olla pequeña y profunda con unos 6 cm de agua fría. Calienta a fuego alto hasta que empiece a hervir ligeramente (debes ver cómo se forman las burbujas en las orillas de la olla). Agrega el vinagre.

Rompe el huevo encima de un colador de malla fina sobre un tazón pequeño y permite que la clara de huevo gotee en un tazón. Transfiere el huevo a una taza pequeña. Esto impide que se formen tiras de clara cocida en el agua y que el resultado sea un huevo redondo casi perfecto.

Revuelve el agua en ebullición con el mango de una cucharada de madera para crear un pequeño vórtice. Con cuidado, vierte el huevo en el centro del vórtice. Deja hervir durante 2.5 minutos, o hasta que la clara esté firme y la yema ligeramente cocida.

Con ayuda de una espumadera o cuchara agujereada, con cuidado saca el huevo y sírvelo en una taza limpia y caliente.

Corta el aguacate por la mitad y, con ayuda de una cuchara pequeña, extrae la carne y descarta la semilla. Coloca la carne de aguacate en un tazón pequeño y poco profundo, e incorpora el cilantro y el jugo de limón verde. Sazona con sal de mar y, con ayuda de un tenedor, tritura ligeramente.

Unta el aguacate en el pan tostado y aplana un poco la superficie. Coloca el pan tostado en un plato pequeño.

Luego, con cuidado, vierte el huevo en una cuchara agujereada para colar el agua restante. Si cuelgan tiras de clara cocida, córtalas cuidadosamente con tijeras de cocina.

Coloca el huevo encima del pan tostado con aguacate. Adereza con un poco de chile rojo triturado y adorna con una rama de cilantro, una hoja de menta fresca o una rebanada de limón, si lo deseas.

Crepas para el desayuno

Rinde alrededor de 30 crepas de 20 cm
Tiempo de preparación: alrededor de 15 minutos

Aunque se suelen servir como postre —cosa que también puedes hacer con estas exquisitas crepas con sabor a almendra—, también son un maravilloso platillo para el desayuno. Ésta es la versión de Purifica tu cerebro de los tradicionales *pain au chocolat* que desayunan los franceses. Es una receta sencilla; si lo deseas, también puedes rellenar las crepas con huevo revuelto, moras o verduras a la parrilla. Necesitarás dos sartenes para hacer crepas de unos 20 cm de diámetro (véase la nota), o hacer la mitad de la receta y cocinar sólo con una sartén.

6 huevos orgánicos grandes de gallinas de pastoreo, a temperatura ambiente, ligeramente batidos
1½ tazas de harina de almendra orgánica
1 cucharadita de sal de mar fina
2-2½ tazas de leche de almendra sin endulzar, a temperatura ambiente
3 cucharadas de mantequilla orgánica de vacas de pastoreo, sin sal, derretida, más la necesaria para engrasar los sartenes y servir
1 cucharadita de extracto de vainilla orgánica
1 taza de chocolate amargo orgánico, con al menos 80% de cacao, finamente rallado

Vierte los huevos en un tazón mediano, incorpora la harina y la sal, y revuelve con un batidor de mano. Comienza a incorporar la leche poco a poco, mientras sigues revolviendo. Una vez que hayas agregado la mitad de la leche, la mezcla deberá ser lo suficientemente líquida; en ese momento puedes verter el resto de la leche junto con las 3 cucharadas de mantequilla derretida y la vainilla. Para saber si tiene la consistencia correcta, inserta la parte posterior de una cuchara de madera; la masa debe dejar una capa fina al sacar la cuchara.

Precalienta los dos sartenes antiadherentes para crepas a fuego medio. Engrasa ligeramente el primero. Con una cuchara vierte suficiente masa de crepas en esa sartén para cubrir la superficie con una capa delgada. Saca la sartén del fuego y menéala hasta que la masa cubra de forma homogénea la superficie completa. En ese momento empieza a preparar otra crepa en la otra sartén caliente. Deja que se cueza durante 45-60 segundos, o hasta que la parte inferior esté ligeramente dorada.

Conforme se cuece, rocíale mantequilla derretida y chocolate rallado. Con ayuda de una espátula de silicón, con cuidado dobla la crepa por la mitad, y luego otra vez por la mitad.

Sirve la crepa doblada en un plato; luego repite los pasos anteriores hasta acabarte la masa.

NOTA: Si quieres preparar las crepas por adelantado coloca una charola para hornear cubierta de papel para hornear en el horno precalentado a 100 °C. Conforme termines de hacer cada crepa, pásala a la charola para mantenerla caliente. No las apiles una encima de la otra. Cuando hagas la primera crepa es posible que la masa se quede adherida a la sartén y se rompa cuando intentes voltearla. Esto indica que la sartén no tenía suficiente mantequilla o que quedaban residuos de una crepa anterior. Con frecuencia la primera crepa (e incluso a veces la segunda) se adhieren porque la sartén no está a la temperatura correcta, pero el resto de las crepas deben salir bien. Si parece que las orillas de la crepa se contraen rápidamente, eso significa que la sartén está demasiado caliente. Si no se empieza a cocer casi de inmediato, la sartén está demasiado fría. Sabemos que todo esto suena intimidante, pero en realidad se vuelve muy sencillo una vez que empiezas.

Huevos con hojas verdes

Rinde 4 porciones
Tiempo de preparación: alrededor de 35 minutos

Puedes usar cualquier hortaliza de hoja verde para preparar esta receta. Si deseas un sabor más intenso usa hojas de diente de león o de mostaza, o mézclalas con las acelgas y el kale. Dado que requiere un poco más de trabajo que un desayuno habitual, es ideal para hacerlo en fin de semana para un desayuno tardío o almuerzo.

¼ de taza de aceite de oliva extra virgen orgánico, dividido
2 puerros orgánicos grandes; sólo la parte blanca, pelada, bien lavada y cortada en delgadas rebanadas transversales
2 chalotes orgánicos, pelados y cortados en delgadas rebanadas transversales
1 manojo grande de acelgas orgánicas, sin tallos y picadas
1 manojo de kale cavolo nero, sin tallos y picado
1 cucharadita de ajo orgánico picado
1 cucharada de jugo de limón verde orgánico, recién exprimido
4 huevos grandes de gallinas de pastoreo, a temperatura ambiente
Sal de mar fina y pimienta negra recién molida, al gusto
1 cucharadita de estragón orgánico fresco, picado
½ cucharadita de hojuelas de chile rojo orgánico seco, trituradas
½ cucharadita de zumaque orgánico molido

Precalienta el horno a 170 °C

Calienta a fuego medio 1 cucharada de aceite en una sartén apta para hornear.

Incorpora los puerros y chalotes y revuelve con frecuencia durante unos 12 minutos o hasta que se suavicen y doren ligeramente. Agrega las acelgas, el kale y el ajo, y sigue cociendo y revolviendo durante 3 minutos o hasta que las hojas se hayan suavizado. Agrega el jugo de limón y otras 2 cucharadas de aceite de oliva. Cuece un minuto más y revuelve los ingredientes hasta que se mezclen bien.

Aplana la superficie de verduras y luego forma cuatro huecos en la parte superior de tamaño suficiente para contener un huevo. Con cuidado, sirve un huevo en cada uno de los huecos. Sazona con sal y pimienta, y mete la sartén al horno precalentado. Hornea durante 15 minutos o hasta que los huevos estén cocidos.

Mientras los huevos se hornean, vierte el resto del aceite de oliva en una sartén pequeña. Agrega el estragón, las hojuelas de chile y el zumaque, revuelve ocasionalmente y deja cocer durante 3 minutos o hasta que el aceite se caliente y esté bien sazonado.

Saca la sartén del horno. Viértele el aceite sazonado encima y sirve directamente de la sartén antes de que se enfríe.

Panqueques de coliflor

Rinde 4 porciones
Tiempo de preparación: alrededor de 25 minutos

Aunque estos panqueques son un excelente platillo para desayuno, también son una deliciosa guarnición para carnes, aves o pescados a la parrilla. La cúrcuma les da mucho color, además de darles un sabor tánico, pero un poco dulzón.

400 gramos de floretes de coliflor, con tallo
1 cebolla blanca orgánica pequeña, pelada y finamente picada
1 cucharadita de ajo orgánico finamente picado
½ cucharadita de cúrcuma orgánica molida
3 huevos grandes de gallinas de pastoreo, a temperatura ambiente, ligeramente batidos
Sal de mar fina y pimienta negra orgánica recién molida, al gusto
$1/3$ de taza de ghee orgánico de animales de pastoreo

½ taza de cebollín orgánico picado

1 taza de crema agria entera orgánica, de vacas de pastoreo (opcional)

Precalienta el horno a 100 °C. Coloca dentro del horno una charola para hornear cubierta con papel para hornear.

Con ayuda de un rallador, ralla la coliflor con los agujeros medianos. Coloca la coliflor rallada a un tazón grande. Agrega la cebolla, el ajo y la cúrcuma, y revuelve.

Añade los huevos, sazona con sal y pimienta, y revuelve la mezcla para combinar bien los ingredientes. Deja reposar unos 10 minutos para que los sabores resalten. Calienta el ghee en una sartén grande a fuego medio. Vierte una cantidad suficiente de la mezcla de coliflor para formar una torta plana de unos 6 cm de diámetro. Sigue preparando tortas sin saturar la sartén. Con el anverso de una espátula de metal aplánalas un poco, pero no dejes que se expandan a más de 8 cm de diámetro.

Fríelas durante unos 5 minutos o hasta que la parte inferior se dore y el panqueque tenga la firmeza suficiente como para voltearlo con facilidad. Baja la temperatura del fuego si se están dorando demasiado rápido.

Con ayuda de la espátula —de preferencia una espátula para pescado— voltea los panqueques con cuidado y fríelos durante 4 minutos más o hasta que estén bien cocidos y dorados de ambos lados. Si los volteas demasiado pronto, se desmoronarán. Cada vez que un panqueque esté bien cocido, transfiérelo a la charola para hornear y sigue preparando panqueques hasta usar toda la mezcla. Cuando vayas a servir, coloca los panqueques en un platón, espolvoréales sal de mar y cebollín picado, y sírvelos con crema agria a un lado si lo deseas.

Entradas, sopas, ensaladas y tentempiés

Hummus de coliflor

Rinde 4 a 6 raciones
Tiempo de preparación: alrededor de 12 minutos

Este delicioso hummus es ligero y va de maravilla con verduras crudas, pero también para hacer un exquisito sándwich con nuestro pan rústico (página 227). Si horneas la coliflor, el hummus adquirirá un sabor mucho más complejo.

1 cabeza de coliflor orgánica, cortada en floretes y cocida al vapor
hasta que esté tierna, pero crujiente
4 dientes de ajo orgánico pelado, o más, dependiendo del gusto
¼ de taza de tahini orgánico
1 cucharadita de comino orgánico molido
Jugo de 1 limón orgánico, o más, dependiendo del gusto
Aceite de oliva extra virgen orgánico al gusto
Sal de mar fina al gusto

Pon la coliflor, el ajo, el tahini y el comino en el tazón de un procesador de alimentos con cuchillas metálicas. Enciende el procesador y ve agregando el jugo de limón poco a poco hasta obtener el nivel de acidez deseado. Agrega suficiente aceite de oliva extra virgen para homogeneizar la mezcla y darle un toque frutal. Sazona con sal al gusto. Con una espátula transfiere el hummus a un contenedor no reactivo, tápalo y guárdalo en el refrigerador hasta una semana.

Sírvelo a temperatura ambiente, acompañado de bastones de verduras crudas mixtas.

VARIACIÓN: Si quieres darle un toque elegante a la presentación, adorna con semillas de granada orgánica o una combinación de ajonjolí blanco y negro orgánico tostado antes de servir.

Sopa madrás de chícharo

Rinde 6 porciones
Tiempo de preparación: alrededor de 40 minutos

La intensidad del picante y la exquisitez de las especias del este de India se equilibran a la perfección con la dulzura de los chícharos, la frescura del yogurt y los aromas de las hierbas de este platillo. Aunque sea temporada de chícharos frescos, recomiendo usar chícharos orgánicos congelados porque tienen un hermoso color y su dulzura es uniforme; los chícharos frescos pueden variar en color y cantidad de almidón. Sin importar si la sirves fría o caliente, en porciones más grandes, esta sopa espesa puede fungir como almuerzo o entrante ligero para la cena.

1 cucharada de aceite de coco orgánico
¾ de taza de cebolla blanca orgánica picada
1 cucharada de jengibre orgánico finamente picado
1 cucharadita de ajo orgánico finamente picado
2 cucharaditas de semillas de comino orgánicas, molidas en mortero
½ cucharadita de cilantro orgánico seco y molido
½ cucharadita de canela orgánica molida
2 tazas de chícharos orgánicos secos
1 zanahoria orgánica pequeña, pelada y picada
1 chile serrano o jalapeño orgánico, desvenado y picado, o más, según el gusto
3 tazas de caldo de verduras (página 220) o de caldo de verduras orgánicas enlatado

Sal de mar fina al gusto

Jugo de 1 limón orgánico

½ cucharadita de garam masala orgánico

½ taza de yogurt orgánico entero de animales de pastoreo sin
azúcar, o un poco más para decorar (opcional)

Pimienta negra orgánica recién molida, al gusto

1 taza de chícharos orgánicos congelados, recién descongelados,
drenados y secados con una toalla de papel (véase la nota)

1 cucharada de cilantro orgánico picado

1 cucharada de menta orgánica picada

6-8 ramas de cilantro o menta orgánicas (opcional)

Calienta el aceite en una olla grande de fondo grueso a fuego medio. Agrega la cebolla, el jengibre y el ajo, y sofríe durante 5 minutos o hasta que la cebolla empiece a agarrar color, y revuelve con frecuencia. Incorpora el comino, el cilantro y la canela, y sofríe un minuto más. Añade los chícharos secos, la zanahoria, el chile, así como 3 tazas de agua, y lleva a punto de hervor. Sazona con sal.

Hierve a fuego bajo durante 30 minutos o hasta que los chícharos se suavicen. Si la mezcla se espesa demasiado, agrega caldo o agua, ½ taza a la vez.

Apaga el fuego e incorpora el jugo de limón, el garam masala y ½ taza de yogurt. Vierte la mezcla en una licuadora —por partes, de ser necesario— y licúala hasta obtener un puré homogéneo.

Vierte el puré en una olla limpia. Calienta a fuego medio hasta que empiece a hervir ligeramente y revuelve con frecuencia. No permitas que hierva del todo, pues el yogurt se puede cuajar. Añade la pimienta al gusto, y ajusta la sazón de ser necesario.

Incorpora los chícharos, el cilantro picado y la menta picada. Sirve en tazones de sopa poco profundos y, si lo deseas, adorna con un poco de yogurt y ramitas de cilantro o de menta.

NOTA: No dejes que los chícharos congelados pasen demasiado tiempo a temperatura ambiente o se resecarán. Lo ideal es sacarlos del congelador poco antes de usarlos, ponerlos en un colador y descongelarlos rápidamente bajo el chorro de agua caliente. El agua caliente los descongela y los calienta con rapidez, con lo cual después puedes secarlos con toallas de papel y agregarlos a la sopa sin que se enfríen.

VARIACIÓN: Esta sopa también sabe bien fría. Después de hacer el puré, guárdalo en un recipiente tapado en el refrigerador durante unas 4 horas o hasta que esté bien frío. Incorpora los chícharos, el cilantro y la menta justo antes de servir, y, si lo deseas, puedes decorar de la forma ya descrita. Esta sopa también se puede congelar.

Sopa de ajo

Rinde 4 a 6 porciones

Tiempo de preparación: alrededor de 40 minutos

Varios países tienen una variedad de sopa de ajo; en Portugal se llama *açorda à alentejana*, en Italia se conoce como *zuppa all'aglio*, y los franceses tienen una deliciosa versión conocida como *provençal aïgo bouïdo*. Es reconfortante y es lo suficientemente llenadora como para fungir como platillo principal en otoño o invierno (si le añades queso y un poco de nuestro pan rústico [página 227]). El aroma que saldrá de la cocina mientras la preparas abrirá el apetito de toda tu familia.

3 cabezas medianas de ajo orgánico muy fresco, sin pelar
1 cebolla orgánica mediana, de alguna variedad de sabor suave,
    pelada y picada
2 hojas de laurel orgánicas
2 clavos enteros orgánicos
2 hojas de salvia orgánica

2 ramas de tomillo orgánico

Sal de mar fina al gusto

3 yemas de huevos orgánicos grandes de gallinas de pastoreo,
    a temperatura ambiente

¼ de taza de aceite de oliva extra virgen orgánico

Pimienta negra orgánica recién molida al gusto
    (opcional)

1 cucharadita de perejil de hoja plana orgánico, picado

1 cucharadita de cebollines orgánicos picados

Queso parmesano orgánico recién rallado para servir

Vierte 2 litros de agua en una olla grande y calienta a fuego alto hasta que llegue al punto de hervor. Mientras el agua empieza a hervir, con los dedos quítale a las cabezas de ajo la cáscara más seca del exterior. Luego pica las cabezas de ajo a medio pelar en trozos grandes. Echa en la olla el ajo, la cebolla, las hojas de laurel, los clavos, las hojas de salvia y las ramas de tomillo. Sala al gusto y deja que hierva a fuego bajo. Deja hervir durante 25 minutos o hasta que el ajo esté pastoso.

Mientras el caldo hierve, prepara la mezcla para espesarlo. Pon las yemas de huevo en un tazón para batir pequeño. Con un batidor de mano, bate las yemas hasta que queden livianas y espesas. Sin dejar de batir incorpora el aceite de forma lenta y constante, y sigue batiendo hasta que la mezcla adquiera consistencia de mayonesa. Luego tápala y apártala hasta que se vaya a usar.

Una vez que el ajo esté pastoso saca la olla del fuego y cuela el caldo con ayuda de un colador fino para descartar los sólidos. Sazona el caldo con sal y pimienta.

Vierte el líquido colado en la olla y caliéntalo a fuego medio hasta que hierva.

Mientras tanto, con una espátula sirve la mezcla para espesar en una sopera o tazón grande. Una vez que el caldo hierva, saca la olla del fuego y, mientras bates la mezcla para espesar, vierte despacio una taza del caldo caliente; después vierte el caldo restante. Espolvoréale encima el perejil y los cebollines picados. Sirve porciones individuales con una porción cuantiosa de parmesano rallado encima.

Ensalada césar de pollo

Rinde 4 porciones
Tiempo de preparación: alrededor de 35 minutos

Esta ensalada parecería llevar muchos ingredientes, pero no es difícil armarla. Puedes preparar el aderezo y el pollo en la mañana, y hornear el kale una hora o poco más antes de servir. Luego junta los ingredientes y en un tris tendrás una versión elegante de la famosa ensalada césar.

3 yemas de huevos orgánicos grandes de gallinas de pastoreo, a
 temperatura ambiente
1 cucharada de mostaza a la antigua orgánica
1 cucharadita de mostaza Dijon orgánica
1 cucharadita de pasta de anchoas orgánica
1 cucharadita de ajo al horno (página 260)
1 cucharada de vinagre de sidra orgánico
½ taza de aceite de oliva extra virgen orgánico, dividido
Sal de mar fina y pimienta orgánica recién molida, al gusto
4 pechugas de pollo orgánico sin piel, de pollos de pastoreo, de
 unos 170 gramoscada una
1/3 de taza de queso parmesano orgánico finamente rallado
8 hojas de kale orgánico sin tallo
2 cabezas de lechuga romana baby orgánica, bien lavadas y
 deshojadas
3 tazas de hojas de espinaca baby orgánica
1 taza de coles de Bruselas orgánicas, finamente picadas
½ taza de rábanos orgánicos en rebanadas finas
½ taza de almendras orgánicas crudas, fileteadas, sin sal, tostadas

Mezcla las yemas de huevo, la mostaza, la pasta de anchoas, el ajo y el vinagre en un tazón pequeño. Despacio, vierte ¼ de taza de aceite de oliva mientras revuelves con una batidora de mano hasta que la mezcla se emulsione. Sazona con sal y pimienta, y aparta.

Precalienta el horno a 150 °C. Cubre una charola para hornear con papel para hornear y aparta.

Precalienta un asador de exteriores o una parrilla para estufa a fuego alto.

Quítale cualquier cartílago o membrana al pollo. Úntale aproximadamente 2 cucharadas del aceite de oliva restante en toda la superficie, y sazónalo con sal y pimienta.

Coloca las pechugas en la parrilla y ásalas durante 10 minutos o hasta que estén cocidas y la temperatura en un termómetro de carne marque 68-70 °C, volteándolas con frecuencia. Sácalas del fuego y apártalas. El pollo se seguirá cociendo mientras reposa, y deberá llegar a 70-71 °C.

Mientras el pollo se cocina prepara el kale. Mezcla el aceite de oliva restante con el queso parmesano, sal y pimienta al gusto en un tazón pequeño, y revuelve hasta integrar todos los ingredientes. Con ayuda de una brocha de cocina unta la mezcla en ambos lados de las hojas de kale.

Coloca las hojas de kale sazonadas en la charola para hornear y hornéalas durante 20 minutos o hasta que estén ligeramente doradas y crujientes. Sácalas del horno y apártalas.

Cuando vayas a servir, corta las pechugas en rebanadas delgadas y apártalas.

Mezcla la lechuga romana, la espinaca, las coles de Bruselas, los rábanos y las almendras en un tazón grande. Incorpora el pollo rebanado junto con la mitad del aderezo de mostaza, y revuelve para que se mezclen los sabores.

Sirve porciones iguales de la ensalada en 4 platos medianos. Coloca una cuarta parte de las hojas de kale horneadas encima de cada porción. Sirve al momento, con el aderezo restante a un lado.

Ensalada de achicoria con aderezo de tahini

Rinde 4 porciones
Tiempo de preparación: alrededor de 15 minutos

Ésta es una ensalada vigorizante que combina la amargura de las hojas verdes con la calidez de los frutos secos y la cremosidad del aderezo. Al elegir hortalizas de hoja verde, intenta combinar hojas de achicoria moradas, verdes y moteadas para que la ensalada también sea emocionante a nivel visual.

100 gramos de achicorias orgánicas mixtas, como endibias rizadas, endibias belgas, radicchio u otras hortalizas de hoja verde amargas
½ taza de nueces de Castilla orgánicas y sin sal, tostadas y trozadas
Aderezo de tahini al gusto (véase la siguiente receta)
Alrededor de ¼ de taza de semillas de granada orgánica (opcional)

Combina las hojas verdes y las nueces en un tazón para ensalada grande. Añade suficiente aderezo para cubrir las hojas con una capa delgada y revuelve para incorporar los sabores.

Sirve al momento y adorna con semillas de granada si lo deseas.

Aderezo de tahini

Rinde alrededor de 6 cucharadas
Tiempo de preparación: alrededor de 15 minutos

2 cucharadas de tahini orgánico
½ cucharadita de ajo orgánico triturado
Jugo y ralladura de ½ naranja orgánica pequeña

3 cucharadas de aceite de oliva extra virgen orgánico

Sal de mar fina y pimienta negra orgánica recién molida al gusto

Mezcla el tahini con el ajo y la ralladura y jugo de naranja en un tazón pequeño. Incorpora poco a poco el aceite de oliva mientras revuelves, y sazona con sal y pimienta.

Si el aderezo está demasiado espeso o granuloso incorpora una cucharada de agua fría a la vez hasta obtener la consistencia deseada. El aderezo debe tener la consistencia de crema espesa.

Kebabs de ternera y ajonjolí con aderezo de aguacate

Rinde 28 piezas

Tiempo de preparación: alrededor de 15 minutos,
más 1 hora de remojado de las brochetas

Éste es un tentempié divertido para una parrillada veraniega porque puedes armarlo previamente y dejar que tus invitados se diviertan asando sus propios kebabs. El aderezo le da un toque de acidez, pero se puede prescindir de él.

2 filetes Nueva York o rib-eye de ternera de pastoreo orgánica, de
aproximadamente 400 gramos cada uno, sin grasa

Sal de mar fina y pimienta orgánica recién molida al gusto

1 taza de ajonjolí orgánico

1 taza de aceite de aguacate orgánico

Aderezo de aguacate (véase la siguiente receta)

Remoja durante al menos una hora 28 brochetas de bambú de 15 cm. Drena el agua, pero no dejes que se sequen por completo. Con ayuda de un cuchillo bien afilado corta una orilla delgada de los costados de cada filete para formar dos rectángulos de unos 14 cm de longitud,

8 cm de ancho y 2 cm de grosor. Corta cada filete a lo ancho en 7 trozos de unos 8 cm de longitud y 2 cm de ancho.

Coloca las 14 piezas de carne unas junto a otras, a lo largo. Atraviesa cada trozo de carne con dos brochetas, de modo que al cortar la tira de carne transversalmente por la mitad después de asarlas, obtengas dos brochetas de ternera de igual tamaño. (Puedes armar las brochetas y refrigerarlas en un contenedor cerrado durante 24 horas o congelarlas hasta tres meses.)

Antes de cocerlas, rocía el ajonjolí en una superficie plana y limpia. Sazona la carne con sal y pimienta, y rueda la brocheta por encima del ajonjolí hasta cubrir la superficie de la carne por completo.

Vierte aceite en una plancha antiadherente o parrilla para estufa a fuego medio-alto. Cuando el aceite esté brillante, coloca las brochetas en el aceite y voltéalas ocasionalmente durante 2 minutos hasta sellar la carne o que quede dorada por fuera, pero cruda en el centro.

Coloca las brochetas en una tabla para picar y córtalas por la mitad para obtener dos brochetas pequeñas de igual tamaño. Dispón las brochetas en un platón con el corte hacia arriba para que se note la cocción a término medio.

Sirve al momento con el aderezo a un lado, si lo deseas.

Aderezo de aguacate

Rinde alrededor de 1 taza
Tiempo de preparación: alrededor de 15 minutos

1 aguacate orgánico grande y maduro, pelado y sin semilla
$1/3$ de taza de yogurt orgánico entero, de animales de pastoreo
2 cucharadas de cebolla morada orgánica, finamente picada
1 cucharadita de jengibre orgánico rallado
Sal de mar fina y pimienta negra orgánica recién molida, al gusto
Chile verde orgánico finamente picado, al gusto (opcional)

Coloca el aguacate, el yogurt, la cebolla y el jengibre en un tazón de procesador de alimentos con cuchilla metálica, y licúa hasta obtener una mezcla homogénea. Pruébala y sazónala con sal y pimienta al gusto, y, si lo deseas, chile fresco recién picado.

Almejas a la parrilla con salsa de cítricos y hierbas

Rinde 4 a 6 porciones
Tiempo de preparación: alrededor de 15 minutos

Este platillo es una excelente entrada veraniega, coctel para picotear o refrigerio. Es fácil y rápido asar las almejas, y puedes hacerlo incluso mientras conversas con tus invitados. No hay nada más elegante ni saludable que estas almejas aderezadas con la fresca y ligera salsa de hierbas, la cual también va de maravilla con pescados, carnes y aves a la parrilla.

3 docenas de almejas silvestres bien lavadas
Salsa de cítricos y hierbas (véase la siguiente receta)

Precalienta un asador de exteriores a fuego alto.

Coloca las almejas sobre la parrilla con el costado más plano arriba. Eso ayudará a que los jugos se concentren en la parte más cóncava a medida que las almejas se abren por el calor. Ásalas durante unos 4 minutos o hasta que se abran.

Una vez abiertas quítalas de la parrilla, aderézalas con un poco de salsa y cómelas calientes, directo de la concha.

NOTA: Es indispensable remojar las almejas silvestres en agua salada, de preferencia la misma agua en la que vienen, para permitirles expulsar la arena de las conchas.

Salsa de cítricos y hierbas

Rinde alrededor de 2 tazas

2 tazas de perejil de hoja plana orgánico, picado
½ taza de puerro orgánico picado, incluyendo un poco
   de la parte verde
¼ de taza de cilantro orgánico picado
2 cucharadas de orégano orgánico picado
1 cucharada de ajo orgánico picado
½ cucharadita de ralladura de naranja orgánica recién rallada
Jugo y ralladura de 1 limón orgánico
1 taza de aceite de oliva extra virgen
¼ de taza de vinagre de champaña orgánico
Sal de mar fina al gusto

Echa el perejil, el puerro, el cilantro, el orégano, el ajo y la ralladura de naranja en el tazón de un procesador de alimentos con cuchilla metálica, y procesa apenas hasta que los ingredientes estén finamente picados. Añade el limón y su ralladura, y vuelve a procesar para incorporar los ingredientes.

Con una espátula, traslada la mezcla a un contenedor no reactivo. Incorpora el aceite y el vinagre. Sazona con sal y refrigéralo en un recipiente cubierto hasta que vayas a usarlo.

Platos fuertes

Cordero en salsa de mostaza

Rinde 4 porciones
Tiempo de preparación: alrededor de media hora

Ésta es una receta fácil de preparar cuando tengas visitas. Las especias acentúan la jugosidad del cordero a la perfección, y es fácil duplicar o triplicar las proporciones para preparar tantos costillares de cordero como desees.

- 3 cucharadas de mostaza a la antigua orgánica
- 1¼ de cucharaditas de cúrcuma orgánica en polvo
- 1 cucharadita de garam masala orgánico
- ½ cucharadita de chile orgánico seco y triturado
- 2 cucharadas de aceite de coco orgánico
- Sal de mar fina al gusto
- 1 costillar (8 costillas) de cordero orgánico de pastoreo (alrededor de 600 gramos)

Precalienta el horno a 220 °C. Mezcla la mostaza, la cúrcuma, el garam masala, el chile triturado y el aceite de coco en un tazón pequeño, y revuelve hasta incorporar los ingredientes. Sazona la mezcla con sal. Úntala generosamente sobre el cordero. Coloca la carne sazonada en una charola para hornear y hornea durante 20 minutos o hasta que el termómetro de carne insertado en la parte más gruesa marque 60 °C (que sólo estará sellada si se sirve al momento).

Transfiere el costillar a una tabla para picar y déjalo reposar durante 10 minutos o hasta que el termómetro llegue a 65 °C (para término medio). Con un cuchillo de chef separa las costillas y sirve dos chuletas por plato.

Codornices silvestres endiabladas

Rinde 4 a 6 porciones
Tiempo de preparación: alrededor de 25 minutos

Aunque esta receta está pensada para cocinar aves silvestres, va de maravilla también con pollo, pavo, cerdo o mariscos. La salsa también sabe exquisita con filetes de coliflor o verduras a la parrilla.

1 cucharada de pasta de tamarindo orgánica, disuelta en
    2 cucharadas de agua tibia
2 chiles rojos o verdes orgánicos, desflemados, o más según
    el gusto
1 taza de leche de coco orgánica sin endulzar
¼ de taza de cebolla amarilla orgánica, finamente picada
1 cucharada de ajo orgánico, finamente picado
Sal de mar fina al gusto
3 codornices o gallinas de Cornualles silvestres, limpias y cortadas
    por la mitad transversalmente
Jugo de 1 limón orgánico

Precalienta un asador de exteriores a fuego alto. Cuela el tamarindo con un tamiz fino y presiona los sólidos para extraer todo el líquido. Debes obtener alrededor de 1 cucharada. Desecha el bagazo. En el tazón de un procesador de alimentos combina el líquido de tamarindo con los chiles, la leche de coco, la cebolla y el ajo, y procesa hasta obtener una salsa homogénea. Sazónala con sal al gusto.

Unta jugo de limón generosamente en las codornices. Colócalas en la parrilla precalentada y ásalas 2 minutos por cada lado. Sácalas de la parrilla y apártalas. Deja el asador encendido.

Con el extremo plano de un cuchillo de carnicero o con una sartén pesada dale unos golpecitos a cada mitad de codorniz para aplanarla un poco.

Coloca las codornices aplanadas, con la piel hacia abajo, en una sartén grande. Añade la mezcla de tamarindo y calienta a fuego medio. Lleva a punto de hervor, y luego sigue hirviendo a fuego bajo durante 6 minutos.

De inmediato saca las codornices de la salsa y vuelve a colocarlas en la parrilla. Ásalas 4 minutos de cada lado o hasta que estén crujientes. Sácalas de la parrilla y sírvelas al momento con o sin la salsa restante de la sartén.

Pollo cuasi tandoori

Rinde 4 a 6 porciones
Tiempo de preparación: alrededor de 1 hora,
más 24 horas de marinado

Ésta es una versión inusual de un pollo rostizado clásico. En caso de que no conozcas el tandoor, es un horno de barro tradicional de la India (que también se usa en otras cocinas), el cual se calienta con leña o carbón. Al interior del horno las temperaturas oscilan entre 230 y 260 °C. En caso de que no tengas un tandoor, hemos descubierto que un asador de exteriores también sirve para hacer un delicioso pollo rostizado. Quizá no tenga la gloriosa apariencia del tradicional pollo tandoori indio, pero será igual de delicioso. La carne fresca y jugosa del pollo absorberá ligeramente las especias.

2½ tazas de yogurt orgánico entero de animales de pastoreo
2 cucharadas de jugo de limón orgánico recién exprimido
½-1 chile rojo orgánico, desvenado y picado
¼ de taza de cebolla amarilla orgánica, picada
1 cucharada de jengibre orgánico fresco, finamente picado
1 cucharadita de ajo orgánico fresco, finamente picado
1 cucharada de pimentón orgánico

2 cucharaditas de garam masala orgánico

1 cucharadita de cúrcuma orgánica molida

1 pollo orgánico de pastoreo entero (de entre 1.4 y 1.6 kg)

Combina el yogurt y el jugo de limón en el tazón de un procesador con cuchilla metálica, y procesa sólo para mezclar los ingredientes. Incorpora el chile, la cebolla, el jengibre y el ajo, y procesa de nuevo. Agrega el pimentón, el garam masala y la cúrcuma, y procesa hasta obtener una mezcla casi homogénea.

Hazle ligeros cortes superficiales al pollo para que absorba el marinado y luego transfiérelo a una bolsa resellable grande. Agrega la mezcla de yogurt, sella la bolsa y agítala para bañar el pollo entero. Guárdalo en el refrigerador y déjalo marinar durante 24 horas (pero no más que eso), dándole vueltas a la bolsa cada tanto para asegurarte de que el marinado sazone todo el pollo.

Una media hora antes de que lo metas al horno, precaliéntalo a 260 °C o enciende una pila de carbón ardiente en un costado de un asador de exteriores; necesitarás que la temperatura ascienda a 260 °C antes de poner el pollo.

Saca el pollo de la bolsa y voltéalo para expulsar el exceso de salsa de la cavidad central. Desecha el marinado. Coloca el pollo en una parrilla o bandeja para hornear, o sobre el asador en el lado contrario al carbón. Tapa y deja que se hornee; dale vueltas de forma ocasional para que se cueza parejo. En el horno no debe tardar más de 40 minutos. En el asador tardará unas 2 horas en quedar perfectamente cocido.

Saca el pollo del horno o del asador y déjalo reposar unos 15 minutos antes de cortar y servir.

Lubina entera al horno

Rinde 6 porciones
Tiempo de preparación: alrededor de 40 minutos

Puedes adaptar esta receta a cualquier pescado entero de carne firme o, si lo prefieres, puedes usar filetes gruesos de pescado silvestre como salmón o mero. Hemos observado que hornear pescados enteros a altas temperaturas los sella y hace que sean sumamente jugosos.

2 lubinas silvestres enteras, de 1.2 kg cada una, limpiadas y
  evisceradas
2 limones amarillos orgánicos sin pelar, bien lavados y cortados en
  rebanadas delgadas
10 ramas de estragón orgánico, o más para adornar si lo deseas
10 ramas de perejil de hoja plana orgánico, o más para adornar
  si lo deseas
3 cucharadas de aceite de oliva extra virgen
2 cucharadas de jugo de limón amarillo orgánico, recién exprimido
Sal de mar fina y pimienta negra orgánica recién molida, al gusto
2 bulbos de hinojo orgánico grandes, en rebanadas delgadas
3 tazas (como 800 gramos) de chalotes orgánicos, pelados,
  rebanados y escaldados
½ taza de vino blanco seco orgánico

Precalienta el horno a 220 °C. Lava el pescado bajo el agua del grifo y luego sécalo con toallas de papel, tanto por dentro como por fuera.

Coloca la mitad de las rebanadas de limón dentro de la cavidad de uno de los pescados. Coloca también 5 ramas tanto de estragón como de perejil encima del limón. Haz lo mismo con el otro pescado.

Combina el aceite de oliva y el jugo de limón en un tazón pequeño. Con las manos, unta generosamente la mezcla de aceite en la superficie de ambos pescados. Sazónalos por ambos lados con sal y pimienta.

En una charola para hornear grande y poco profunda combina el hinojo y los chalotes. Sazona con sal y pimienta y aplana las verduras para formar una capa lo más lisa posible. Vierte el vino sobre las verduras y luego coloca los pescados encima.

Mete la charola al horno y hornea los pescados durante unos 25 minutos o hasta que las verduras se ablanden y la temperatura de un termómetro de carne insertado en la parte más gruesa del pescado sea de casi 60 °C; dale vuelta a las verduras de forma ocasional durante este proceso.

Saca la charola del horno y deja reposar durante 5 minutos. Con ayuda de dos espátulas alza con cuidado cada uno de los pescados y sírvelos en un platón. Con una cuchara sirve la mezcla de hinojo y chalote alrededor de cada pescado, y, si lo deseas, adorna con ramas de estragón y perejil y rebanadas de limón fresco.

Salmón con salsa verde

Rinde 4 porciones
Tiempo de preparación: alrededor de 15 minutos

Ésta es una receta muy sencilla que puedes preparar en apenas unos cuantos minutos. Es ideal para comidas entre semana o incluso para cenas de celebración, pues es un platillo con una apariencia muy elegante.

2 puñados de arúgula orgánica (o espinaca u otras legumbres de hoja verde amarga) bien lavada
$1/3$ de taza de mantequilla orgánica de vacas de pastoreo, sin sal
Sal de mar fina y pimienta negra orgánica recién molida, al gusto
1 cucharada de aceite de coco orgánico
4 filetes de salmón silvestre sin piel, de unos 170 gramos cada uno
Comino orgánico molido, para espolvorearlo encima

Pon la arúgula en agua hirviendo durante 30 segundos para escaldarla. Drénala bien y sécala con toallas de papel.

Echa las hojas escaldadas a una licuadora (o procesador de alimentos con cuchilla metálica) y licúalas hasta obtener una salsa espesa; puedes agregar un poco de agua tibia de ser necesario.

Con una espátula sirve el puré en una sartén pequeña, agrega la mantequilla, la sal y la pimienta, y calienta a fuego bajo. Sin dejar que la salsa hierva saca la sartén del fuego y apártala en un lugar donde se mantenga caliente. (El puré se puede preparar con antelación y recalentar a baño maría.)

Calienta el aceite de coco en una sartén grande a fuego alto. Sazona el salmón con sal y pimienta por ambos lados, y también espolvoréale comino. Coloca los filetes en la sartén caliente y séllalos durante 6 minutos o hasta que adquieran un suculento color rosa claro en el exterior, pero sigan medio crudos por dentro, dándoles vuelta sólo una vez. Coloca cada filete al centro de un plato y vierte el puré verde alrededor de él. Sirve al momento.

Salmón entero al horno con tupinambo y puerro

Rinde 6 porciones
Tiempo de preparación: alrededor de media hora

Si no consigues un salmón entero de aproximadamente 2.4 kg no tiene nada de malo usar un pescado más pequeño u hornear sólo un costado de un salmón más grande. Esta receta también se puede preparar con lubina o cualquier otro pescado ligeramente graso, y servirse caliente o a temperatura ambiente. Es un platillo exquisito para consentir a tus visitas, gracias a los nutritivos prebióticos del tupinambo y del puerro.

600 gramos de tupinambos orgánicos pequeños, bien lavados
3 ramas de romero orgánico, de 10 cm cada una, u otra hierba de tu
  elección

1 limón orgánico sin pelar, en rebanadas a lo ancho

1 salmón silvestre entero, de unos 2.4 kilos, limpiado y eviscerado, con cabeza y cola, enjuagado y secado con toallas de papel

Sal de mar fina y pimienta negra orgánica recién molida, al gusto

1 cucharada de aceite de coco orgánico

6 puerros orgánicos, con un poco de la parte verde, bien lavados y rebanados a lo largo

1 cucharadita de hojas de romero orgánico fresco

Gajos de limón orgánico para adornar (opcional)

Ramas de berro orgánico para adornar (opcional)

Pon a hervir una olla grande de agua con sal a fuego alto. Agrega los tupinambos, baja la temperatura y deja que hierva a fuego medio-bajo durante 5 minutos o hasta que esté ligeramente cocido. Drena el agua y seca los tupinambos con toallas de papel. Aparta.

Precalienta el horno a 190 °C.

Coloca las ramas de romero y las rebanadas de limón dentro de la cavidad del pescado. Sazona con sal y pimienta. Con una brocha de cocina unta ligeramente el aceite de coco sobre la superficie de salmón.

Pon los tupinambos y los puerros en una charola para hornear grande en la que quepa el salmón. Espolvorea hojas de romero sobre las verduras y sazónalas con sal y pimienta. Tiende el salmón encima de las verduras.

Mete la charola al horno precalentado y hornea 15 minutos por cada dos centímetros de grosor del pescado, o hasta que un termómetro de carne insertado en la parte más gruesa del salmón marque 57 °C.

Saca la charola del horno y deja reposar durante 10 minutos. Sirve el salmón y las verduras adornados con gajos de limón y berros, si lo deseas.

Lasaña de verduras

Rinde 4 a 8 porciones
Tiempo de preparación: alrededor de 1.5 horas

Nos gusta esta lasaña porque la pasta se puede remplazar con rebanadas delgadas de calabacín o de berenjena a la parrilla. Es un platillo muy nutritivo y delicioso, tanto que no extrañarás ni la pasta ni la carne. También es excelente para llevarlo a fiestas y reuniones. Los invitados te agradecerán cuando les enseñes esta versión más ligera y saludable de un clásico de la gastronomía italiana.

1.5 kg de calabacín orgánico
Sal de mar final al gusto
2 cucharadas de aceite de oliva extra virgen orgánico
1 taza de cebolla amarilla orgánica, finamente picada
1 cucharada de ajo orgánico triturado
1 lata (800 gramos) más 1 taza de tomate orgánico triturado
1 cucharada de albahaca orgánica deshidratada
2 cucharaditas de orégano orgánico deshidratado
¼ de cucharadita de chile orgánico seco y triturado
Pimienta negra orgánica recién molida, al gusto
5½ tazas de mozzarella de animales de pastoreo, rallado y dividido
2 tazas de queso ricotta (página 226)
2 tazas de queso parmesano orgánico, rallado y dividido
1 huevo orgánico grande de gallina de pastoreo, a temperatura
 ambiente

Precalienta el horno a 190 °C.

Recubre dos charolas para hornear con papel para hornear. Aparta. Con una mandolina de cocina o un cortador de verduras corta el calabacín a lo largo en rebanadas de 0.5 cm de grosor. Coloca las rebanadas en una sola capa en las charolas para hornear. Espolvoréales sal y déjalas reposar durante 10 minutos. Esto extraerá parte del agua de las verduras y evitará que la lasaña quede acuosa.

Después de unos 10 minutos seca las rebanadas de calabacín con toallas de papel. Luego mete las charolas al horno precalentado y hornea el calabacín durante 12 minutos o hasta que empiecen a dorarse las orillas. Saca las charolas del horno y aparta.

Calienta el aceite de oliva en una sartén grande a fuego medio. Agrega la cebolla y el ajo, y, revolviendo con frecuencia, cuécelos durante 4 minutos o hasta que empiecen a suavizarse. Añade los tomates junto con la albahaca, el orégano y el chile triturado. Sazona con sal y pimienta y deja que empiece a burbujear. Deja que se cueza durante 15 minutos o hasta que la salsa se espese un poco, sin dejar de revolver ocasionalmente. Prueba la salsa y, de ser necesario, añade más sal y pimienta.

Mezcla 2 tazas de mozzarella con el queso ricotta y 1 taza de parmesano en el tazón de un procesador de alimentos con cuchilla metálica. Agrega el huevo y sazona con sal y pimienta. Pulsa el botón hasta obtener una mezcla completamente homogénea.

Con una cuchara sirve y extiende 1 taza de mezcla de tomate al fondo de una charola para hornear de 24 × 32 cm. Acomoda ¼ de las rebanadas de calabacín encima, seguido de 1 taza de la mezcla de quesos, con cuidado de extenderla hasta que cubra el calabacín por completo. Después espolvorea encima 1 taza de queso mozzarella y como ¼ de taza de parmesano. Repite el proceso dos veces más. Luego pon una última capa de rebanadas de calabacín, seguido de la ½ taza de mozzarella restante. Espolvorea encima el ¼ de taza de parmesano restante.

Mete la lasaña al horno precalentado y hornéala durante 30 minutos. Incrementa la temperatura a 260 °C y déjala hornear durante 5 minutos más, hasta que el queso se dore y la lasaña esté muy caliente y burbujeante.

Saca la charola del horno y déjala descansar sobre una rejilla metálica durante 15 minutos antes de cortar y servir la lasaña.

Filetes de coliflor y brócoli a la parrilla con berenjena

Rinde 4 porciones
Tiempo de preparación: alrededor de 45 minutos

Los filetes de verdura son un platillo muy vistoso y una forma increíble de introducir a la gente a la alimentación saludable. Si no tienes tiempo para preparar la berenjena o el aderezo, basta con asar los "filetes" y rociarles vinagreta o un poco de aceite de oliva extra virgen y vinagre balsámico.

1 berenjena orgánica (de unos 800 gramos), sin tallo
¾ de taza de aceite de oliva extra virgen orgánico, y un poco más para la parrilla
Sal de mar fina al gusto.
Pimienta cayena orgánica al gusto
1 cabeza de coliflor orgánica grande, sin tallo y cortada a lo largo en rebanadas de 2 cm de grosor
1 cabeza de brócoli orgánico grande, sin tallo y cortada en cuatro piezas iguales
¼ de taza de hojas de orégano orgánico
1 cucharada de ajo al horno (véase la nota)
1 cucharada de semillas de hinojo orgánicas
Pimienta negra orgánica triturada, al gusto
Aderezo de tahini (página 244) al gusto
Zumaque orgánico molido para adornar (opcional)

Precalienta un asador de exteriores o una parrilla para estufa a fuego alto. Cubre dos charolas para hornear con papel para hornear y aparta.

Corta la berenjena a lo largo en mitades y, con ¼ de taza de aceite de oliva, recubre bien cada mitad. Coloca la berenjena boca abajo en el asador o la parrilla. Ásala durante 30 minutos, dándole vueltas ocasionalmente, hasta que la carne esté crujiente y dorada y la cáscara se haya chamuscado. Saca la berenjena del asador y pélala. Sazónala con sal y pimienta cayena, y machácala con un poco de aceite de oliva hasta obtener un puré suave. Aparta la berenjena en un lugar donde se mantenga caliente.

Mientras la berenjena se asa prepara la coliflor y el brócoli. Vierte el aceite de oliva restante en un tazón pequeño. Agrega el orégano, el ajo al horno y las semillas de hinojo. Sazona con sal y pimienta triturada. Con una brocha de cocina, unta generosamente el aceite sazonado en ambos lados de los "filetes". Coloca las verduras en las charolas y déjalas marinar unos minutos.

Una vez que saques la berenjena del asador transfiere con cuidado los filetes de verdura a la parrilla. Ásalos durante 6 minutos o hasta que se suavicen un poco; dales vuelta sólo una vez.

Con una cuchara sirve porciones iguales del puré de berenjena al centro de cada uno de los cuatro platos. Sirve encima un filete de coliflor, y a un costado coloca el filete de brócoli. Rocíale aderezo de tahini y adorna con una pizca de zumaque molido si lo deseas.

Sirve al momento.

NOTA: Para preparar ajo al horno precalienta el horno a 180 °C. Embadurna ligeramente cabezas enteras de ajo orgánico sin pelar o dientes de ajo individuales pelados con aceite de oliva extra orgánico, envuélvelos con papel aluminio y colócalos en una charola para hornear en el horno precalentado. Si vas a servir las cabezas enteras en un platón de carnes a la parrilla, con un cuchillo corta la parte superior de la cabeza antes de hornearla. Las cabezas enteras tardarán unos 25 minutos en suavizarse y soltar su aroma, mientras que los dientes individuales tardarán como 12 minutos.

Para hacer puré de ajo al horno, hornea las cabezas enteras como se describe en el párrafo anterior, y cuando estén suaves y suelten su aroma corta la parte superior y exprime el contenido en un tazón. Una cabeza grande rinde para alrededor de 2 cucharadas de puré. El ajo al horno tiene un sabor intenso y profundo, mas no picante.

Guarniciones

Ensalada de jícama

Rinde 4 a 6 porciones
Tiempo de preparación: alrededor de 20 minutos

Esta excelente guarnición prebiótica va de maravilla con pescado silvestre, pollo o cerdo a la parrilla, sobre todo si le agregas un toque picante. Es un sustituto saludable y refrescante de la habitual ensalada de col, y es perfecta para las parrilladas o picnics veraniegos.

Jugo de 2 naranjas orgánicas pequeñas
Jugo de 1 limón verde orgánico
2 dientes de ajo orgánico, pelados
1 puñado de hojas de cilantro orgánico
¼ de taza de aceite de oliva extra virgen orgánico
3 jícamas orgánicas pequeñas, peladas y cortadas en juliana
1 cebolla morada orgánica, pelada y cortada en juliana
1 puñado de hojas de menta orgánica, finamente rebanadas
1 manojo de cebollín orgánico, en finas rebanadas en diagonal

Echa el jugo de cítricos, el ajo, el cilantro y el aceite de oliva a la licuadora, y licúa hasta obtener una mezcla casi homogénea. Apártala hasta que vayas a usarla. Combina la jícama, la cebolla, la menta y el cebollín en un tazón para ensalada grande. Agrega una cantidad prudente de aderezo a la ensalada y sirve al momento.

Espárragos salteados

Rinde 4 a 6 porciones
Tiempo de preparación: alrededor de 10 minutos

Al prepararlos de esta forma, los espárragos adquieren un sabor un poco más interesante que si se hacen al vapor y se sirven con limón. Esta combinación picante es un excelente acompañante para casi cualquier carne roja o ave, pero también sirve como base de un almuerzo ligero si se acompaña con huevos escalfados o revueltos.

2 cucharadas de ghee orgánico de animales de pastoreo

2 chalotes pequeños orgánicos, pelados y en rebanadas finas

2 manojos de espárragos verdes orgánicos, sin la base gruesa
  y cortados por la mitad

2 ramas de tomillo orgánico

1 chile encurtido, desvenado y finamente picado

Sal de mar fina y pimienta blanca orgánica recién molida, al gusto

½ cucharada de vinagre de jerez orgánico

Calienta el ghee en una sartén grande a fuego medio. Agrega los chalotes y sofríelos durante 3 minutos, revolviendo con frecuencia, hasta que se vuelvan traslúcidos. Añade los espárragos, el tomillo y el chile. Sazona con sal y pimienta, y sofríe durante 7 minutos, revolviendo con frecuencia, hasta que los espárragos se suavicen un poco, pero sigan crujientes.

Un minuto antes de que los espárragos estén listos desglasa la sartén con el vinagre de jerez. Revuelve y saca del fuego.

Sirve al momento.

Fideos de cebollín, nabo y apionabo en salsa de brócoli

Rinde 4 porciones
Tiempo de preparación: alrededor de 20 minutos

Aunque cada vez es más común encontrar ralladores para hacer fideos de verduras, es posible conseguir en algunos supermercados fideos precortados de calabacín, zanahoria, betabel y otras verduras firmes. Nosotros preferimos hacerlos en casa porque así tenemos control sobre la frescura y calidad de las verduras; sin embargo, sin importar cómo los cortes, los fideos de verduras son una exquisita guarnición, aunque también se pueden servir como plato fuerte.

8 tazas (alrededor de 400 gramos) de floretes de brócoli orgánico
½ taza de queso parmesano orgánico finamente rallado, y más para espolvorear
⅓ de taza de nueces de la India orgánicas, crudas y sin sal
Sal de mar fina al gusto
¼ de taza de aceite de oliva extra virgen orgánico, y más para aderezar
2 dientes de ajo orgánico, pelados y cortados en rebanadas finas
1 chile rojo orgánico, desvenado y finamente picado, o más según el gusto
1 cucharada de ralladura de limón amarillo orgánico recién rallado
600 gramos de fideos de calabacín orgánico
200 gramos de fideos de nabo orgánico
200 gramos de apionabo orgánico rallado

Pon el broccoli, ½ taza de queso parmesano, las nueces de la India y la sal en el tazón de un procesador de alimentos con cuchilla metálica. Procesa la mezcla hasta que se formen pequeños grumos. Calienta ½ taza de aceite en una sartén grande a fuego medio. Saltea el ajo y el chile durante 2 minutos, revolviendo con frecuencia, o hasta que el ajo se suavice, pero no cambie de color. Añade la mezcla de brócoli junto con la ralladura de limón y cuece durante 10 minutos, sin dejar de revolver, hasta que la mezcla empiece a dorarse y sea muy aromática.

Incorpora el calabacín, el nabo y el apionabo, y cuécelos durante unos 3 minutos, revolviendo con frecuencia, hasta que los fideos estén bien bañados en la salsa y se hayan calentado lo suficiente.

Saca la sartén del fuego y, al servir, rocía aceite de oliva y espolvorea queso parmesano sobre los fideos.

Tupinambo al gratín

Rinde 4 porciones
Tiempo de preparación: alrededor de 35 minutos

Cuando se preparan al gratín, los tupinambos adquieren un sabor ligeramente dulce. Para ello agregamos una buena dosis de pimienta negra que contrarresta la dulzura y acentúa la suavidad del platillo. Al igual que muchos de los platillos de esta sección, este gratín puede servirse también como plato fuerte para el almuerzo o como cena ligera.

2 cucharadas de mantequilla orgánica sin sal de vacas de pastoreo

1 cucharada de aceite de aguacate orgánico

1 cebolla blanca orgánica grande, pelada y cortada en rebanadas finas

400 gramos de tupinambos orgánicos, pelados y cortados a lo ancho en rebanadas de 0.25 cm de grosor

1 cucharada de hojas de tomillo orgánico, picadas

Sal de mar fina y pimienta negra orgánica recién molida, al gusto

¼ de taza de crema fresca de vacas de pastoreo

60 gramos de queso cheddar orgánico de vacas de pastoreo, rallado

Combina la mantequilla y el aceite en una sartén grande que se pueda meter al horno y caliéntalos a fuego medio. Agrega la cebolla y sofríela durante 10 minutos o hasta que se suavice y empiece a cambiar de color, revolviéndola con frecuencia.

Agrega los tupinambos y el tomillo, y sazona generosamente con sal y pimienta. Añade ½ taza de agua y deja que empiece a burbujear. Baja el fuego, tapa la sartén y deja cocer durante unos 20 minutos o hasta que los tupinambos estén suaves. Destapa la sartén y deja que hierva a fuego bajo hasta que los jugos se evaporen y produzcan un glaseado espeso. Puedes añadir una cucharada de agua a la vez de ser necesario.

Precalienta el gratinador del horno.

Vierte la crema fresca sobre los tupinambos y espárcela hasta formar una capa plana. Espolvorea el queso encima y transfiere la sartén de inmediato al gratinador.

Deja gratinar durante 4 minutos o hasta que el queso se dore y las orillas burbujeen.

Saca la sartén del gratinador y sirve.

Puerro y acelgas con leche de coco

Rinde 4 porciones
Tiempo de preparación: alrededor de 20 minutos

La combinación de puerro y acelgas puede parecer sosa de entrada, pero una vez que se le da un toque picante con el ajo y el curry, y se agrega la exuberancia de la leche de coco, se obtiene un platillo que dista mucho de ser soso. Puedes remplazar las acelgas con kale u otras hortalizas de hoja verde que tengas a la mano, pero procura que no sean demasiado amargas porque anularán la dulzura del puerro.

5 puerros orgánicos, incluyendo la parte blanca y un poco de la parte verde, bien lavados

2 cucharadas de ghee orgánico de vacas de pastoreo

2 dientes de ajo orgánico, pelado y rebanado

200 gramos de acelga orgánica, sin tallos y picada a lo ancho en tiras

1 cucharadita de curry picante en polvo

¼ de cucharadita de cúrcuma orgánica en polvo

Sal de mar fina al gusto

1²/₃ de tazas de leche de coco orgánica, sin endulzar

¼ de taza de frutos secos orgánicos, tostados, sin sal y picados;
   puede ser una mezcla de almendras, nueces de Castilla, nueces
   de la India y nueces de macadamia

Corta los puerros a lo ancho en rebanadas diagonales de 1 cm de grosor.

Calienta el ghee en una sartén grande a fuego medio-bajo. Añade el ajo y revuelve con frecuencia durante un par de minutos, hasta que el ajo se suavice, pero sin que cambie de color.

Agrega los puerros y las acelgas, y sigue cociendo y revolviendo durante 5 minutos, hasta que las verduras empiecen a suavizarse. Añade el curry y la cúrcuma, y sazona con sal. Revuelve y sigue cociendo durante otros 3 minutos o hasta que los puerros se suavicen.

Vierte la leche de coco y calienta hasta que empiece a burbujear. Hierve a fuego bajo durante 4 minutos.

Saca la sartén del fuego, sirve la mezcla en un tazón y espolvoréale los frutos secos picados.

Sirve al momento.

Brócoli con chalotes y pimiento rojo

Rinde 4 porciones
Tiempo de preparación: alrededor de 15 minutos

En esta receta sencilla pero deliciosa es muy importante que el brócoli no se cueza de más, pues queremos que esté un poco crujiente. También puedes agregarle chile rojo triturado si quieres darle un toque picante.

8 tazas (alrededor de 400 gramos) de floretes de brócoli orgánico
2 cucharadas de aceite de coco orgánico
2 chalotes orgánicos, pelados y cortados a lo ancho en rebanadas finas
1 pimiento rojo orgánico pequeño, sin tallo, desvenado y picado en cubos pequeños
1 cucharadita de ajo orgánico finamente picado
Sal de mar fina y pimienta negra orgánica recién molida, al gusto

Pon los floretes de brócoli en la canastilla de una vaporera con un par de centímetros de agua en el fondo. Asegúrate de que la canastilla no toque el agua. Tápala y caliéntala a fuego alto hasta que el agua hierva. Cuece el brócoli al vapor durante 2 minutos; luego saca la vaporera del fuego y apártala.

Calienta el aceite en una sartén grande a fuego medio. Añade los chalotes, el pimiento y el ajo, y sofríe durante 5 minutos, revolviendo con frecuencia, hasta que las verduras empiecen a suavizarse. Añade el brócoli al vapor, sazona con sal y pimienta, revuelve y sigue cociendo durante uno o dos minutos más.

Transfiere el brócoli a un tazón y sirve al momento.

Hojas de diente de león con cebolla

Rinde 4 porciones
Tiempo de preparación: alrededor de 30 minutos

Las hojas de diente de león están en su punto en primavera, cuando son pequeñas y tiernas, y aún no tienen un sabor tan amargo como las hojas maduras. Además, son una excelente fuente de vitaminas y prebióticos, y deberíamos comerlas con más frecuencia de lo habitual. Si lo deseas puedes recolectarlas en tu jardín o parque cercano, pero debes asegurarte de que no hayan estado en contacto con sustancias tóxicas o desechos animales.

800 gramos de hojas de dientes de león, sin tallos, picadas

¼ de taza más 1 cucharada de aceite de oliva extra virgen orgánico

1 cebolla orgánica grande, pelada y cortada en aros delgados

1 taza de chalotes orgánicos picados

1 cucharada de ajo orgánico picado

¾ de taza de hierbas orgánicas mixtas, como perejil, cilantro, cebollín y albahaca

Sal de mar fina al gusto

Jugo de 1 limón amarillo orgánico

Pon a hervir una olla grande de agua con sal a fuego alto. Añade las hojas de diente de león y hiérvelas durante 3 minutos o hasta que se suavicen.

Drénalas con ayuda de un colador fino y extiéndelas sobre una toalla de cocina grande. Tuerce la toalla para exprimir las hojas y secarlas tanto como sea posible. Apártalas.

Calienta ¼ de taza de aceite de oliva en una sartén grande a fuego medio-alto.

Cuando el aceite esté lo suficientemente caliente, pero antes de que reluzca, añade los aros de cebolla. Revuelve para separar los aros entre sí y que se cubran todos con el aceite. Cuécelos durante 5 minutos, revolviéndolos de cuando en cuando, hasta que las cebollas se empiecen a dorar.

Baja el fuego a medio-bajo, y sin dejar de revolver ocasionalmente sigue cociendo los aros de cebolla durante 15 minutos o hasta que estén bien dorados y crujientes.

Con ayuda de una espumadera pon la cebolla sobre una doble capa de toallas de cocina de papel. Sazónala con sal.

Echa la cucharada de aceite restante a una sartén grande. Añade los chalotes y el ajo, revuelve con frecuencia y cocina durante 5 minutos o hasta que empiecen a cambiar de color.

Añade las hojas reservadas, así como las hierbas picadas, y cuece, sin dejar de revolver, hasta que se calienten. Pruébalas y, de ser necesario, sazona con sal. Saca la sartén del fuego y sirve las hojas en un platón. Rocíales jugo de limón y adorna con las cebollas fritas. Sirve al momento.

Postres

Pastel de chocolate favorito

Rinde: un pastel de 18 cm de diámetro
Tiempo de preparación: alrededor de 1.5 horas,
más 4 horas de enfriamiento

Este pastel no sólo no tiene harina, ¡sino tampoco azúcar! Eso no le impide ser delicioso. No obstante, hay que enfriarlo antes de cortarlo, de modo que es preferible hacerlo un día antes de comerlo. Es fácil de transportar y puede ser una excelente contribución a una venta de pasteles, evento comunitario o reunión familiar.

5 huevos orgánicos grandes de gallinas de pastoreo, con las yemas
    y las claras separadas, a temperatura ambiente
Una pizca de sal de mar fina
250 gramos de chocolate amargo, al menos 80% cacao
2/3 de taza de mantequilla orgánica de vacas de pastoreo, sin sal
2 cucharaditas de extracto puro de vainilla orgánica
Cacao en polvo orgánico para espolvorear

Precalienta el horno a 160 °C.

Engrasa generosamente con mantequilla la superficie interna de un molde redondo desmontable para hornear de 18 cm de diámetro. Corta un círculo de papel para hornear que quepa en la base del refractario y engrásalo también. Aparta el molde.

Pon las claras de huevo en el tazón de una batidora eléctrica. Añade la sal y bate a velocidad baja hasta que queden a punto de turrón. Aparta.

Calienta el chocolate y la mantequilla a baño maría y revuelve con frecuencia durante 4 minutos hasta que ambos ingredientes se hayan derretido y mezclado. Con una espátula transfiere la mezcla a un tazón, y con un batidor de mano incorpora las yemas de los huevos a la mezcla, una a la vez. Incorpora también la vainilla.

Con cuidado ve incorporando poco a poco las claras a punto de turrón hasta que la mezcla sea homogénea.

Vierte la mezcla en el molde y métela al horno precalentado. Hornea el pastel durante 1 hora o hasta que la parte central se meza al agitar el refractario, pero las orillas estén firmes.

Saca el pastel del horno y ponlo a enfriar en una rejilla metálica. Una vez que esté frío, guárdalo en el refrigerador durante al menos 4 horas o toda la noche. Cuando vayas a servirlo desmonta el molde y retira y desecha el papel para hornear.

Pon el cacao en polvo en un cernidor y dale ligeros golpecitos para espolvorearlo sobre el pastel.

Corta en rebanadas y sirve.

Galletas con chispas de chocolate

Rinde alrededor de 2 docenas
Tiempo de preparación: alrededor de 20 minutos

Nos encanta la combinación de almendra y chocolate de estas galletas. Es importante usar chispas de chocolate amargo con al menos 80%

de cacao. Si tuestas las almendras, las galletas tendrán un sabor a almendra aún más intenso. Además, son una excelente forma de dar a conocer la dieta Purifica tu cerebro.

1¼ de tazas de harina de almendra orgánica
¼ de taza de stevia orgánica granulada
¼ de cucharadita de polvo para hornear
¼ de taza de aceite de coco orgánico
2 cucharaditas de extracto puro de vainilla orgánica
½ taza de chispas de chocolate amargo, al menos 80% cacao
½ taza de almendras o nueces de Castilla orgánicas,
    crudas y sin sal

Precalienta el horno a 180 °C.

Cubre dos charolas para hornear con papel para hornear o moldes de silicona antiadherentes.

Combina la harina de almendra, la stevia y el polvo para hornear en un tazón mediano. Agrega el aceite de coco y la vainilla. Una vez que esté todo bien mezclado incorpora las chispas de chocolate y las nueces.

Vierte cucharadas de masa en las charolas preparadas. Mételas al horno precalentado y hornéalas durante 9 minutos o hasta que las galletas se asienten y las orillas se doren.

Saca las charolas del horno y, con ayuda de una espátula, transfiere las galletas a una rejilla metálica para que se enfríen. Guárdalas en un contenedor hermético a temperatura ambiente durante no más de cinco días.

Biscottis de almendra y coco

Rinde entre 8 y 10 biscottis
Tiempo de preparación: 1 hora,
más 12 horas de reposo opcional

Cuando dejas que estos biscotti se endurezcan por completo son excelentes para remojar en una taza de té. También los puedes preparar sin stevia; no serán dulces, pero aun así serán muy sabrosos.

2 tazas de almendras orgánicas crudas, sin sal
¼ de taza de hojuelas de coco orgánico, sin endulzar
3 cucharadas de cacao orgánico en polvo
2 cucharadas de semillas de chía orgánicas
1 huevo orgánico grande de gallina de pastoreo, a temperatura ambiente
¼ de taza de aceite de coco orgánico
1 cucharada de stevia orgánica granulada
1 cucharadita de polvo para hornear

Combina las almendras, el coco, el cacao y las semillas de chía en un tazón de procesador de alimentos con cuchilla metálica. Pulsa el botón hasta que la mezcla tenga la consistencia de migajitas.

Con una espátula transfiere la mezcla a un tazón mediano. Añade el huevo, el aceite de coco, la stevia y el polvo para hornear, y revuelve bien.

Precalienta el horno a 190 °C.

Con las manos, saca la mezcla del tazón y forma una hogaza como de dos centímetros de ancho. Envuélvela en plástico adherente y refrigérala durante una hora o hasta que se vuelva un poco más firme.

Saca la masa del refrigerador, desenvuélvela y córtala a lo largo en 8 o 10 barritas del mismo tamaño.

Pon las galletas con 2 cm de separación entre sí en una charola para galletas sin engrasar. Mete la charola al horno precalentado y hornea las galletas durante 10 minutos o hasta que se vuelvan firmes y las orillas empiecen a dorarse.

Puedes sacarlas del horno y servirlas calientes o, si deseas una galleta más firme, apaga el horno y déjalas dentro para que se resequen un poco. Si te gustan los biscottis muy crujientes, una vez que el horno se haya enfriado saca la charola, transfiere las galletas a una rejilla metálica y déjalas reposar 12 horas a temperatura ambiente.

Mousse de ricotta

Rinde 4 porciones
Tiempo de preparación: alrededor de 15 minutos

Este postre ligero es muy refrescante y se puede servir por sí solo o combinar con ½ taza de chispas de chocolate amargo (al menos 80% cacao) o frutos rojos. Es fácil de transportar, por lo que representa un postre muy bajo en carbohidratos que puedes compartir con familiares y amigos en parrilladas veraniegas o reuniones sociales.

2 tazas de queso ricotta (página 226)
¼ de taza de crema espesa orgánica de vacas de pastoreo
2 cucharadas de stevia orgánica granulada, o más
    según el gusto
3/4 de taza de moras azules o frambuesas orgánicas
1 cucharadita de ralladura de naranja orgánica recién rallada
Cacao en polvo orgánico para espolvorear

Combina el queso ricotta, la crema y la stevia en el tazón de un procesador de alimentos con cuchilla metálica, y procesa hasta obtener una mezcla muy ligera y homogénea.

Con una espátula, transfiere la mezcla a un tazón mediano. Incorpora con cuidado los frutos rojos y la ralladura de naranja. Sirve porciones iguales en cuatro tazones pequeños. Espolvoréales cacao y sirve.

Se mantiene bien hasta por dos días si se refrigera en un recipiente tapado.

Pannacotta de almendra

Rinde 4 a 6 porciones
Tiempo de preparación: alrededor de 30 minutos,
más 4 horas de refrigeración

Este ligero postre impresionará a tus invitados. Si quieres darle un toque más elegante licúa una taza de moras azules hasta formar un puré y sirve partes iguales en cada plato; luego adórnalo con moras enteras y una hoja de menta.

1 taza de leche de almendra orgánica, sin endulzar
1 taza de crema espesa de vacas de pastoreo, dividida
1½ cucharaditas de gelatina sin sabor
1 cucharada de stevia orgánica granulada
1 cucharadita de extracto puro de almendras orgánicas
½ taza de moras azules orgánicas
4-6 hojas de menta orgánicas

Calienta la leche de almendra y ½ taza de crema espesa en una sartén gruesa y pequeña a fuego bajo durante 6 minutos o hasta que se formen burbujas en la orilla de la sartén.

Mientras la leche de almendra se calienta, vierte la ½ taza de crema espesa restante en un tazón mediano resistente al calor. Añade la gelatina y deja que se suavice.

Cuando la mezcla de leche de almendra esté caliente viértela sobre la mezcla con la gelatina. Añade la stevia y revuelve hasta incorporar los ingredientes.

Deja enfriar a temperatura ambiente. Luego incorpora el extracto de almendra y revuelve. Sirve porciones iguales de la mezcla en 4 ramekines de 250 ml o 6 ramekines más pequeños. Tapa cada uno con plástico adherente y refrigéralos durante al menos 4 horas o hasta que estén firmes.

Para servir, voltea cada uno de los ramekines sobre un plato de postre. Adorna con unas cuantas moras y una hoja de menta. Si la pannacotta no sale con facilidad del refractario, envuelve los ramekines en una toalla caliente húmeda durante unos cuantos segundos.

Sirve al momento.

Bebidas

Batido de matcha

Rinde 2 porciones
Tiempo de preparación: alrededor de 5 minutos

Este batido es una excelente fuente de energía para las tardes de aletargamiento; es refrescante, delicioso y saludable. Puedes añadirle un par de cubos de hielo mientras lo bates para darle la consistencia de un granizado.

2 pepinos orgánicos grandes
¼ de taza de hojas de menta orgánicas
½ cucharada de matcha orgánico (polvo de té verde)
2 tazas de agua de coco orgánica, fría

Pica los pepinos y ponlos en la licuadora. Añade las hojas de menta, el matcha y el agua de coco, y licúa hasta obtener una bebida homogénea.

Divídela por partes iguales en dos vasos.

Vuelve a la vida vespertino

Rinde 2 porciones
Tiempo de preparación: alrededor de 7 minutos

Esta bebida verde, tersa y ligeramente ácida es ideal para darte un levantón en las tardes. Si has limitado tu ingesta de carbohidratos durante el día puedes agregarle medio plátano para darle una textura más tersa y un sabor mas dulce. Sin embargo, no olvides reducir tu ingesta de carbohidratos durante el resto del día.

1 aguacate orgánico, pelado y sin semilla
2 tazas de hojas de kale orgánico, sin tallos y picadas
1 taza de agua de coco orgánica, fría
1 taza de leche de almendra orgánica, sin endulzar, fría
2 cucharadas de hojas de menta orgánicas, finamente picadas
1 cucharada de jengibre orgánico, finamente picado
1 cucharadita de jugo de limón orgánico recién exprimido

Pon todos los ingredientes en la licuadora y licúa hasta obtener una mezcla homogénea y cremosa. Pon un par de cubos de hielo en cada vaso y divide la mezcla entre dos.

Sirve al momento.

Agua de jamaica

Rinde 4 porciones
Tiempo de preparación: alrededor de 15 minutos

El agua fresca de jamaica o el té de jamaica están entre las bebidas predilectas de la gente que está ayunando. Nos encanta por su gusto frutal y su sabor refrescante, ideal para los días más cálidos del verano. El jengibre y las hierbas parecen irle muy bien a este exquisito té curativo.

⅓ de taza de flores de jamaica orgánicas deshidratadas
    (véase la nota)
7 hojas de albahaca orgánica
1 trozo de jengibre orgánico de 1 cm, pelado
1 cucharada de jugo de limón orgánico recién exprimido
Stevia orgánica granulada al gusto (opcional)
4 ramas de menta orgánica para adornar (opcional)

Calienta las flores de jamaica, la albahaca, el jengibre y 4 tazas de agua fría en una olla mediana a fuego medio hasta llevar el agua a punto de hervor. De inmediato saca la olla del fuego, tápala y déjala reposar e infusionar durante al menos 15 minutos.

Incorpora el jugo de limón y la stevia. Cuela el líquido en tazas si quieres beberlo como té o en una jarra si quieres beberlo como agua fresca. En este último caso agrega hielo o refrigera durante un par de horas. Adorna con una rama de menta si lo deseas.

NOTA: Cuando sea posible usa flores de jamaica orgánicas frescas en lugar de deshidratadas para preparar la infusión. Sólo extrae la parte verde de la base de la flor junto con el pistilo (la hebra delgada al centro de la flor que contiene el polen) y prepara la bebida tal y como lo harías con las flores deshidratadas.

Jengibrada

Rinde alrededor de 2 litros
Tiempo de preparación: alrededor de 40 minutos

Ésta es una receta antiquísima que se usaba como bebida energizante en tiempos de trabajo rural muy pesado. No debe ser dulce, pues la acidez refrescante del jengibre es lo que la hace revitalizante. Es una bebida deliciosa para fiestas en el jardín o picnics en la playa.

170 gramos de jengibre orgánico, pelado y picado
Cáscara de 3 limones orgánicos, cortada en tiras delgadas
Cáscara de 1 naranja orgánica, cortada en tiras delgadas
Jugo de 3 limones orgánicos
Jugo de 1 naranja orgánica
Stevia orgánica granulada al gusto
Ramas de menta orgánica para adornar (opcional)

Hierve el jengibre y las cáscaras de cítricos en una olla grande en 2 litros de agua. Tapa la olla y deja reposar la infusión durante 30 minutos o hasta que el líquido sea fragante.

Añade el jugo de los cítricos y la stevia, y revuelve. Ve agregando la stevia poco a poco, y prueba la bebida hasta que tenga el sabor deseado, sin afectar la acidez del jengibre.

Cuando vayas a servirla llena una jarra de hielo y vierte la jengibrada encima. Si lo deseas adorna cada vaso con una rama de menta al servir.

Café potente

Rinde 2 porciones
Tiempo de preparación: alrededor de 5 minutos

Esta bebida de café te permite empezar el día con un empujón y terminarlo con un chispazo. Es como un cappuccino cremoso y exquisito que también se puede consumir como postre. Es importante usar una licuadora muy potente para que los ingredientes se emulsionen.

2 tazas de café orgánico intenso

3 cucharadas de chocolate amargo orgánico, al menos 80% cacao, finamente rallado

2 cucharadas de mantequilla orgánica de vacas de pastoreo, sin sal, a temperatura ambiente

1 cucharada de aceite MCT (véase página 209)

2 cucharadas de crema espesa orgánica de vacas de pastoreo

Canela orgánica en polvo para adornar

Combina el café, el chocolate, la mantequilla y el aceite en una licuadora de alta potencia. Licúa durante un minuto o poco más, hasta obtener una mezcla homogénea y cremosa. Vierte en dos tazas calientes con 1 cucharada de crema espesa en cada taza, y espolvoréale canela en polvo.

Sirve al momento.

Licuado de cúrcuma

Rinde 2 porciones
Tiempo de preparación: alrededor de 7 minutos

Esta bebida sabe mejor si se prepara con cúrcuma y jengibre fresco en una licuadora de alta potencia. Aun así, hay que moler la cúrcuma y el jengibre para garantizar que la bebida resultante sea tersa y cremosa. Puedes remplazar la leche de coco y el aceite de aguacate por leche de almendra y aceite de coco. Si le añades coco fresco, le dará un toque especial, aunque no es indispensable.

3¼ de tazas de leche de coco orgánica, sin endulzar, fría

2 cucharadas de aceite de aguacate orgánico

Un trozo de 10 cm de raíz de cúrcuma orgánica, pelada y rallada, o 2 cucharaditas de cúrcuma orgánica en polvo

Un trozo de 2 cm de jengibre orgánico, pelado y rallado, o

    1 cucharadita de jengibre orgánico en polvo

¼ de taza de coco orgánico rallado o en hojuelas, sin endulzar

1 cucharadita de extracto puro de vainilla orgánica

1 cucharadita de ralladura de naranja orgánica recién rallada

½ cucharadita de canela orgánica en polvo

4 cubos de hielo

Combina la leche de coco y el aceite de aguacate en el tazón de una licuadora de alta potencia. Licúa para mezclar los ingredientes.

Añade la cúrcuma, el jengibre, el coco, la vainilla, la ralladura de naranja y la canela, y procesa hasta combinar los ingredientes. Añade los cubos de hielo y procesa a alta velocidad hasta obtener una mezcla homogénea, espesa y de color amarillo brillante.

Divide el licuado en partes iguales en dos vasos. Espolvoréale ralladura de naranja encima y sirve.

Conclusión

Te necesitamos

Los hilos invisibles tejen los lazos más fuertes.

FRIEDRICH NIETZSCHE

El mundo tal y como lo hemos creado es un proceso de nuestro pensamiento. No podemos cambiarlo si no cambiamos nuestra forma de pensar.

ALBERT EINSTEIN

Todas las personas estamos buscando las mismas cosas en la vida. Queremos ser felices, tener éxito y sentir que nuestra vida tiene propósito. Queremos estar en buena forma física y mental. Queremos entablar lazos interpersonales profundos. Queremos que nuestra vida tenga sentido. Sin embargo, en nuestro intento por alcanzar estas metas solemos meternos el pie al incurrir en malos hábitos y autosabotaje.

Cuando cedemos a nuestros antojos, impulsos y temores sin pensarlo, perdemos en la vida. Sustituimos la ira por amor, y el narcisismo por empatía. Acogemos la negatividad y el pesimismo a expensas de la positividad y el optimismo. Nos aislamos de nuestra familia, nuestros amigos y del mundo que nos rodea. La triste y vergonzosa verdad es ésta: nos hemos vuelto personas solitarias en un mundo que tiende cada vez más al aislamiento, y dedicamos nuestro tiempo y energía a actividades que sabemos que no nos recompensarán con lo que de verdad buscamos.

Éste no puede ser el camino. Necesitamos entablar conexiones con nuestro entorno, con los demás y con nuestros propios pensamientos y acciones conscientes. Es así de sencillo.

Lazos que nos atan

La población mundial asciende a casi ocho mil millones de personas, por lo que es difícil entender por qué tantas nos sentimos afectadas por sentimientos de aislamiento y soledad. Somos tan parecidos que somos diferentes, a pesar de lo que los medios quieren hacernos creer. Tenemos mucho que ganar y que aprender de los demás. Pero como ya sabes, hay muchos factores que influyen en la capacidad para usar la corteza prefrontal; cuando esto ocurre recurrimos a la impulsividad y el miedo. Consideramos inferiores a los otros por su cultura, sexo o ideología; los juzgamos y criticamos. Hemos empezado a creer que enfrentamos solos este mundo tan incierto, impredecible y aterrador, de modo que vislumbramos el futuro cada vez con más pesimismo.

¿Y si decidiéramos enfrentar la vida con un enfoque distinto y acogiéramos el poder de las relaciones interpersonales y todos los beneficios que conllevan? Nos negaríamos a participar en el ciclo interminable de angustia innecesaria, ira, inseguridad y partidismo, y optaríamos mejor por invertir nuestro tiempo y energía en el fortalecimiento de nuestras relaciones cercanas. Al final del día, esos vínculos con amistades, familiares y otros miembros de la sociedad en general son esenciales para todo lo que hemos discutido en este libro. Es imposible escapar del síndrome de desconexión por nuestra cuenta.

Es cierto que nuestros vecinos pueden ser unos perfectos desconocidos y que podemos distanciarnos de nuestra familia y tener sólo amistades superficiales, pero esta realidad es innecesaria. Los seres humanos estamos hechos para entablar conexiones que nuestro cerebro y nuestro corazón ansían. Prosperamos cuando entablamos vínculos sociales. En su exitoso libro *La vida secreta de los árboles*, Peter Wohlleben argumenta: "Si 'ayudas' al árbol individual a librarse de la supuesta competencia, los árboles restantes se quedarán desolados". Los humanos somos igual. La cooperación es una de las claves de la supervivencia de nuestra especie. Somos más felices y más longevos cuando entablamos conexiones genuinas.

Las relaciones con los demás nos proveen una red de apoyo sólida y la estabilidad necesaria para prosperar. No podemos alimentarnos de este increíble manantial de poder si sólo vemos al resto de la gente como rivales.

Lecciones extraídas del estudio sobre la felicidad más grande de la historia

Es fácil ver que necesitamos los vínculos interpersonales cuando abordamos el tema desde una perspectiva evolutiva. Nuestros ancestros cazadores-recolectores dependían los unos de los otros para compartirse conocimiento y protegerse entre sí. No obstante, la tecnología moderna disminuye nuestra necesidad de depender de otras personas, y nuestro entorno está diseñado para promover y favorecer la autosuficiencia.

Sin embargo, es un hecho que nuestras conexiones con otras personas tienen beneficios muy importantes, además de mantenernos informados y seguros.

Durante más de ochenta años los grupos de investigación vinculados al Estudio sobre Desarrollo Adulto de Harvard han estudiado los secretos de la longevidad y han descubierto que el poder de la comunidad se encuentra entre los factores más esenciales.[1] Empezaron a recopilar datos en 1938, durante la Gran Depresión, cuando dieron seguimiento a la salud de 268 varones, estudiantes de licenciatura de Harvard. En la actualidad el principal investigador del estudio es el doctor Robert Waldinger, psiquiatra del Hospital General de Massachusetts y profesor de psiquiatría de la Facultad de Medicina de Harvard. Su conferencia TEDx al respecto, "What makes a good life?", ha sido vista más de 28 millones de veces. En los últimos años, el trabajo del doctor Waldinger y su equipo ha destacado en varias publicaciones especializadas significativas, pues han demostrado cuánto nos beneficia la presencia de otras personas en nuestra vida.

Un estudio en particular, realizado por este grupo, observó específicamente que la fuerza de los lazos interpersonales se vinculaba con cuestiones de salud.[2] Los investigadores observaron a 81 parejas, les hicieron preguntas sobre su bienestar y pruebas de memoria. También midieron el apego, que es un término que en psicología se define como "un lazo afectivo profundo y duradero que une a dos personas en el tiempo y el espacio".[3] Después de dos años y medio reevaluaron la memoria y el bienestar de estas mismas parejas.

Las parejas con apego fuerte exhibían menos índices de depresión, mejor estado de ánimo y mayor satisfacción con la vida en general que las que tenían un apego débil. Por si fuera poco, las mujeres de este mismo grupo tenían mejor memoria.

Si nuestra salud mental mejora cuando entablamos lazos sólidos con otras personas, ¿también empeora si nuestras relaciones son malas? Ese mismo grupo de investigación se planteó esta pregunta y examinó si la calidad de las relaciones entre hermanos durante la infancia se correlacionaba con el desarrollo de depresión en la edad adulta.[4] El estudio demostró que una mala relación entre hermanos antes de los 20 años se correlaciona con un riesgo muy elevado de depresión grave y uso de sustancias para alterar el estado de ánimo en la edad adulta.

Las relaciones fuertes y enriquecedoras son esenciales para la vida, como la comida y el agua. Y lo mejor de todo es que no se requiere mucho para mejorar los vínculos con nuestros seres queridos. A veces sólo basta con tomar el teléfono.

LECCIONES QUE APRENDIÓ AUSTIN EN LA UNIDAD DE CUIDADOS INTENSIVOS

Cuando hice mi residencia médica tuve que trabajar en la unidad de cuidados intensivos, donde todos los pacientes estaban sumamente delicados. El estado de ánimo podía volverse sombrío de un momento a otro. Sin embargo, también fue una de las partes más significativas de mi enseñanza médica; en cuidados intensivos tuve el honor de brindar cuidados a algunos pacientes durante las últimas horas de su vida. Y sin importar qué tan diferentes hubieran sido sus vidas antes de llegar al hospital, una vez que estaban ahí compartían el mismo deseo: querían estar cerca de sus familiares y amigos más allegados al final. Eso era lo que más importaba. Al presenciar algunas de las reuniones más emotivas que he visto jamás, dejaba de pensar en qué comería ese día, en cuándo tomaría mi siguiente día libre e incluso qué haría el resto de mi vida. En vez de eso llamaba a mis padres, a mi hermana, me daba tiempo para ver a algún viejo amigo o amiga, y hacía una pausa para pensar en toda la gente a la que quiero. Hay muchas razones para aferrarse a la narrativa del aislamiento, pero, al final del día, ésa no es la historia que quiero vivir. Mis pacientes me dieron muchos regalos, pero siempre me he considerado particularmente afortunado de haber recibido el regalo de entender esto.

Las relaciones sociales no son sólo una forma de producir felicidad. Como ya sabes estos vínculos están íntimamente relacionados con nuestra longevidad y riesgo de desarrollar enfermedades. El estudio realizado en Harvard es uno de muchos que se están llevando a cabo en la actualidad que revelan la fuerte influencia de las conexiones personales en nuestra salud. Por ejemplo, un estudio realizado en Japón observó que los adultos mayores que participaban en actividades sociales tuvieron 32% menos riesgo de morir en un lapso de tres años que los que tenían menos interacciones sociales.[5] Curiosamente (y contrario a lo que quizá pensarías), quienes tenían vínculos sociales más sólidos parecían ser cuatro veces más propensos a enfermar de gripe.[6] Se ha demostrado que la integración social nos protege de cardiopatías, y que quienes no están bien integrados en la sociedad tienen un riesgo cuatro veces mayor de desarrollarlas y de morir a causa de ellas. Los autores de la investigación quedaron tan impresionados por los resultados que concluyeron que el impacto negativo que tenía la baja integración social en la salud "era de magnitud similar al del tabaquismo".

Se ha escrito mucho últimamente sobre la buena salud y la longevidad de quienes viven en las denominadas Zonas Azules.[8] Pero de lo que no se habla mucho es de que buena parte de su bienestar se la deben en gran medida no a lo que comen ni a cuánto se ejercitan, sino a las conexiones sociales que establecen. Los vínculos interpersonales. Es así de fácil. Y no, no lo hacen por internet.

¿Quién está escribiendo tu historia?

Todos vivimos en el mismo planeta. Y aunque las oportunidades, los desafíos y los sucesos de vida varían, nuestras historias tienen muchos puntos en común. Nacemos, vivimos y morimos. El género de nuestros relatos puede ser comedia, tragedia o hasta película de acción. Buena parte de ello tiene poco que ver con nuestras experiencias y mucho con cómo las interpretamos. No tenemos por qué ser personajes pasivos de nuestra propia historia; podemos convertirnos en autores de nuestro propio guion. No debemos ceder la batuta a quienes se enriquecen de nuestra enfermedad e insatisfacción. Si no controlas tu cerebro, otros lo harán por ti.

Es cierto que todos enfrentaremos momentos difíciles y agobiantes en los que habremos de combatir la desesperanza y la ira en nuestro interior. La mayor parte de las batallas que ocurren en nuestra mente se desarrolla en los periodos entre sucesos de vida importantes. Son los pequeños detalles —los alimentos que elegimos consumir, la tecnología que usamos, las noticias que seguimos, los medios que consumimos, las relaciones que elegimos cultivar— lo que determinará si nuestro cerebro nos pertenece o si le hemos cedido el control a quienes quieren secuestrarlo. Ésta es una llamada de atención. Es una oportunidad para ver el mundo como es y preguntarnos si nuestra historia nos pertenece. Si la respuesta es no, es tu oportunidad para retomar las riendas.

Es momento de que tomes una decisión. ¿Dejarás que otros determinen tu destino y reconfiguren tu mente? ¿O usarás el poder de la neuroplasticidad para tu propio beneficio y reconstruirás tu cerebro para tener la vida que anhelas? Creemos que el síndrome de desconexión se puede curar tanto a nivel individual como social. Pero no podemos lograrlo solos. Necesitamos a alguien más. *Te necesitamos.*

Agradecimientos

Este libro ha sido mucho más que sólo un producto del amor familiar. Cuando decidimos colaborar como padre e hijo, aceptamos el reto de crecer juntos como coautores y compañeros en la configuración de un mensaje importante que trascendía nuestra relación. Tuvimos experiencias que no habríamos siquiera imaginado cuando emprendimos este proyecto. Y ahora estamos más conectados que nunca. Estamos agradecidos el uno con el otro por haber enfrentado el desafío de sacar adelante un manuscrito presentado desde la perspectiva de dos generaciones distintas, dos puntos de vistas diferentes con una meta en común. Lo logramos, y el viaje fue tan gratificante como el resultado.

No obstante, no recorrimos solos este camino: cualquiera que haya escrito un libro sabe que se requiere un mar de gente brillante, creativa e incansable para llevarlo a buen puerto. Estamos profundamente agradecidos con más gente de la que podríamos nombrar aquí, pues incontables individuos han contribuido con nuestra forma de pensar. Sin duda les debemos mucho a las y los científicos, mentores y colegas que nos han enseñado tanto y nos han ayudado a comprender los misterios de la mente y el cuerpo humanos. También estamos muy agradecidos con nuestros pacientes, quienes nos han iluminado con sus historias y nos han enseñado a ser mejores médicos al darnos puntos de vista que no podríamos encontrar en ningún otro lugar. Este libro es tanto de ustedes como nuestro.

A continuación queremos agradecer a unas cuantas personas que contribuyeron directamente al manuscrito. A Kristin Loberg, nuestra colaboradora, quien aceptó el desafío de crear una obra escrita por dos autores. Gracias por ser tan buena compañera de equipo y por hacer de ésta una experiencia mágica. A nuestra agente literaria, Bonnie Solow, quien desempeñó un papel central en la materialización de este proyecto. Gracias, Bonnie, no sólo por los logros de tu agencia, sino por tus palabras de aliento y apoyo en muchas otras áreas. Siempre haces más de lo que exige tu profesión.

Estamos muy agradecidos también con Proton Enterprises, quien bajo el liderazgo de James Murphy supervisó con detenimiento las múltiples partes móviles de nuestro proceso de mensajería. Agradecemos de todo corazón a Andrew Luer, no sólo por su capacidad para desarrollar y ejecutar ideas novedosas, sino también por supervisar el amplio alcance de nuestra plataforma. Gracias también a nuestros amigos de Digital Natives, quienes siempre han contribuido con esmero y dedicación a nuestras plataformas digitales.

A Leize Perlmutter, esposa y madre: gracias por siempre escucharnos y por compartirnos amorosamente muchas sugerencias que fueron centrales para la formulación de esta obra.

Gracias al incansable equipo de Little, Brown Spark, el cual le ha brindado un hogar a este libro. Y sobre todo gracias a Tracy Behar, nuestra talentosa editora, cuyas habilidades excepcionales nos mantuvieron centrados en el mensaje y nos orientaron acerca de qué eliminar o qué aclarar para que el manuscrito fuera accesible y coherente. Tu maestría editorial ha hecho que este libro y todas sus iteraciones sean mucho mejores. Agradecemos también a Michael Pietsch, Reagan Arthur, Ian Straus, Jessica Chun, Juliana Horbachevsky, Craig Young, Pamela Brown, Sabrina Callahan, Barbara Clark y Julianna Lee. Ha sido un privilegio trabajar con un equipo tan profesional y dedicado.

Asimismo, gracias a Judith Choate, quien creó las deliciosas recetas originales en su propia cocina. No sólo se apegan a nuestras reglas, sino que hacen que cocinar resulte divertido.

Y por último, Austin desea hacer unos cuantos agradecimientos: les doy las gracias a James Murphy, John D'Orazio y Mitch Leonardi por su curiosidad, apoyo, contribuciones y respaldo mientras enfrentamos juntos las preguntas más desafiantes de la vida. También le agradezco a Rachel Constantino por recordarme que debo disfrutar el maravilloso mundo que me rodea. Gracias por impulsarme y por darle equilibrio a mi vida.

Crédito de las ilustraciones

Página 47: John M. Harlow, "Recovery from the Passage of an Iron Bar through the Head", *Publications of the Massachusetts Medical Society* 2, núm. 3 (1868): 327-347. Reproducida por David Clapp & Son (1869).

Página 64: Kalev H. Leetaru, "Culturomics 2.0: Forecasting Large-Scale Human Behavior Using Global News Media Tone in Time and Space", *First Monday* 16, núm. 9 (5 de septiembre de 2011). Disponible en: https://firstmonday.org/ojs/index.php/fm/article/view/3663/3040>. Fecha de acceso: 23 de mayo de 2019. Se reproduce con permiso del doctor Leetaru.

Página 93: Adaptada de Claire Pearson y Zaheer Hussain, "Smartphone Use, Addiction, Narcissism, and Personality: A Mixed Methods Investigation", *International Journal of Cyber Behavior, Psychology and Learning* 5, núm. 1 (enero-marzo de 2015): 17-32.

Página 159: Adaptada de Seung-Schik Yoo *et al.*, "The Human Emotional Brain without Sleep — a Prefrontal Amygdala Disconnect", *Current Biology* 17, núm. 20 (23 de octubre de 2007): R877–R878.

Página 174: ©Randy Glasbergen. Glasbergen.com. Se reproduce con permiso.

Notas

A continuación, encontrarás una lista de artículos científicos y otras referencias que pueden resultarte útiles si quieres aprender más sobre las ideas y los conceptos expuestos en este libro. Estos materiales también te abrirán las puertas a más investigaciones y estudios. Para consultar más estudios y una lista de referencias actualizadas, visita BrainWashBook.com (en inglés).

Introducción

1. Pew Research Center, "Political Polarization in the American Public: How Increasing Ideological Uniformity and Partisan Antipathy Affect Politics, Compromise and Everyday Life", 12 de junio de 2014, http://assets.pewresearch.org/wp-content/uploads/sites/5/2014/06/6-12-2014-Political-Polarization-Release.pdf.
2. Para información sobre enfermedades crónicas en Estados Unidos, véase la página web del Centro de Prevención de las Enfermedades Crónicas y la Promoción de la Salud del Centro para el Control y la Prevención de Enfermedades en https://www.cdc.gov/chronicdisease/resources/infographic/chronic-diseases.htm. (Fecha de acceso: 16 de mayo de 2019.)
3. National Association of Chronic Disease Directors, "Why We Need Public Health to Improve Healthcare", https://www.chronicdisease.org/page/whyweneedph2imphc. (Fecha de acceso: 4 de agosto de 2019); véase también Centers for Disease Control and Prevention, "Health and Economic Costs of Chronic Diseases", https://www.cdc.gov/chronicdisease/about/costs/index.htm. (Fecha de acceso: 19 de julio de 2019.)

4. Organización Mundial de la Salud, "Noncommunicable Diseases and Their Risk Factors", https://www.who.int/ncds/en/. (Fecha de acceso: 16 de mayo de 2019.)

Capítulo 1

1. "Ericsson Mobility Report: 70 Percent of World's Population Using Smartphones by 2020", comunicado de prensa, 3 de junio de 2015. https://www.ericsson.com/en/press-releases/2015/6/ericsson-mobility-report-70-percent-of-worlds-population-using-smartphones-by-2020.
2. Para información sobre el uso de medios digitales, véase Nielsen.com.
3. "Americans Spend Nearly Half of Their Waking Hours (42 percent) Looking at a Screen, It's Been Revealed by New Research", comunicado de prensa, 13 de agosto de 2018, encuesta realizada por OnePoll para Cooper Vision https://coopervision.com/our-company/news-center/press-release/americans-spend-nearly-half-their-waking-hours-42-percent.
4. S. C. Curtin *et al.*, "Recent Increases in Injury Mortality Among Children and Adolescents Aged 10–19 Years in the United States: 1999-2016", *Natl. Vital Stat. Rep.* 67, núm. 4 (junio de 2018): 1-16.
5. National Center for Health Statistics, *Health, United States, 2010: With Special Feature on Death and Dying*, tabla 95 (Hyattsville, MD: US Department of Health and Human Services, 2011): 319-321.
6. M. Markota *et al.*, "Benzodiazepine Use in Older Adults: Dangers, Management, and Alternative Therapies", *Mayo Clin. Proc.* 91, núm. 11 (noviembre de 2016): 1632-1639.
7. Véase la página web de la Fundación Nacional del Sueño: SleepFoundation.org.
8. V. Poznyak y D. Rekve (eds.), *Global Status Report on Alcohol and Health 2018*, (Ginebra: Organización Mundial de la Salud, 2018).
9. *Idem.*
10. "New Cigna Study Reveals Loneliness at Epidemic Levels in America", comunicado de prensa, 1º de mayo de 2018, https://cigna.newshq.businesswire.com/press-release/new-cigna-study-reveals-loneliness-epidemic-levels-america?WT.z_nav=newsroom%2Fnews-releases%2F2018%2Fnew-cigna-study-reveals-loneliness-at-epidemic-levels-in-america%3BBody%3Bhttp%3A%2F%2Fcigna.newshq.businesswire.com%2Fpress-release%2Fnew-cigna-study-reveals-loneliness-epidemic-levels-america.
11. *Idem.*
12. R. Micha *et al.*, "Association Between Dietary Factors and Mortality from Heart Disease, Stroke, and Type 2 Diabetes in the United States", *JAMA* 317, núm. 9 (7 de marzo de 2017): 912-924.

13. H. Waters y M. Graf, *America's Obesity Crisis: The Health and Economic Costs of Excess Weight* (Santa Mónica, CA: Instituto Milken, 26 de octubre de 2018), https://www.milkeninstitute.org/reports/americas-obesity-crisis-health-and-economic-costs-excess-weight.

Capítulo 2

1. Sharon Begley, *Train Your Mind, Change Your Brain: How a New Science Reveals Our Extraordinary Potential to Transform Ourselves* (Nueva York: Ballantine, 2007).
2. G. Weinstein *et al.*, "Serum Brain-Derived Neurotrophic Factor and the Risk for Dementia: The Framingham Heart Study", JAMA *Neurol.* 71, núm. 1 (enero de 2014): 55-61.
3. Para ver la entrevista con el doctor Bredesen, visita DrPerlmutter.com (en inglés).
4. La famosa teoría del "cerebro triúnico" fue desarrollada por el neurocientífico estadounidense Paul MacLean en los años sesenta. Véase el análisis de J. D. Newman y J. C. Harris's de su obra: "The Scientific Contributions of Paul D. MacLean (1913-2007)", *J. Nerv. Ment. Dis.* 197, núm. 1 (enero de 2009): 3-5.
5. J. S. Feinstein *et al.*, "The Human Amygdala and the Induction and Experience of Fear", *Curr. Biol.* 21, núm. 1 (enero de 2011): 34-38.
6. J. B. MacKinnon, "The Strange Brain of the World's Greatest Solo Climber", *Nautilus*, 039, 11 de agosto de 2006.
7. M. J. Kim *et al.*, "The Structural and Functional Connectivity of the Amygdala: From Normal Emotion to Pathological Anxiety", *Behavioral Brain Research* 223, núm. 2 (octubre de 2011): 403-410.
8. J. A. Rosenkranz, E. R. Venheim y M. Padival, "Chronic Stress Causes Amygdala Hyperexcitability in Rodents", *Biol. Psychiatry* 67, núm. 12 (junio de 2010): 1128-1136.
9. Para un resumen de la vida y enseñanzas de Phineas Gage, véase el artículo sobre él, escrito por Steve Twomey para *Smithsonian*: "Phineas Gage: Neuroscience's Most Famous Patient" (enero de 2010), https://www.smithsonianmag.com/history/phineas-gage-neurosciences-most-famous-patient-11390067/.
10. Las observaciones del doctor Williams terminaron en declaraciones publicadas por el doctor John Harlow, quien tomó el cargo de Gage. Véase J. M. Harlow, "Passage of an Iron Rod through the Head", *Boston Med. Surg. J.* 39, núm. 20 (13 de diciembre de 1848): 389-393.
11. Harlow, "Passage of an Iron Rod"; véase también J. M. Harlow, "Recovery from the Passage of an Iron Bar through the Head", *Publ. Mass. Med. Soc.* 2 (1868): 327-347.

12. M. Ironside *et al.*, "Effect of Prefrontal Cortex Stimulation on Regulation of Amygdala Response to Threat in Individuals with Trait Anxiety: A Randomized Clinical Trial", *JAMA Psychiatry* (octubre de 2018), doi: 10.1001/jamapsychiatry.2018.2172. [Epub previo a la version impresa.]

13. N. J. Kelley *et al.*, "Stimulating Self-Regulation: A Review of Non-Invasive Brain Stimulation Studies of Goal-Directed Behavior", *Front. Behav. Neurosci.* 12 (enero de 2019): 337.

14. A. T. Park *et al.*, "Amygdala-Medial Prefrontal Cortex Connectivity Relates to Stress and Mental Health in Early Childhood", *Soc. Cogn. Affect. Neurosci.* 13, núm. 4 (abril de 2018): 430-439.

15. *Idem.*

Capítulo 3

1. A. F. T. Arnsten, "Stress Signalling Pathways that Impair Prefrontal Cortex Structure and Function", *Nat. Rev. Neurosci.* 10, núm. 6 (junio de 2009): 410-422.

2. Arnsten, "Stress Signalling Pathways".

3. A. F. T. Arnsten, "Stress Weakens Prefrontal Networks: Molecular Insults to Higher Cognition", *Nat. Neurosci.* 18, núm. 10 (octubre de 2015): 1376-1385.

4. A. Nagano-Saito *et al.*, "Stress-Induced Dopamine Release in Human Medial Prefrontal Cortex—18F-fallypride/PET Study in Healthy Volunteers", *Synapse* 67, núm. 12 (diciembre de 2013): 821-830.

5. International Data Corporation, "Always Connected: How Smartphones and Social Keep Us Engaged", https://www.nu.nl/files/IDC-Facebook%20Always%20Connected%20%281%29.pdf. (Fecha de acceso: 19 de mayo de 2019.)

6. *Idem.*

7. "Kellogg Reveals Results of Monumental Breakfast Survey", comunicado de prensa, 22 de junio de 2011, http://newsroom.kelloggcompany.com/news-releases?item=76379.

8. J. E. Gangwisch *et al.*, "High Glycemic Index Diet as a Risk Factor for Depression: Analyses from the Women's Health Initiative", *Am. J. Clin. Nutr.* 102, núm. 2 (agosto de 2015): 454-463.

9. N. D. Mehta *et al.*, "Inflammation Negatively Correlates with Amygdala-Ventromedial Prefrontal Functional Connectivity in Association with Anxiety in Patients with Depression: Preliminary Results", *Brain Behav. Immun.* 73 (octubre de 2018): 725-730.

10. T. K. Inagaki *et al.*, "Inflammation Selectively Enhances Amygdala Activity to Socially Threatening Images", *Neuroimage* 59, núm. 4 (febrero de 2012): 3222-3226.

11. E. Stice, K. S. Burger y S. Yokum, "Relative Ability of Fat and Sugar Tastes to Activate Reward, Gustatory, and Somatosensory Regions", *Am. J. Clin. Nutr.* 98, núm. 6 (diciembre de 2013): 1377-1384.

12. N. D. Volkow, R. A. Wise y R. Baler, "The Dopamine Motive System: Implications for Drug and Food Addiction", *Nat. Rev. Neurosci.* 18, núm. 12 (noviembre de 2017): 741-752.

13. American Psychological Association, "Stress in America: The State of Our Nation", (1º de noviembre de 2017), https://www.apa.org/news/press/releases/stress/2017/statenation.pdf.

14. A. Mitchell *et al.*, "The Modern News Consumer: News Attitudes and Practices in the Digital Era", Pew Research Center, 7 de julio de 2016, https://www.journalism.org/2016/07/07/the-modern-news-consumer/.

15. *Idem.*

16. *Idem.*

17. American Psychological Association, "Stress in America".

18. J. Poushter, "Worldwide, People Divided on Whether Life Today Is Better Than in the Past", Pew Research Center, 5 de diciembre de 2017, https://www.pewresearch.org/global/2017/12/05/worldwide-people-divided-on-whether-life-today-is-better-than-in-the-past/.

19. J. Gramlich, "5 Facts about Crime in the U.S.", Pew Research Center, 3 de enero de 2019, https://www.pewresearch.org/fact-tank/2019/01/03/5-facts-about-crime-in-the-u-s/.

20. M. Roser y M. Nagdy, "Optimism and Pessimism", OurWorldInData.org, https://ourworldindata.org/optimism-pessimism. (Fecha de acceso: 19 de mayo de 2019.)

21. "The Burden of Stress in America", encuesta realizada por NPR/Robert Wood Johnson Foundation/Harvard School of Public Health, 2014, https://media.npr.org/documents/2014/july/npr_rwjf_harvard_stress_poll.pdf.

22. A. Szabo, "Negative Psychological Effects of Watching the News in the Television: Relaxation or Another Intervention May Be Needed to Buffer Them!" *Int. J. Behav. Med.* 14, núm. 2 (2007): 57-62.

23. K. Leetaru, "Culturomics 2.0: Forecasting Large-Scale Human Behavior Using Global News Media Tone in Time and Space", *First Monday* 16, núm. 9 (5 de septiembre de 2011).

24. S. Vosoughi, D. Roy y S. Aral, "The Spread of True and False News Online", MIT Initiative on the Digital Economy Research Brief, 2017, http://ide.mit.edu/sites/default/files/publications/2017%20IDE%20Research%20Brief%20False%20News.pdf.

25. "Dig Deeper: Critical Thinking in the Digital Age", MindEdge, 2018, https://www2.mindedge.com/page/dig-deeper.

26. "Labor Day Survey: 51% of U.S. Employees Overall Satisfied with Their Job", comunicado de prensa, 29 de agosto de 2018, https://www.conferenceboard.org/press/pressdetail.cfm?pressid=7528.

27. C. Kong, "Bored at Work", blog de Robert Half blog, 19 de octubre de 2017, https://www.roberthalf.com/blog/management-tips/bored-at-work.

28. "State of the Global Workplace", Gallup, 2017, https://www.gallup.com/workplace/238079/stateglobalworkplace2017.aspx?utm_source=2013StateofGlobalWorkplaceReport&utm_medium=2013SOGWReportLandingPage&utm_campaign=2013StateofGlobalReport_Redirectto2017page&utm_content=download2017now_textlink.

29. "Mind the Workplace", informe de Mental Health America, 2017, https://www.mentalhealthamerica.net/sites/default/files/Mind%20the%20Workplace%20-%20MHA%20Workplace%20Health%20Survey%202017%20FINAL.pdf.

30. "Nielsen Total Audience Report: Q1 2018", https://www.nielsen.com/us/en/insights/report/2018/q1-2018-total-audience-report/.

Capítulo 4

1. T. Harris, "How Technology Is Hijacking Your Mind — from a Magician and Google Design Ethicist", *Thrive Global*, 18 de mayo de 2016.

2. C. Cheng y A. Y. Li, "Internet Addiction Prevalence and Quality of (Real) Life: A Meta-Analysis of 31 Nations Across Seven World Regions", *Cyberpsychol. Behav. Soc. Netw.* 17, núm. 12 (diciembre de 2014): 755-760.

3. Nathan McDonald, "Digital in 2018: World's Internet Users Pass the 4 Billion Mark", We Are Social, 30 de enero de 2018, https://wearesocial.com/us/blog/2018/01/global-digital-report-2018.

4. J. T. F. Lau *et al.*, "Incidence and Predictive Factors of Internet Addiction Among Chinese Secondary School Students in Hong Kong: A Longitudinal Study", *Soc. Psychiatry Psychiatr. Epidemiol.* 52, núm. 6 (junio de 2017): 657-667.

5. M. A. Moreno *et al.*, "Problematic Internet Use Among US Youth: A Systematic Review", *Arch. Pediatr. Adolesc. Med.* 165, núm. 9 (septiembre de 2011): 797-805.

6. Y. Zhou *et al.*, "Gray Matter Abnormalities in Internet Addiction: A Voxel-Based Morphometry Study", *Eur. J. Radiol.* 79, núm. 1 (julio de 2011): 92-95. Véase también R. Z. Goldstein y N. D. Volkow, "Dysfunction of the Prefrontal Cortex in Addiction: Neuroimaging Findings and Clinical Implications", *Nat. Rev. Neurosci.* 12, núm. 11 (octubre de 2011): 652-669.

7. Y. Zhou *et al.*, "Altered Default Network Resting-State Functional Connectivity in Adolescents with Internet Gaming Addiction", *PLoS One* 8, núm. 3 (26 de marzo de 2013): e59902.

8. R. J. Dwyer, K. Kushlev y E. W. Dunn, "Smartphone Use Undermines Enjoyment of Face-to-Face Social Interactions", *J. Exp. Soc. Psychol.* 78 (septiembre de 2018): 233-239.

9. J. Schroeder *et al.*, "Handshaking Promotes Cooperative Dealmaking", Harvard Business School NOM Unit Working Paper 14-117, mayo de 2014, disponible en SSRN (Social Science Research Network): https://ssrn.com/abstract=2443674 o http://dx.doi.org/10.2139/ssrn.2443674.

10. S. T. Asma, "This Friendship Has Been Digitized", op-ed, *New York Times*, 23 de marzo de 2019, https://www.nytimes.com/2019/03/23/opinion/this-friendship-has-been-digitized.html.

11. Para más información sobre la doctora Lisa Stroham, consulta su página web: DrLisaStrohman.com (en inglés).

12. J. D. Elhai *et al.*, "Problematic Smartphone Use: A Conceptual Overview and Systematic Review of Relations with Anxiety and Depression Psychopathology", *J. Affect. Disord.* 207 (enero de 2017): 251-259.

13. Y. S. Cheng *et al.*, "Internet Addiction and Its Relationship with Suicidal Behaviors: A Meta-Analysis of Multinational Observational Studies", *J. Clin. Psychiatry* 79, núm. 4 (junio de 2018): 17r11761.

14. D. L. Clark, J. L. Raphael y A. L. McGuire, "HEADS: Social Media Screening in Adolescent Primary Care", *Pediatrics* 141, núm. 6 (junio de 2018).

15. ABC News Australia, "Internet-Addicted South Korean Children Sent to Digital Detox Boot Camp", disponible en https://youtu.be/YuT_RAugJu0.

16. La cuenta de Twitter de Matt Cutts es @MattCutts.

17. Para consultar todas las estadísticas sobre las tendencias en y uso de redes sociales, consulta *Social: GlobalWebIndex's Flagship Report on the Latest Trends in Social Media* (2018) en https://www.globalwebindex.com/hubfs/Downloads/Social-H2-2018-report.pdf.

18. *Idem.*

19. La entrevista con Chamath Palihapitiya fue publicada por Tim Hains el 11 de diciembre de 2017, bajo el título de "Former Facebook Exec: Social Media Is Ripping Our Social Fabric Apart, en https://www.realclearpolitics.com/video/2017/12/11/fmr_facebook_exec_social_media_is_ripping_our_social_fabric_apart.html.

20. J. R. Corrigan *et al.*, "How Much Is Social Media Worth? Estimating the Value of Facebook by Paying Users to Stop Using It", *PLoS One* 13, núm. 12 (diciembre de 2018): e0207101.

21. Happiness Research Institute, "The Facebook Experiment", 2015, en www.happinessresearchinstitute.com/publications.

22. M. G. Hunt *et al.*, "No More FOMO: Limiting Social Media Decreases Loneliness and Depression", *J. Soc. Clin. Psychol.* 37, núm. 10 (noviembre
de 2018): 751-768.

23. B. A. Primack *et al.*, "Social Media Use and Perceived Social Isolation
Among Young Adults in the U.S.", *Am. J. Prev. Med.* 53, núm. 1 (julio de
2017): 1-8.

24. P. Verduyn *et al.*, "Passive Facebook Usage Undermines Affective Well-
Being: Experimental and Longitudinal Evidence", *J. Exp. Psychol. Gen.*
144, núm. 2 (abril de 2015): 480-488.

25. Q. He, O. Turel y A. Bechara, "Association of Excessive Social Media Use
with Abnormal White Matter Integrity of the Corpus Callosum",
Psychiatry Res. Neuroimaging 278 (agosto de 2018): 42-47.

26. L. E. Sherman *et al.*, "The Power of the Like in Adolescence: Effects of
Peer Influence on Neural and Behavioral Responses to Social Media",
Psychol. Sci. 27, núm. 7 (julio de 2016): 1027-1035.

Capítulo 5

1. J. Decety y P. L. Jackson, "The Functional Architecture of Human Empathy", *Behav. Cogn. Neurosci. Rev.* 3, núm. 2 (junio de 2004): 71-100.

2. William Ickes, *Everyday Mind Reading: Understanding What Other People
Think and Feel* (Amherst, NY: Prometheus Books, 2003).

3. S. H. Konrath, E. H. O'Brien y C. Hsing, "Changes in Dispositional Empathy in American College Students Over Time: A Meta-Analysis", *Pers.
Soc. Psychol. Rev.* 15, núm. 2 (mayo de 2011): 180-198.

4. Para un gran panorama general de la ciencia de la empatía, véanse H.
Riess, "The Science of Empathy", *J. Patient Exp.* 4, núm. 2 (junio de
2017): 74-77, y K. Jankowiak-Siuda y W. Zajkowski, "A Neural Model of
Mechanisms of Empathy Deficits in Narcissism", *Med. Sci. Monit.* 19
(2013): 934-941.

5. D. E. Reidy *et al.*, "Effects of Narcissistic Entitlement and Exploitative-
ness on Human Physical Aggression", *Pers. Individ. Dif.* 44, núm. 4
(marzo de 2008): 865-875.

6. V. Blinkhorn, M. Lyons y L. Almond, "Drop the Bad Attitude! Narcissism
Predicts Acceptance of Violent Behaviour", *Pers. Individ. Dif.* 98 (agosto
de 2016): 157-61.

7. Consulte la página web del doctor Campbell para obtener una lista completa de sus investigaciones y trabajos sobre el narcicismo: WKeithCam-
pbell.com (en inglés).

8. David G. Taylor, "(Don't You) Wish You Were Here? Narcissism, Envy,
and Sharing of Travel Photos Through Social Media: An Extended Abs-
tract", en *Marketing at the Confluence Between Entertainment and*

Analytics: Proceedings of the 2016 Academy of Marketing Science (AMS) *World Marketing Congress*, ed. Patricia Rossi, 821-824.

9. P. Reed *et al.*, "Visual Social Media Use Moderates the Relationship Between Initial Problematic Internet Use and Later Narcissism", *Open Psychol. J.* 11, núm. 1 (septiembre de 2018): 163-170.

10. S. J. Woodruff, S. Santarossa y J. Lacasse, "Posting #selfie on Instagram: What Are People Talking About?" *Journal of Social Media in Society* 7, núm. 1 (2018): 4-14.

11. Julia Glum, "Millennials Selfies: Young Adults Will Take More Than 25,000 Pictures of Themselves During Their Lifetimes: Report", *International Business Times*, 22 de septiembre de 2015. La encuesta fue realizada por Luster Premuim White, una empresa que manufactura productos de blanqueamiento dental.

12. R. Lull y T. M. Dickinson, "Does Television Cultivate Narcissism? Relationships Between Television Exposure, Preferences for Specific Genres, and Subclinical Narcissism", *Psychol. Pop. Media Cult.* 7, núm. 1 (2018): 47-60.

13. J. N. Beadle, S. Paradiso y D. Tranel, "Ventromedial Prefrontal Cortex Is Critical for Helping Others Who Are Suffering", *Front. Neurol.* 9 (mayo de 2018): 288.

14. Y. Mao *et al.*, "Reduced Frontal Cortex Thickness and Cortical Volume Associated with Pathological Narcissism", *Neuroscience* 328 (julio de 2016): 50-57.

15. J. T. Cheng, J. L. Tracy y G. E. Miller, "Are Narcissists Hardy or Vulnerable? The Role of Narcissism in the Production of Stress-Related Biomarkers in Response to Emotional Distress", *Emotion* 13, núm. 6 (diciembre de 2013): 1004-1011.

16. R. S. Edelstein, I. S. Yim y J. A. Quas, "Narcissism Predicts Heightened Cortisol Reactivity to a Psychosocial Stressor in Men", *J. Res. Pers.* 44, núm. 5 (octubre de 2010): 565-572; véase también David A. Reinhard *et al.*, "Expensive Egos: Narcissistic Males Have Higher Cortisol", *PLoS One* 7, núm. 1 (2012): e30858.

17. R. Rogoza, "Narcissist Unmasked. Looking for the Narcissistic Decision-Making Mechanism: A Contribution from the Big Five", *Social Psychological Bulletin* 13, núm. 2 (2018).

18. P. L. Lockwood *et al.*, "Neurocomputational Mechanisms of Prosocial Learning and Links to Empathy", *Proc. Natl. Acad. Sci. USA* 113, núm. 35 (agosto de 2016): 9763-9768.

19. J. Majdanzic *et al.*, "The Selfless Mind: How Prefrontal Involvement in Mentalizing with Similar and Dissimilar Others Shapes Empathy and Prosocial Behavior", *Cognition* 157 (diciembre de 2016): 24-38.

20. S. K. Nelson-Coffey *et al.*, "Kindness in the Blood: A Randomized Controlled Trial of the Gene Regulatory Impact of Prosocial Behavior", *Psychoneuroendocrinology* 81 (julio de 2017): 8-13.

21. Por medio de neuroimágenes, la doctora Christina Karns realiza investigaciones en la Universidad de Oregón sobre cómo las emociones positivas, como la gratitud, interactúan con el altruismo y la generosidad. Consulta su página web y sus publicaciones en: https://bdl.uoregon.edu/research/people/staff/christina-karns/ (en inglés).

22. Visita RobertWaldinger.com.

23. H. Ohira *et al.*, "Pro-Inflammatory Cytokine Predicts Reduced Rejection of Unfair Financial Offers", *Neuro. Endocrinol. Lett.* 34, núm. 1 (2013): 47-51.

24. M. Wilkes, E. Milgrom y J. R. Hoffman, "Towards More Empathic Medical Students: A Medical Student Hospitalization Experience", *Med. Educ.* 36, núm. 6 (junio de 2002): 528-533.

25. S. A. Batt-Rawden *et al.*, "Teaching Empathy to Medical Students: An Updated, Systematic Review", *Acad. Med.* 88, núm. 8 (agosto de 2013): 1171-1177.

Capítulo 6

1. E. M. Forster, "The Machine Stops", *Oxford and Cambridge Review* (noviembre de 1909).

2. Varios artículos han examinado la relación entre la exposición a la naturaleza y la salud humana. Para un enfoque reciente, véase M. A. Repke *et al.*, "How Does Nature Exposure Make People Healthier?: Evidence for the Role of Impulsivity and Expanded Space Perception", *PLoS One* 13, núm. 8 (agosto de 2018): e0202246.

3. Organización de las Naciones Unidas, "World's Population Increasingly Urban with More Than Half Living in Urban Areas", 10 de julio de 2014, http://www.un.org/en/development/desa/news/population/world-urbanization-prospects-2014.html.

4. Wayne C. Zipperer y Steward T. A. Pickett, "Urban Ecology: Patterns of Population Growth and Ecological Effects", en *Encyclopedia of Life Sciences* (Chichester, Reino Unido: John Wiley & Sons, 2012), 1-8.

5. Visita WellLivingLab.com.

6. L. T. Stiemsma *et al.*, "The Hygiene Hypothesis: Current Perspectives and Future Therapies", *Immunotargets Ther.* 4 (julio de 2015): 143-157.

7. A. Mihyang *et al.*, "Why We Need More Nature at Work: Effects of Natural Elements and Sunlight on Employee Mental Health and Work Attitudes", *PLoS One* 11, núm. 5 (mayo de 2016): e0155614.

8. N. E. Klepeis *et al.*, "The National Human Activity Pattern Survey (NHAPS): A Resource for Assessing Exposure to Environmental Pollutants", *J. Expo. Sci. Environ. Epidemiol.* 11 (2001): 231-252.

9. Sean Simpson, "Nine in Ten (87%) Canadians Say They're Happier When They Spend Time in Nature", Ipsos, https://www.ipsos.com/en-ca/news-polls/Canadians-happier-in-nature.

10. Visita RichardLouv.com.

11. O. R. McCarthy, "The Key to the Sanatoria", *J. R. Soc. Med.* 94, núm. 8 (agosto de 2001): 413-417.

12. Stephen R. Kellert y Edward O. Wilson, eds., *The Biophilia Hypothesis* (Washington, D. C.: Island Press, 1993); véase también Edward O. Wilson, *Biophilia* (Boston: Harvard UP, 1984).

13. R. S. Ulrich, "View Through a Window May Influence Recovery from Surgery", *Science* 224, núm. 4647 (abril de 1984): 420-421.

14. R. Kjaersti, G. G. Patil y T. Hartig, "Health Benefits of a View of Nature Through the Window: A Quasi-Experimental Study of Patients in a Residential Rehabilitation Center", *Clin. Rehabil.* 26, núm. 1 (enero de 2012): 21-32.

15. S. Park y R. H. Mattson, "Effects of Flowering and Foliage Plants in Hospital Rooms on Patients Recovering from Abdominal Surgery", *Horttechnology* 18, núm. 4 (2008): 563-568.

16. C. J. Beukeboom, D. Langeveld y K. Tanja-Dijkstra, "Stress-Reducing Effects of Real and Artificial Nature in a Hospital Waiting Room", *J. Altern. Complement. Med.* 18, núm. 4 (abril de 2012): 329-333.

17. B. A. Bauer *et al.*, "Effect of the Combination of Music and Nature Sounds on Pain and Anxiety in Cardiac Surgical Patients: A Randomized Study", *Altern. Ther. Health Med.* 17, núm. 4 (julio-agosto de 2011): 16-23.

18. Visita Shinrin-Yoku.org.

19. K. Sowndhararajan y S. Kim, "Influence of Fragrances on Human Psychophysiological Activity: With Special Reference to Human Electroencephalographic Response", *Sci. Pharm.* 84, núm 4 (noviembre de 2016): 724-752.

20. Q. Li *et al.*, "A Forest Bathing Trip Increases Human Natural Killer Activity and Expression of Anti-Cancer Proteins in Female Subjects", *J. Biol. Regul. Homeost. Agents* 22, núm. 1 (enero-marzo de 2008): 45-55.

21. Q. Li *et al.*, "A Day Trip to a Forest Park Increases Human Natural Killer Activity and the Expression of Anti-Cancer Proteins in Male Subjects", *J. Biol. Regul. Homeost. Agents* 24, núm. 2 (abril-junio de 2010): 157-165.

22. S. Dayawansa *et al.*, "Autonomic Responses During Inhalation of Natural Fragrance of Cedrol in Humans", *Auton. Neurosci.* 108, núms. 1-2 (octubre de 2003): 79-86.

23. Sowndhararajan y Kim, "Influence of Fragrances on Human Psychophysiological Activity".

24. W. Kim *et al.*, "The Effect of Cognitive Behavior Therapy — Based Psychotherapy Applied in a Forest Environment on Physiological Changes and Remission of Major Depressive Disorder", *Psychiatry Investig.* 6, núm. 4 (diciembre de 2009): 245-254.

25. D. T. C. Cox *et al.*, "Doses of Nearby Nature Simultaneously Associated with Multiple Health Benefits", *Int. J. Environ. Res. Public Health* 14, núm. 2 (febrero de 2017): 172.

26. C. A. Capaldi, R. L. Dopko y J. M. Zelenski, "The Relationship Between Nature Connectedness and Happiness: A Meta-Analysis", *Front. Psychol.* 5 (septiembre de 2014): 976.

27. G. MacKerron y S. Mourato, "Happiness Is Greater in Natural Environments", *Glob. Environ. Change* 23, núm. 5 (octubre de 2013): 992-1000.

28. Para conocer más sobre el trabajo de la doctora Rhonda Patrick, visita: FoundMyFitness.com (en inglés).

29. P. K. Piff *et al.*, "Awe, the Small Self, and Prosocial Behavior", *J. Pers. Soc. Psychol.* 108, núm. 6 (junio de 2015): 883-899.

30. M. Rudd, K. D. Vohs y J. Aaker, "Awe Expands People's Perception of Time, Alters Decision Making, and Enhances Well-Being", *Psychol. Sci.* 23, núm. 10 (octubre de 2012): 1130-1136.

31. J. W. Zhang *et al.*, "An Occasion for Unselfing: Beautiful Nature Leads to Prosociality", *J. Environ. Psychol.* 37 (marzo de 2014): 61-72.

32. G. Kim *et al.*, "Functional Neuroanatomy Associated with Natural and Urban Scenic Views in the Human Brain: 3.0T Functional MR Imaging", *Korean J. Radiol.* 11, núm. 5 (septiembre-octubre de 2010): 507-513.

33. Y. T. Uhls *et al.*, "Five Days at Outdoor Education Camp Without Screens Improves Preteen Skills with Nonverbal Emotion Cues", *Comput. Human Behav.* 39 (octubre de 2014): 387-392.

34. T. Baumgartner *et al.*, "Frequency of Everyday Pro-Environmental Behaviour Is Explained by Baseline Activation in Lateral Prefrontal Cortex", *Sci. Rep.* 9, núm. 9 (enero de 2019).

35. G. X. Mao *et al.*, "Effects of Short-Term Forest Bathing on Human Health in a Broad-Leaved Evergreen Forest in Zhejiang Province, China", *Biomed. Environ. Sci.* 25, núm. 3 (junio de 2012): 317-324.

36. R. A. Atchley, D. L. Strayer y P. Atchley, "Creativity in the Wild: Improving Creative Reasoning Through Immersion in Natural Settings", *PLoS One* 7, núm. 12 (diciembre de 2012): e51474.

37. R. Mitchell y F. Popham, "Effect of Exposure to Natural Environment on Health Inequalities: An Observational Population Study", *Lancet* 372, núm. 9650 (noviembre de 2008): 1655-1660.

38. D. L. Crouse *et al.*, "Urban Greenness and Mortality in Canada's Largest Cities: A National Cohort Study", *Lancet Planet. Health* 1, núm. 7 (octubre de 2017): e289-e297.

39. D. Vienneau *et al.*, "More Than Clean Air and Tranquillity: Residential Green Is Independently Associated with Decreasing Mortality", *Environ. Int.* 108 (noviembre de 2017): 176-184.

40. M. van den Berg *et al.*, "Health Benefits of Green Spaces in the Living Environment: A Systematic Review of Epidemiological Studies", *Urban For. Urban Green.* 14, núm. 4 (agosto de 2015): 806-816.

Capítulo 7

1. R. H. Lustig, "Processed Food e— An Experiment That Failed", JAMA *Pediatr.* 171, núm. 3 (marzo de 2017): 212-214.

2. L. Schnabel *et al.*, "Association Between Ultraprocessed Food Consumption and Risk of Mortality Among Middle-Aged Adults in France", JAMA *Intern. Med.* 179, núm. 4 (febrero de 2019): 490-498.

3. GBD 2017 Diet Collaborators, "Health Effects of Dietary Risks in 195 Countries, 1990-2017: A Systematic Analysis for the Global Burden of Disease Study 2017", *Lancet* 393, núm. 10184 (mayo de 2019): 1958-1972.

4. US Department of Health and Human Services, "What Is a Food Additive", https://www.hhs.gov/answers/public-health-and-safety/what-is-a-food-addititve/index.html.

5. US Food and Drug Administration, "Overview of Food Ingredients, Additives & Colors", https://www.fda.gov/food/food-ingredients-packaging/overview-food-ingredients-additives-colors.

6. *Idem.*

7. B. Popkin y C. Hawkes, "The Sweetening of the Global Diet, Particularly Beverages: Patterns, Trends and Policy Responses for Diabetes Prevention", *Lancet Diabetes Endocrinol.* 4, núm. 2 (febrero de 2016): 174-186.

8. V. S. Malik *et al.*, "Long-Term Consumption of Sugar-Sweetened and Artificially Sweetened Beverages and Risk of Mortality in US Adults", *Circulation* 139, núm. 18 (abril de 2019): 2113-2125.

9. A. Mummert *et al.*, "Stature and Robusticity During the Agricultural Transition: Evidence from the Bioarchaeological Record", *Econ. Hum. Biol.* 9, núm. 3 (julio de 2011): 284-301.

10. Jared Diamond, "The Worst Mistake in the History of the Human Race", *Discover*, mayo de 1987.

11. *Idem.*

12. Yuval Noah Harari, *Sapiens: A Brief History of Humankind* (Nueva York: Harper, 2015).

13. F. N. Jacka *et al.*, "Western Diet Is Associated with a Smaller Hippocampus: A Longitudinal Investigation", BMC *Med.* 13 (septiembre de 2015): 215; véase también T. Akbaraly *et al.*, "Association of Long-Term Diet Quality with Hippocampal Volume: Longitudinal Cohort Study", *Am. J. Med.* 131, núm. 11 (noviembre de 2018): 1372-1381.

14. A. Ramírez *et al.*, "Elevated HbA1c Is Associated with Increased Risk of Incident Dementia in Primary Care Patients", *J. Alzheimers Dis.* 44, núm. 4 (2015): 1203-1212.

15. Lustig, "Processed Food".

16. Y. Lee *et al.*, "Cost-Effectiveness of Financial Incentives for Improving Diet and Health through Medicare and Medicaid: A Microsimulation Study", *PLoS Med.* 16, núm. 3 (marzo de 2019): e1002761.

17. M. K. Potvin y A. Wanless, "The Influence of the Children's Food and Beverage Advertising Initiative: Change in Children's Exposure to Food Advertising on Television in Canada between 2006-2009", *Int. J. Obes. (Lond.)* 38, núm. 4 (abril de 2014): 558-562.

18. S. Rincón-Gallardo Patiño *et al.*, "Nutritional Quality of Foods and Non-Alcoholic Beverages Advertised on Mexican Television According to Three Nutrient Profile Models", BMC *Public Health* 16 (agosto de 2016): 733.

19. M. M. Romero-Fernández, M. A. Royo-Bordonada y F. Rodríguez-Artalejo, "Evaluation of Food and Beverage Television Advertising During Children's Viewing Time in Spain Using the UK Nutrient Profile Model", *Public Health Nutr.* 16, núm. 7 (julio de 2013): 1314-1320.

20. M. Hajizadehoghaz, M. Amini y A. Abdollahi, "Iranian Television Advertisement and Children's Food Preferences", *Int. J. Prev. Med.* 7 (diciembre de 2016): 128.

21. J. L. Harris, J. A. Bargh y K. D. Brownell, "Priming Effects of Television Food Advertising on Eating Behavior", *Health Psychol.* 28, núm. 4 (julio de 2009): 404-413.

22. E. J. Boyland *et al.*, "Food Choice and Overconsumption: Effect of a Premium Sports Celebrity Endorser", *J. Pediatr.* 163, núm. 2 (agosto de 2013): 339-343.

23. J. A. Emond *et al.*, "Exposure to Child-Directed TV Advertising and Preschoolers' Intake of Advertised Cereals", *Am. J. Prev. Med.* 56, núm. 2 (2019): e35-e43.

24. M. A. Bragg *et al.*, "Sports Sponsorships of Food and Nonalcoholic Beverages", *Pediatrics* 141, núm. 4 (abril de 2018): e20172822.

25. S. Luo *et al.*, "Abdominal Fat Is Associated with a Greater Brain Reward Response to High-Calorie Food Cues in Hispanic Women", *Obesity (Silver Spring)* 21, núm. 10 (octubre de 2013): 2029-2036.

26. Y. Yang *et al.*, "Executive Function Performance in Obesity and Overweight Individuals: A Meta-Analysis and Review", *Neurosci. Biobehav. Rev.* 84 (enero de 2018): 225-244.

27. N. Mac Giollabhui *et al.*, "Executive Dysfunction in Depression in Adolescence: The Role of Inflammation and Higher Body Mass", *Psychol. Med* (marzo de 2019): 1-9.

28. *Idem.*

29. J. A. Bremser y G. G. Gallup, "Mental State Attribution and Body Configuration in Women", *Front. Evol. Neurosci.* 4 (enero de 2012): 1.

30. B. S. Lennerz *et al.*, "Effects of Dietary Glycemic Index on Brain Regions Related to Reward and Craving in Men", *Am. J. Clin. Nutr.* 98, núm. 3 (septiembre de 2013): 641-647.

31. R. Chen *et al.*, "Decision Making Deficits in Relation to Food Cues Influence Obesity: A Triadic Neural Model of Problematic Eating", *Front. Psychiatry* 9 (junio de 2018): 264.

32. M. T. Osborne *et al.*, "Amygdalar Activity Predicts Future Incident Diabetes Independently of Adiposity", *Psychoneuroendocrinology* 100 (febrero de 2019): 32-40.

33. S. C. Staubo *et al.*, "Mediterranean Diet, Micro-and Macronutrients, and MRI Measures of Cortical Thickness", *Alzheimers Dement.* 13, núm. 2 (febrero de 2017): 168-177.

34. A. Molfino *et al.*, "The Role for Dietary Omega-3 Fatty Acids Supplementation in Older Adults", *Nutrients* 6, núm. 10 (octubre de 2014): 4058-4072.

35. R. K. McNamara *et al.*, "Docosahexaenoic Acid Supplementation Increases Prefrontal Cortex Activation During Sustained Attention in Healthy Boys: A Placebo-Controlled, Dose-Ranging, Functional Magnetic Resonance Imaging Study", *Am. J. Clin. Nutr.* 91, núm. 4 (abril de 2010): 1060-1067; véase también S. C. Dyall, "Long-Chain Omega-3 Fatty Acids and the Brain: A Review of the Independent and Shared Effects of EPA, DPA, and DHA", *Front. Aging Neurosci.* 7 (abril de 2015): 52.

36. David Perlmutter, *Brain Maker: The Power of Gut Microbes to Heal and Protect Your Brain for Life* (Nueva York: Little Brown, 2015).

37. V. Valkanova, K. P. Ebmeier y C. L. Allan, "CRP, IL-6 and Depression: A Systematic Review and Meta-Analysis of Longitudinal Studies", *J. Affect. Disord.* 150, núm. 3 (septiembre de 2013): 736-744.

38. A. N. Westover y L. B. Marangell, "A Cross-National Relationship Between Sugar Consumption and Major Depression?", *Depress. Anxiety* 16, núm. 3 (2002): 118-120.

39. A. Sánchez-Villegas *et al.*, "Added Sugars and Sugar-Sweetened Beverage Consumption, Dietary Carbohydrate Index and Depression Risk in the Seguimiento Universidad de Navarra (SUN) Project", *Br. J. Nutr.* 119, núm. 2 (enero de 2018): 211-221.

40. J. E. Gangwisch *et al.*, "High Glycemic Index Diet as a Risk Factor for Depression: Analyses from the Women's Health Initiative", *Am. J. Clin. Nutr.* 102, núm. 2 (agosto de 2015): 454-463.

41. C. Lassale *et al.*, "Healthy Dietary Indices and Risk of Depressive Outcomes: A Systematic Review and Meta-Analysis of Observational Studies", *Mol. Psychiatry* 24, núm. 7 (julio de 2019): 965-986.

42. G. Z. Reus *et al.*, "Kynurenine Pathway Dysfunction in the Pathophysiology and Treatment of Depression: Evidences from Animal and Human Studies", *J. Psychiatr. Res.* 68 (septiembre de 2015): 316-328.

43. *Idem.*

44. T. B. Meier *et al.*, "Relationship between Neurotoxic Kynurenine Metabolites and Reductions in Right Medial Prefrontal Cortical Thickness in Major Depressive Disorder", *Brain Behav. Immun.* 53 (marzo de 2016): 39-48.

45. Y. Zhou *et al.*, "Cross-Sectional Relationship between Kynurenine Pathway Metabolites and Cognitive Function in Major Depressive Disorder", *Psychoneuroendocrinology* 101 (marzo de 2019): 72-79.

46. J. C. Feiger *et al.*, "Inflammation Is Associated with Decreased Functional Connectivity Within Corticostriatal Reward Circuitry in Depression", *Mol. Psychiatry* 21, núm. 10 (octubre de 2016): 1358-1365.

47. M. Visser *et al.*, "Elevated C-Reactive Protein Levels in Overweight and Obese Adults", *JAMA* 282, núm. 22 (diciembre de 1999): 2131-2135.

48. K. A. Walker *et al.*, "Midlife Systemic Inflammatory Markers Are Associated with Late-Life Brain Volume: The ARIC Study", *Neurology* 89, núm. 22 (noviembre de 2017): 2262-2270.

Capítulo 8

1. Centers for Disease Control and Prevention, "Short Sleep Duration Among U.S. Adults", https://www.cdc.gov/sleep/data_statistics.html.

2. Para acceder a la biblioteca de recursos y datos sobre el sueño, consulta la página de la Fundación Nacional del Sueño: SleepFoundation.org (en inglés).

3. C. S. Moller-Levet *et al.*, "Effects of Insufficient Sleep on Circadian Rhythmicity and Expression Amplitude of the Human Blood Transcriptome", *Proc. Natl. Acad. Sci. USA* 110, núm. 12 (marzo de 2013): E1132-E1141.

4. Matthew Walker, *Why We Sleep: Unlocking the Power of Sleep and Dreams* (Nueva York: Scribner, 2017).

5. J. G. Jenkins y K. M. Dallenbach, "Obliviscence During Sleep and Waking", *Am. J. Psychol.* 35, núm. 4 (octubre de 1924): 605-612.

6. A. S. Lim *et al.*, "Sleep Fragmentation and the Risk of Incident Alzheimer's Disease and Cognitive Decline in Older Persons", *Sleep* 36, núm. 7 (julio de 2013): 1027-1032.

7. L. K. Barger *et al.*, "Short Sleep Duration, Obstructive Sleep Apnea, Shiftwork, and the Risk of Adverse Cardiovascular Events in Patients After

an Acute Coronary Syndrome", *J. Am. Heart Assoc.* 6, núm. 10 (octubre de 2017): e006959.

8. C. W. Kim *et al.*, "Sleep Duration and Progression to Diabetes in People with Prediabetes Defined by HbA1c Concentration", *Diabet. Med.* 34, núm. 11 (noviembre de 2017): 1591-1598.

9. M. R. Irwin, R. Olmstead y J. E. Carroll, "Sleep Disturbance, Sleep Duration, and Inflammation: A Systematic Review and Meta-Analysis of Cohort Studies and Experimental Sleep Deprivation", *Biol. Psychiatry* 80, núm. 1 (julio de 2016): 40.

10. T. B. Meier *et al.*, "Relationship Between Neurotoxic Kynurenine Metabolites and Reductions in Right Medial Prefrontal Cortical Thickness in Major Depressive Disorder", *Brain Behav. Immun.* 53 (marzo de 2016): 39-48.

11. S. M. Greer, A. N. Goldstein y M. P. Walker, "The Impact of Sleep Deprivation on Food Desire in the Human Brain", *Nat. Commun.* 4 (2013): 2259.

12. M. P. St-Onge *et al.*, "Short Sleep Duration Increases Energy Intakes but Does Not Change Energy Expenditure in Normal-Weight Individuals", *Am. J. Clin. Nutr.* 94, núm. 2 (agosto de 2011): 410-416.

13. J. S. Rihm *et al.*, "Sleep Deprivation Selectively Upregulates an Amygdala–Hypothalamic Circuit Involved in Food Reward", *J. Neurosci.* 39, núm. 5 (enero de 2019): 888-899.

14. C. A. Everson, "Functional Consequences of Sustained Sleep Deprivation in the Rat", *Behav. Brain. Res.* 69, núms. 1-2 (julio-agosto de 1995): 43-54.

15. J. J. Iliff *et al.*, "A Paravascular Pathway Facilitates CSF Flow Through the Brain Parenchyma and the Clearance of Interstitial Solutes, Including Amyloid β", *Sci. Transl. Med.* 4, núm. 147 (agosto de 2012): 147ra111.

16. L. Xie *et al.*, "Sleep Drives Metabolite Clearance from the Adult Brain", *Science* 342, núm. 6156 (octubre de 2013): 373-377.

17. E. Shokri-Kojori *et al.*, "β-Amyloid Accumulation in the Human Brain After One Night of Sleep Deprivation", *Proc. Natl. Acad. Sci. USA* 115, núm. 17 (abril de 2018): 4483-4488.

18. P. Li *et al.*, "Beta-Amyloid Deposition in Patients with Major Depressive Disorder with Differing Levels of Treatment Resistance: A Pilot Study", *EJNMMI Res.* 7, núm.1 (diciembre de 2017): 24; véase también S. Perin *et al.*, "Amyloid Burden and Incident Depressive Symptoms in Preclinical Alzheimer's Disease", *J. Affect. Disord.* 229 (marzo de 2018): 269-274.

19. E. Flores-Martínez y F. Peña-Ortega, "Amyloid β Peptide–Induced Changes in Prefrontal Cortex Activity and Its Response to Hippocampal Input", *Int. J. Pept.* 12 (enero de 2017): 1-9.

20. B. T. Kress *et al.*, "Impairment of Paravascular Clearance Pathways in the Aging Brain", *Ann. Neurol.* 76, núm. 6 (diciembre de 2014): 845-861.

21. S. Yoo *et al.*, "The Human Emotional Brain Without Sleep - A Prefrontal Amygdala Disconnect", *Curr. Biol.* 17, núm. 20 (2007): 877-878.

22. E. van der Helm y M. P. Walker, "Overnight Therapy? The Role of Sleep in Emotional Brain Processing", *Psychol. Bull.* 135, núm. 5 (septiembre de 2009): 731-748.

23. A. N. Goldstein y M. P. Walker, "The Role of Sleep in Emotional Brain Function", *Annu. Rev. Clin. Psychol.* 10 (2014): 679-708.

24. Y. Motomura *et al.*, "Two Days' Sleep Debt Causes Mood Decline During Resting State via Diminished Amygdala-Prefrontal Connectivity", *Sleep* 40, núm. 10 (octubre de 2017).

25. E. Ben Simon y M. P. Walker, "Sleep Loss Causes Social Withdrawal and Loneliness", *Nat. Commun.* 9, núm. 3146 (agosto de 2018).

26. K. J. Brower y B. E. Perron, "Sleep Disturbance as a Universal Risk Factor for Relapse in Addictions to Psychoactive Substances", *Med Hypotheses* 74, núm. 5 (mayo de 2010): 928-933.

27. Grand View Research, "Insomnia Therapeutics Market Analysis by Treatment Type [Devices, Drugs (Benzodiazepines, Nonbenzodiazepines, Antidepressants, Orexin Antagonists, Melatonin Antagonists)], by Sales Channel, and Segment Forecasts, 2018-2025", octubre de 2017, https://www.grandviewresearch.com/industry-analysis/insomnia-therapeutics-market.

28. Yinong Chong, Cheryl D. Fryar y Quiping Gu, "Prescription Sleep Aid Use Among Adults: United States, 2005-2010", Centers for Disease Control and Prevention, NCHS Data Brief 127, agosto de 2013, https://www.cdc.gov/nchs/products/databriefs/db127.htm.

29. T. B. Huedo-Medina *et al.*, "Effectiveness of Non-Benzodiazepine Hypnotics in Treatment of Adult Insomnia: Meta-Analysis of Data Submitted to the Food and Drug Administration", *BMJ* 345 (diciembre de 2012): e8343.

30. D. F. Kripke, R. D. Langer y L. E. Kline, "Hypnotics' Association with Mortality or Cancer: A Matched Cohort Study", *BMJ Open* 2 (2012): e000850.

31. D. F. Kripke, "Hypnotic Drug Risks of Mortality, Infection, Depression, and Cancer: But Lack of Benefit", versión 3, *F1000Res.* 5 (2016): 918.

32. *Idem.*

33. A. M. Chang *et al.*, "Evening Use of Light-Emitting eReaders Negatively Affects Sleep, Circadian Timing, and Next-Morning Alertness", *Proc. Natl. Acad. Sci. USA* 112, núm. 4 (enero de 2015): 1232-1237.

34. J. M. Zeitzer *et al.*, "Sensitivity of the Human Circadian Pacemaker to Nocturnal Light: Melatonin Phase Resetting and Suppression", *J. Physiol.* 526, parte 3 (agosto de 2000): 695-702.

35. A. García-Sáenz *et al.*, "Evaluating the Association Between Artificial Light at-Night Exposure and Breast and Prostate Cancer Risk in Spain (MCC-Spain Study)", *Environ. Health Perspect.* 126, núm. 4 (abril de 2018): 047011.

36. P. James *et al.*, "Outdoor Light at Night and Breast Cancer Incidence in the Nurses' Health Study II", *Environ. Health Perspect.* 125, núm. 8 (agosto de 2017): 087010.

37. T. A. Bedrosian y R. J. Nelson, "Timing of Light Exposure Affects Mood and Brain Circuits", *Transl. Psychiatry* 7, núm. 1 (enero de 2017): e1017.

38. Common Sense Media, "The Common Sense Census: Media Use by Kids Age Zero to Eight 2017", https://www.commonsensemedia.org/research/the-common-sense-census-media-use-by-kids-age-zero-to-eight-2017.

39. La encuesta sobre el sueño en Estados Unidos de la Fundación Nacional del sueño en: https://www.sleepfoundtion.org/sites/default/files/inline-files/Highlights_facts_06.pdf.

40. A. Shechter *et al.*, "Blocking Nocturnal Blue Light for Insomnia: A Randomized Controlled Trial", *J. Psychiatr. Res.* 96 (enero de 2018): 196-202.

41. F. H. Rangtell *et al.*, "Two Hours of Evening Reading on a Self-Luminous Tablet vs. Reading a Physical Book Does Not Alter Sleep After Daytime Bright Light Exposure", *Sleep Med* 23 (julio de 2016): 111-118.

Capítulo 9

1. D. A. Raichlen y A. D. Gordon, "Relationship Between Exercise Capacity and Brain Size in Mammals", *PLoS One* 6, núm. 6 (junio de 2011): e20601; véase también D. A. Raichlen y J. D. Polk, "Linking Brains and Brawn: Exercise and the Evolution of Human Neurobiology", *Proc. Biol. Sci.* 280, núm. 1750 (enero de 2013): 201222550.

2. M. Moriya, C. Aoki y K. Sakatani, "Effects of Physical Exercise on Working Memory and Prefrontal Cortex Function in Post-Stroke Patients", *Adv. Exp. Med. Biol.* 923 (2016): 203-208; véase también T. Tsujii, K. Komatsu y K. Sakatani, "Acute Effects of Physical Exercise on Prefrontal Cortex Activity in Older Adults: A Functional Near-Infrared Spectroscopy Study", *Adv. Exp. Med. Biol.* 765 (2013): 293-298.

3. S. Dimitrov, E. Hulteng y S. Hong, "Inflammation and Exercise: Inhibition of Monocytic Intracellular TNF Production by Acute Exercise via β2-Adrenergic Activation", *Brain Behav. Immun.* 61 (marzo de 2016): 60-68.

4. D. Aune *et al.*, "Physical Activity and the Risk of Type 2 Diabetes: A Systematic Review and Dose-Response Meta-Analysis", *Eur. J. Epidemiol.* 30, núm. 7 (julio de 2015): 529-542.

5. E. E. Hill *et al.*, "Exercise and Circulating Cortisol Levels: The Intensity Threshold Effect", *J. Endocrinol. Invest.* 31, núm. 7 (julio de 2008): 587-591.

6. D. E. Lieberman, "Is Exercise Really Medicine? An Evolutionary Perspective", *Curr. Sports Med. Rep.* 14, núm. 4 (julio-agosto de 2015): 313-319; véase también el libro más reciente del doctor Lieberman, *The Story of the Human Body: Evolution, Health, and Disease* (Nueva York: Pantheon, 2013).

7. D. Berrigan *et al.*, "Physical Activity in the United States Measured by Accelerometer", *Med. Sci. Sports Exerc.* 40, núm. 1 (enero de 2008): 181-188.

8. Frank W. Marlowe, *The Hadza: Hunter-Gatherers of Tanzania*, Origins of Human Behavior and Culture 3 (Berkeley: U of California P, 2010).

9. A. Biswas *et al.*, "Sedentary Time and Its Association with Risk for Disease Incidence, Mortality, and Hospitalization in Adults: A Systematic Review and Meta-Analysis", *Ann. Intern. Med.* 162, núm. 2 (enero de 2015): 123-132.

10. S. Beddhu *et al.*, "Light-Intensity Physical Activities and Mortality in the United States General Population and CKD Subpopulation", *Clin. J. Am. Soc. Nephrol.* 10, núm. 7 (julio de 2015): 1145-1153.

11. Visita la página del Instituto Nacional del Cáncer dedicada a examinar la relación entre la actividad física y el cáncer: www.cancer.gov/about-cancer/causes-prevention/risk/obesity/physical-activity-fact-sheet.

12. S. Colcombe y A. F. Kramer, "Fitness Effects on the Cognitive Function of Older Adults: A Meta-Analytic Study", *Psychol. Sci.* 14, núm. 2 (marzo de 2003): 125-130.

13. C. L. Davis *et al.*, "Exercise Improves Executive Function and Achievement and Alters Brain Activation in Overweight Children: A Randomized, Controlled Trial", *Health Psychol.* 30, núm. 1 (enero de 2011): 91-98.

14. D. Moreau, I. J. Kirk y K. E. Waldie, "High-Intensity Training Enhances Executive Function in Children in a Randomized, Placebo-Controlled Trial", *Elife* 6 (agosto de 2017).

15. C. E. Hugenschmidt *et al.*, "Effects of Aerobic Exercise on Functional Connectivity of Prefrontal Cortex in MCI: Results of a Randomized Controlled Trial", *Alzheimers Dement.* 13, núm. 7 (julio de 2017): 569-570.

16. J. A. Blumenthal *et al.*, "Lifestyle and Neurocognition in Older Adults with Cognitive Impairments", *Neurology* 92, núm. 3 (2019): e212-e223.

17. P. Gellert *et al.*, "Physical Activity Intervention in Older Adults: Does a Participating Partner Make a Difference?", *Eur. J. Ageing* 8, núm. 3 (septiembre de 2011): 211.

18. A. Kassavou, A. Turner y D. P. French, "Do Interventions to Promote Walking in Groups Increase Physical Activity? A Meta-Analysis", *Int. J. Behav. Nutr. Phys. Act.* 10 (febrero de 2013): 18.

19. L. Chaddock-Heyman *et al.*, "Aerobic Fitness Is Associated with Greater White Matter Integrity in Children", *Front. Hum. Neurosci.* 8 (agosto de 2014): 584.

20. S. M. Hayes *et al.*, "Cardiorespiratory Fitness Is Associated with White Matter Integrity in Aging", *Ann. Clin. Trans. Neurol.* 2, núm. 6 (junio de 2015): 688-698.

21. C. J. Vesperman *et al.*, "Cardiorespiratory Fitness Attenuates Age-Associated Aggregation of White Matter Hyperintensities in an At-Risk Cohort", *Alzheimers Res. Ther.* 10, núm. 1 (septiembre de 2018): 97.

22. S. Muller *et al.*, "Relationship Between Physical Activity, Cognition, and Alzheimer Pathology in Autosomal Dominant Alzheimer's Disease", *Alzheimers Dement.* 14, núm. 11 (noviembre de 2018): 1427-1437.

23. Helena Horder *et al.*, "Midlife Cardiovascular Fitness and Dementia", *Neurology* 90, núm. 15 (abril de 2018): e1298-e1305.

24. G. M. Cooney *et al.*, "Exercise for Depression", *Cochrane Database Syst. Rev.* 9 (septiembre de 2013): CD004366.

25. D. Catalán-Matamoros *et al.*, "Exercise Improves Depressive Symptoms in Older Adults: An Umbrella Review of Systematic Reviews and Meta-Analyses", *Psychiatry Res.* 244 (octubre de 2016): 202-209.

26. S. B. Harvey *et al.*, "Exercise and the Prevention of Depression: Results of the HUNT Cohort Study", *Am. J. Psychiatry* 175, núm. 1 (enero de 2017): 28-36.

27. K. W. Choi *et al.*, "Assessment of Bidirectional Relationships Between Physical Activity and Depression Among Adults: A 2-Sample Mendelian Randomization Study", JAMA *Psychiatry* 76, núm. 4 (enero de 2019): 399-408.

28. S. Butscheidt *et al.*, "Impact of Vitamin D in Sports: Does Vitamin D Insufficiency Compromise Athletic Performance?", *Sportverletz Sportschaden* 31, núm. 1 (enero de 2017): 37-44.

Capítulo 10

1. S. Charron y E. Koechlin, "Divided Representation of Concurrent Goals in the Human Frontal Lobes", *Science* 328, núm. 5976 (abril de 2010): 360-363.

2. "Use of Yoga and Meditation Becoming More Popular in U.S.", comunicado de prensa, 8 de noviembre de 2018, https://www.cdc.gov/nchs/pressroom/nchs_press_releases/2018/201811_Yoga_Meditation.htm.

3. P. H. Ponte Marquez *et al.*, "Benefits of Mindfulness Meditation in Reducing Blood Pressure and Stress in Patients with Arterial Hypertension", *J. Hum. Hypertens.* 33, núm. 3 (marzo de 2019): 237-247.

4. L. Hilton *et al.*, "Mindfulness Meditation for Chronic Pain: Systematic Review and Meta-Analysis", *Ann. Behav. Med.* 51, núm. 2 (abril de 2017): 199-213.

5. D. S. Black y G. M. Slavich, "Mindfulness Meditation and the Immune System: A Systematic Review of Randomized Controlled Trials", *Ann. N. Y. Acad. Sci.* 1373, núm. 1 (junio de 2016): 13-24.

6. M. C. Pascoe *et al.*, "Mindfulness Mediates the Physiological Markers of Stress: Systematic Review and Meta-Analysis", *J. Psychiatr. Res.* 95 (diciembre de 2017): 156-178.

7. T. Gard, B. K. Holzel y S. W. Lazar, "The Potential Effects of Meditation on Age-Related Cognitive Decline: A Systematic Review", *Ann. N. Y. Acad. Sci.* 1307 (enero de 2014): 89-103.

8. J. Ong y D. Sholtes, "A Mindfulness-Based Approach to the Treatment of Insomnia", *J. Clin. Psychol.* 66, núm. 11 (noviembre de 2010): 1175-1184.

9. D. C. Johnson *et al.*, "Modifying Resilience Mechanisms in At-Risk Individuals: A Controlled Study of Mindfulness Training in Marines Preparing for Deployment", *Am. J. Psychiatry* 171, núm. 8 (agosto de 2014): 844-853.

10. M. Goyal *et al.*, "Meditation Programs for Psychological Stress and Well-Being: A Systematic Review and Meta-Analysis", *JAMA Intern. Med.* 174, núm. 3 (marzo de 2014): 357-368.

11. D. W. Orme-Johnson y V. A. Barnes, "Effects of the Transcendental Meditation Technique on Trait Anxiety: A Meta-Analysis of Randomized Controlled Trials", *J. Altern. Complement. Med.* 20, núm. 5 (mayo de 2014): 330-241.

12. B. K. Holzel *et al.*, "Mindfulness Practice Leads to Increases in Regional Brain Gray Matter Density", *Psychiatry Res.* 191, núm. 1 (enero de 2011): 36-43.

13. S. W. Lazar *et al.*, "Meditation Experience Is Associated with Increased Cortical Thickness", *Neuroreport* 16, núm. 17 (noviembre de 2005): 1893-1897.

14. Y-Y. Tang *et al.*, "Short-Term Meditation Induces White Matter Changes in the Anterior Cingulate", *Proc. Natl. Acad. Sci. USA* 107, núm. 35 (2010): 15649-15652.

15. J. A. Brewer *et al.*, "Meditation Experience Is Associated with Differences in Default Mode Network Activity and Connectivity", *Proc. Natl. Acad. Sci. USA* 108, núm. 50 (diciembre de 2011): 20254-20259.

16. Y-Y. Tang *et al.*, "Short-Term Meditation Training Improves Attention and Self-Regulation", *Proc. Natl. Acad. Sci. USA* 104, núm. 43 (octubre de 2007): 17152-17156.

17. Y-Y. Tang, B. K. Holzel y M. I. Posner, "The Neuroscience of Mindfulness Meditation", *Nat. Rev. Neurosci.* 16, núm. 4 (abril de 2015): 213-225.

18. S. L. Valk *et al.*, "Structural Plasticity of the Social Brain: Differential Change After Socio-Affective and Cognitive Mental Training", *Sci. Adv.*

3, núm. 10 (octubre de 2017): e1700489; véase también R. A. Gotink *et al.*, "8-Week Mindfulness Based Stress Reduction Induces Brain Changes Similar to Traditional Long-Term Meditation Practice - A Systematic Review", *Brain Cogn.* 108 (octubre de 2016): 32-41.

19. C. A. Hutcherson, E. M. Seppala y J. J. Gross, "Loving-Kindness Meditation Increases Social Connectedness", *Emotion* 8, núm. 5 (octubre de 2008): 720-724.

20. A. A. Taren *et al.*, "Mindfulness Meditation Training and Executive Control Network Resting State Functional Connectivity: A Randomized Controlled Trial", *Psychom. Med.* 79, núm. 6 (julio-agosto de 2017): 674-683.

21. A. A. Taren, J. D. Creswell y P. J. Gianaros, "Dispositional Mindfulness Co-Varies with Smaller Amygdala and Caudate Volumes in Community Adults", *PLoS One* 8, núm. 5 (mayo de 2013): e64574.

22. G. Desbordes *et al.*, "Effects of Mindful-Attention and Compassion Meditation Training on Amygdala Response to Emotional Stimuli in an Ordinary, Non-Meditative State", *Front. Hum. Neurosci.* 6 (noviembre de 2012): 292.

23. C. Wamsler *et al.*, "Mindfulness in Sustainability Science, Practice, and Teaching", *Sustain. Sci.* 13, núm. 1 (2018): 143-162.

24. Visita BensonHenryInstitute.org.

25. M. K. Bhasin *et al.*, "Relaxation Response Induces Temporal Transcriptome Changes in Energy Metabolism, Insulin Secretion and Inflammatory Pathways", *PLoS One* 8, núm. 5 (mayo de 2013): e62817.

26. M. De Jong *et al.*, "A Randomized Controlled Pilot Study on Mindfulness-Based Cognitive Therapy for Unipolar Depression in Patients with Chronic Pain", *J. Clin. Psychiatry* 79, núm. 1 (enero-febrero de 2018): 26-34.

27. J. J. Miller, K. Fletcher y J. Kabat-Zinn, "Three-Year Follow-Up and Clinical Implications of a Mindfulness Meditation-Based Stress Reduction Intervention in the Treatment of Anxiety Disorders", *Gen. Hosp. Psychiatry* 17, núm. 3 (mayo de 1995): 192-200.

28. Para conocer los estudios del doctor Newberg, consulta: http://www.andrewnewberg.com/pdfs (en inglés).

29. A. B. Newberg *et al.*, "Meditation Effects on Cognitive Function and Cerebral Blood Flow in Subjects with Memory Loss: A Preliminary Study", *J. Alzheimers Dis.* 20, núm. 2 (2010): 517-526.

30. A. S. Moss *et al.*, "Effects of an 8-Week Meditation Program on Mood and Anxiety in Patients with Memory Loss", *J. Altern. Complement. Med.* 18, núm. 1 (enero de 2012): 48-53.

31. I. Kirste *et al.*, "Is Silence Golden? Effects of Auditory Stimuli and Their Absence on Adult Hippocampal Neurogenesis", *Brain Struct. Funct.* 220, núm. 2 (marzo de 2015): 1221-1228.

32. L. Bernardi, C. Porta y P. Sleight, "Cardiovascular, Cerebrovascular, and Respiratory Changes Induced by Different Types of Music in Musicians and Non-Musicians: The Importance of Silence", *Heart* 92, núm. 4 (2006): 445-452.

Capítulo 11

1. G. Y. Kim, D. Wang y P. Hill, "An Investigation into the Multifaceted Relationship Between Gratitude, Empathy, and Compassion", *J. Posit. Psychol. Wellbeing* 2, núm. 1 (2018): 23-44.

Conclusión

1. Visita AdultDevelopmentStudy.org.
2. R. J. Waldinger *et al.*, "Security of Attachment to Spouses in Late Life: Concurrent and Prospective Links with Cognitive and Emotional Well-Being", *Clin. Psychol. Sci.* 3, núm. 4 (julio de 2015): 516-529.
3. John Bowlby, *Attachment and Loss*, vol. 1, *Attachment* (Nueva York: Basic Books, 1969).
4. R. J. Waldinger, G. E. Vaillant y E. J. Orav, "Childhood Sibling Relationships as a Predictor of Major Depression in Adulthood: A 30-Year Prospective Study", *Am. J. Psychiatry* 164, núm. 6 (junio de 2007): 949-954.
5. Y. Minagawa y Y. Saito, "Active Social Participation and Mortality Risk Among Older People in Japan: Results from a Nationally Representative Sample", *Res. Aging* 37, núm. 5 (julio de 2015): 481-499.
6. S. Cohen *et al.*, "Social Ties and Susceptibility to the Common Cold", JAMA 277, núm. 24 (junio de 1997): 1940-1944.
7. K. Orth-Gomer, A. Rosengren y L. Wilhelmsen, "Lack of Social Support and Incidence of Coronary Heart Disease in Middle-Aged Swedish Men", *Psychosom. Med.* 55, núm. 1 (enero-febrero de 1993): 37-43.
8. Visita BlueZones.com.

El doctor DAVID PERLMUTTER es neurólogo certificado en activo y miembro del Colegio Estadounidense de Nutrición. Ha recibido numerosos premios, entre ellos el Premio Humanitario del Año del Colegio Estadounidense de Nutrición y el Premio Linus Pauling por su pionera investigación sobre las enfermedades neurodegenerativas. Sus artículos figuran en una gran variedad de publicaciones médicas e imparte conferencias por todo el mundo. Es autor de *Cerebro de pan, Cerebro de pan. Las recetas, Alimenta tu cerebro* y *Más allá de tu cerebro*. El doctor Perlmutter forma parte del grupo de asesores médicos del programa The Dr. Oz Show y ha aparecido en muchos programas de radio y televisión estadounidenses, entre ellos: 20/20, Today, Good Morning America, The Dr. Oz Show y The Early Show, así como en transmisiones de CNN y Fox News. Vive en Naples, Florida, con su esposa y sus dos hijos.

El doctor AUSTIN PERLMUTTER es médico internista certificado. Tras graduarse de la Universidad de Miami, completó su residencia en medicina interna en la Universidad de Ciencias y Salud de Oregón, en Portland, Oregón. Sus intereses académicos se centran en estudiar los efectos del agotamiento y la depresión, así como en la atención preventiva y el manejo de enfermedades crónicas.